Günter Reich, Antje von Boetticher

Hungern, um zu leben –

die Paradoxie der Magersucht

Therapie & Beratung

Günter Reich, Antje von Boetticher

Hungern, um zu leben – die Paradoxie der Magersucht

Psychodynamische und familientherapeutische Konzepte

Psychosozial-Verlag

Bibliografische Information der Deutschen Nationalbibliothek
Die Deutsche Nationalbibliothek verzeichnet diese Publikation in der Deutschen Nationalbibliografie; detaillierte bibliografische Daten sind im Internet über http://dnb.d-nb.de abrufbar.

2. Auflage 2019

E-Mail: info@psychosozial-verlag.de
www.psychosozial-verlag.de

Umschlagabbildung: Egon Schiele: *Selbstportrait* (1910)
Umschlaggestaltung und Innenlayout nach Entwürfen von Hanspeter Ludwig, Wetzlar
Satz: metiTEC-Software, me-ti GmbH, Berlin
ISBN 978-3-8379-2443-5

Inhalt

1 Anorexie – eine psychosomatische Erkrankung: Das Mehrebenen-Modell

Anorexie ist eine schwere psychosomatische Erkrankung. Die schwerste, die eine Person im Jugendalter überhaupt entwickeln kann. Sie chronifiziert rasch und entwickelt eine hohe Behandlungsresistenz. Die Mortalitätsrate liegt auch bei behandelten Fällen im Langzeitverlauf bei ca. 15%. Die Suizidrate ist gegenüber gleichaltrigen Vergleichsgruppen ca. 50fach höher (vgl. Reich u. Cierpka, 2010). Die Erkrankung ist mit einer Reihe psychischer Komorbiditäten verbunden, oft mit affektiven oder Angststörungen, zudem mit erheblichen körperlichen Schäden, die bleiben, z. B. Osteoporose, oder Hirnatrophien, deren Remission zumindest teilweise fraglich ist. Bei der Anorexie müssen die biologische, die soziale, die familiär-interpersonelle und die psychische Ebene unterschieden werden. Alle Ebenen sind miteinander verknüpft. Aber jede Ebene hat ihre Eigengesetzlichkeiten, denen sie folgt. Keine der Ebenen kann das Krankheitsbild in seinen verschiedenen Manifestationen vollständig erklären und letztlich ist keine der Ebenen allein spezifisch für die Anorexie, vermutlich auch die psychische Ebene nicht (Cierpka et al., 1998). Wenn wir in diesem Buch hauptsächlich die psychodynamische und die familiäre Ebene darstellen, so heißt dies nicht, dass die anderen Ebenen weniger bedeutsam sind, vor allem die biologische. Auch diese hat, einmal verändert, anscheinend eine durchaus gefährliche Eigendynamik, die unbedingt berücksichtigt werden muss.

Ein Teil der Störungen und Verhaltensweisen, die Magersüchtige zeigen, können z. B. als Folgen der Mangelernährung gesehen werden, nicht als deren Ursachen oder als Ausdruck des Charakters der Patientinnen. So kann die erhöhte körperliche Aktivität von Anorektikerinnen auf den erniedrigten Leptinspiegel im Serum und im Liquor zurückzuführen sein, erhöhter Bewegungsdrang und Schlankheitsstreben bei erheblichem Untergewicht auf eine Dysfunktion im dopaminergen Belohnungssystem (Ehrlich u. Holtkamp, 2015). Auch subtile kognitive Funktionsbeeinträchtigungen, z. B. in der kognitiven Flexibilität, sind auch nach der Gewichtsrestitution nachweisbar (Schulte-Rüther u. Konrad, 2015). Die Folgen der chronifizierten Mangelernährung für das psychische und psychosoziale Funktionieren magersüchtiger Patientinnen wird von psychodynamisch orientierten Psychotherapeuten leider oft unterschätzt.

Anorexie ist also als bio-psycho-sozialer Gesamtprozess in einer Ko-Evolution der unterschiedlichen Ebenen zu sehen, in dem die Patientin und auch die durch die Starvation in Gang gesetzten körperlichen, z. B. neurobiologischen, Prozesse eine aktive Rolle spielen. Die Behandlung muss daher alle diese Ebenen berücksichtigen. Wir werden insbesondere bei der Darstellung der Therapie auf dieses Problem zurückkommen.

Wir hoffen, mit diesem Buch den gesamten Kontext der Anorexie-Entwicklung verständlicher und gleichzeitig Mut zur psychodynamischen und familientherapeutischen Behandlung von Patientinnen und Patienten mit diesem Krankheitsbild zu machen.

2 Der soziale Kontext der Anorexie

2.1 Essen und Ernährung sind soziale Ereignisse

Die Interaktionen um das Stillen und Füttern herum gehören zu den ersten und elementarsten Beziehungsbereichen, in denen Kommunikation stattfindet. Der intensive und intime Austausch zwischen Pflegeperson, in unserem Kulturkreis in der Regel der Mutter, und dem Baby, stillt nicht nur den Hunger und gibt auf diese Weise Befriedigung, sondern ist zugleich ein äußerst intensiver, wenn nicht der intensivste Kontakt, den Menschen in der Anfangszeit ihres Lebens erfahren können. Die hier stattfindenden Interaktionen bilden eine wesentliche Folie, auf der neurophysiologisch, intrapsychisch und interaktionell Muster von (Objekt-)beziehungen, Schemata entworfen werden. Dabei spielen von vornherein Wechselwirkungsprozesse eine Rolle. Nicht nur die Pflegeperson hat Einfluss auf das Erleben des Kindes. Auch das Kind ist von Anfang an aktiver Interaktionspartner, der die Beziehungsperson und damit das Beziehungsgeschehen beeinflusst, z. B. durch sein Temperament.

Die zentrale soziale Bedeutung der Nahrungsaufnahme für weitere Interaktionen beschränkt sich nicht auf das Säuglings- und Kleinkindalter. Essen kann als »soziales Totalphänomen« (Marcel Mauss, zit. n. Barlösius, 2011) verstanden werden.

Der Umgang mit dem Thema »Essen«, das Kochen und das Szenario der Mahlzeit können nicht nur wie in einem Brennspiegel das *Zusammenleben und die Dynamik der jeweiligen Familie widergeben* (Cierpka u. Reich, 2010), *alle dominanten sozialen Prozesse und Verhältnisse wirken sich auf das Essen aus und drücken sich in der Art, wie gegessen wird aus* (Barlösius, a. a. O., S. 21). Essen ist immer sozial und kulturell gestaltet. Dabei hat Essen einen Doppelaspekt, es verbindet, ähnlich wie die Sexualität, Natur und Kultur. Essen ist ein »Naturereignis«, überlebensnotwendig, triebhaft vollzogen. Gleichzeitig ist es ein Kulturereignis, das sich in der Zubereitung von Mahlzeiten, im Bevorzugen bestimmter Speisen und der Tabuisierung bestimmter anderer sowie der Art, wie die Nahrung zu sich genommen wird, ausdrückt.

Essen wird sozial differenziert. Essstile wiederum differenzieren sozial. Essstile und Geschmack können als soziale Distinktionsmittel (Barlösius, a. a. O., S. 41) verstanden werden. Über Speisen, deren Art der Zubereitung sowie der jeweiligen Einstellung dazu definieren sich soziale Zugehörigkeit und Nicht-Zugehörigkeit. In der Art der Ernährung drücken sich u. U. religiöse Ge- und Verbote aus, das Verbot, Schweine- oder Rindfleisch zu essen, bestimmte Nahrungsmittel von anderen getrennt zu halten, Genuss bei einigen Nahrungsmitteln, Ekel bei anderen.

Ernährung unterliegt einerseits dem Diktat des Notwendigen. So hat einem u. U. das zu schmecken, das man sich ökonomisch leisten kann, also das, »wozu man ohnehin sozial verdammt ist« (vgl. Barlösius, 2011, S. 110). Nahrung hat somit auch die Funktion eines sozialen und kulturellen Zeichens, weit über die mögliche religiöse Bedeutung hinaus. Die Konsummuster von Nahrung sind zu einem guten Teil Resultat und Ausdruck der ökonomischen Möglichkeiten, das heißt der Klassenzugehörigkeit. Bourdieu (1984, zit.n. Barlösius, 2011, S. 115ff.) beschrieb zwei Konsummuster beim Essen: das aus Not und Zwang geborene Essen, bei dem gleichermaßen zu nahrhaften und kostensparenden Nahrungsmitteln gegriffen wird, und der aus der Freiheit von ökonomischen Zwängen geborene Geschmack. Bei der einen Art des Essens kommt es hauptsächlich darauf an, den Hunger zu stillen und die Arbeitskraft zu erhalten. Bevorzugt werden hier preiswerte und massenhaft vorhandene Nahrungsmittel. Diese Art der Ernährung kann als schwer und nahrhaft umschrieben werden. Den Gegenpol bildet der Luxusgeschmack mit zarter und exquisiter Auswahl und einer entsprechenden Tischkultur. Diese kann als distinguiert gelten, gegenüber der vulgären Ernährungsweise der ökonomisch und kulturell mittellosen Klasse. Der Geschmack ist also ein kulturelles und soziales Zeichen. In unteren sozialen Lagen werden im Allgemeinen weniger frisches Gemüse und Obst konsumiert, dafür mehr Fett und zuckerreiche Lebensmittel und solche, die als sättigend angesehen werden. In den höheren Einkommensschichten werden mengenmäßig mehr Käse, Quark, Vollmilch, Joghurt, Eier, Obst, Gemüse, Butter verbraucht, dagegen weniger Kartoffeln, Brot und Margarine. Seit gut 30 Jahren, mit der massenhaften Fleischproduktion, hat sich das Verhältnis im Fleischkonsum verändert. War Fleisch, vor allem mageres, Kennzeichen der Küche der ökonomisch gut gestellten Klassen, so ist Fleisch jetzt zu einem Massenkonsummittel geworden. Die sogenannte gesunde Ernährung ist mit einem höheren Bildungsniveau verbunden, auch dies ein kulturelles und soziales Zeichen. Gegenüber diesen beiden skizzierten Essstilen hat sich nach Barlösius (a. a. O.) noch ein dritter Ernährungsstil entwickelt und insbesondere in den 80er und 90er Jahren des 20. sowie zu Beginn des 21. Jahrhunderts verbreitet, eine Ernährung, die gesund und natürlich sein will. Diese ist häufig, aber nicht zwangsläufig, auch mit dem Vegetarismus verbunden. Diese Art der Ernährung bildet gleichsam die Opposition zu den beiden anderen skizzierten Ernährungsstilen und kann als eine Art gegenkultureller Protest aufgefasst werden, eng mit der »grünen Bewegung« verbunden. Diese Art des Essens will nicht nur den Gegensatz zwischen Natur und Kultur, sondern auch Gegensätze zwischen den Klassen aufheben und ist insbesondere an die neuen Mittelschichten und die sozialen Aufsteiger gebunden. Diese unterscheiden sich sowohl von den alten Klassen (dem luxuriös-verschwenderischen Essstil) als auch dem »Notwendigkeitsgeschmack«.

Essen gilt so als Zeichen einer bestimmten Klassenlage, aber auch einer bestimmten mentalen und moralischen Verfasstheit, einer Einstellung zur Natur, Kultur sowie dem agro-industriellen Komplex.

Mit der Speisenauswahl können auch geschlechtsspezifische Unterschiede gezeigt und markiert werden. Während die Bestellung eines Salates mit Tofu-Streifen eher als Zeichen weiblichen Geschmacks gelten würde, zählt eine Sülze mit Bratkartoffeln und einem Weißbier dazu eher zur männlichen Esskultur. Nun sind die geschlechtsspezifischen Unterschiede beim Essverhalten in der Regel doch geringer als vermutet (vgl. Barlösius, 2011, S. 123). Dennoch unterstreicht eine bestimmte Speisenauswahl eine soziale Position, z. B. männlich oder weiblich, ökologisch oder konventionell, und eben auch eine Klassen- oder Milieuzugehörigkeit. Zudem ist die Veränderung der Küche auch mit der Veränderung der Geschlechtsrollenstruktur verbunden. Die »schnelle und leichte Küche«, die in den letzten Jahrzehnten zugenommen hat, kann mit dem Rückgang der klassischen Hausfrauenrolle durchaus korreliert werden.

Essen schließt also sozial zusammen und grenzt sozial aus. Bestimmte Essverhaltensweisen können als Instrument kultureller und sozialer Distanzierung eingesetzt werden. So wird die Distanz zwischen Muslimen und christlich oder säkular geprägten Personengruppen z. B. durch den Verzehr bzw. Nicht-Verzehr von Schweinefleisch markiert.

Ein probates Instrument sozialer Distanzierung sind Diäten. Diese machen soziale Distanzen deutlich sichtbar. Die Zunahme von Ernährungslehren und Formen Diät zu leben in den letzten Jahrzehnten zeichnet sich weder durch eine medizinische Indikation noch durch eine ideelle Fundierung des Ernährungswissens, z.B. eine religiöse Fundierung aus (Barlösius, 2011, S. 70). Charakteristisch für Diäten ist eine »überlegte und prinzipienorientierte Gestaltung der Ernährung, häufig sogar der gesamten Lebensführung« (Barlösius, 2011, S. 70).

> »Reglementierte Ernährungsstile stehen [...] für eine bewusste, an Wissen orientierte Alltagspraxis, die mit der unreflektierten Gewohnheit bricht [...] in diesem Essverhalten drückt sich aus, dass die Individuen eine selbstverantwortende Wahl und permanente Selbstkontrolle – als gesellschaftliche Erwartung an sie – anerkennen. [...] Um einen solchen Ernährungsstil zu praktizieren distanziert man sich von den in seinem sozialen Umfeld gebräuchlichen Regeln und verlässt damit die ›gemeinsame Tafel‹« (a.a.O., S. 70/71).

So führen alternative Ernährungsstile und Diäten aus dem angestammten sozialen Umfeld heraus. Dies unterscheidet sie von medizinisch begründeten Diäten. Aus diesen resultiert in der Regel keine soziale Distanz. Diese alternativen Ernährungsstile sind in der Regel moralisch und ethisch begründet, mit einer moralischen Abwertung der sonst sozial üblichen Esspraktiken und einer Betonung von Reflexion und Selbstkontrolle. Da diese moralische Wertung dann auf die ganze Person abstrahlt, erscheint es so, dass diese »ihre ganze Lebensführung systematisch und selbstbestimmt gestaltet und dies in gleicher Weise für ihre Arbeits- und Leistungsbereitschaft zutrifft« (a.a.O., S. 71). Dies wird heute als sozial überlegene Lebensführung angesehen. Deutliche Regeln reduzieren zudem Unsicherheit aufgrund der Flut der Informationen über Ernährungswissen. So sind es häufig die Mittelschichten und auch Frauen, die alternative Ernährungsstile übernehmen oder auch Diäten durchführen. Die Angehörigen der Mittelschichten haben es vermutlich sozialisationsbedingt auch leichter, persönliche Strategien im Dschungel der Ernährungsempfehlungen zu entwickeln.

Gegen bestimmte Modi des Essens wird auf diese Weise als Zeichen eines gesamten Lebensstiles moralisiert. Und dies wiederum führt zu einer Moralisierung der Essmoral und dem Auftreten bestimmter »Moral-Unternehmer« in diesem Bereich (Luhmann nach Barlösius, 2011, S. 285). Das heißt, die moralische Bewertung des Essens wird wiederum moralischen Kategorien unterworfen. Dies war vermutlich in gewisser Hinsicht schon immer der Fall, zum Beispiel bei der Verachtung einfacher Nahrungsmittel der unteren gesellschaftlichen Klassen durch Bürgertum oder Adel entsprechend mehr oder weniger offen geäußerten

Ekelgefühlen.[1] Heute wird die Moral eher mit dem Bewusstsein für die Tier- und die sonstige Umwelt ausgedrückt. Dies alles sind soziale Prozesse, deren man sich bewusst sein muss, wenn man über Essstörungen spricht. Die rigide Einschränkung der Speisenauswahl bei der Magersucht, die strikte Unterteilung in »gute« und »schlechte« Nahrungsmittel und der Versuch, Selbstdisziplin auch auf Kosten der eigenen Lebensfähigkeit zu praktizieren, kann durchaus als Mittel der sozialen Distanzierung, als äußerst radikales Mittel hierzu verstanden werden.

Dies ist auch vor dem Hintergrund interessant, dass, entgegen landläufiger Meinungen, die für das Essen verwendete Zeit in Familien in den letzten Jahrzehnten anscheinend nicht abgenommen, sondern sogar insgesamt zugenommen hat. Dabei hat allerdings der Aspekt der Essenszubereitung und des Essens selber abgenommen gegenüber dem kommunikativen Aspekt (vgl. Barlösius, 2011, S. 193). Verweigerung von Essen kann also immer auch Verweigerung von Kommunikation sein.

Am radikalsten geschieht dies im Hungerstreik, der in bestimmten gesellschaftlichen Kontexten als effiziente Waffe eingesetzt werden kann. Sie kann eingesetzt werden, wenn das Recht auf Nahrung als allgemein anerkanntes Menschenrecht existiert. Durch die Weigerung, unter diesen Umständen Nahrung zu sich zu nehmen, um gegen Machtverhältnisse zu protestieren, können Herrschaften tatsächlich in die Knie gezwungen werden. Hungerstreikende machen den Gegner für Leben oder Tod verantwortlich. Machtausübung geschieht paradoxerweise dadurch, dass sich die Betreffenden selbst körperlich schwächen und ihre Widerstandskräfte reduzieren. Die Fähigkeit, Opfer zu sein, verleiht in einem Kontext, in dem die Macht, gegen die gekämpft wird, dafür zu sorgen hat, dass das Recht auf Nahrung durchgesetzt werden kann, eine enorme Macht. Dies wusste Mahatma Gandhi ebenso einzusetzen wie die englischen Suffragetten, die für das Wahlrecht in den Hungerstreik traten.

Auch Eltern haben dafür zu sorgen, dass dem Kind Nahrung gemäß seinem Recht darauf zuteil wird. Wird dies verweigert oder zwangsweise durchgesetzt,

---

1 Ein eindrückliches Beispiel hierfür bietet Charles Dickens in einer seiner Weihnachtserzählungen »Die Sylvesterglocken«. Der als Laufbote auf »Tagelöhnerbasis« arbeitende Toby bekommt von seiner Tochter als Überraschung ein warmes Mittagessen, das ihm sehr schmeckt. Drei »Gentlemen« kommen hinzu und verhöhnen das Essen und den Esser: »Das ist eine Art von animalischer Kost, Alderman«, sagte Filer, indem er mit dem Bleistift kleine Löcher hineinstach, die gemeiniglich bei der arbeitenden Klasse dieses Landes unter dem Namen Kuttelflecke bekannt ist. … »Aber wer isst Kuttelflecke?« fuhr Herr Filer fort, um dann vorzurechnen wie »unökonomisch« dieses Nahrungsmittel ist: »Welche Vergeudung – Vergeudung!« Nachdem die »Schädlichkeit« lang und breit erörtert wurde, kommt Toby zu dem Schluss: »Es gibt nichts Gutes in uns. Wir wurden bereits schlecht geboren.«

setzt sich die Umgebung gegenüber dem hungernden Kind potenziell auch immer ins Unrecht.

2.2 Die soziale Kontrolle des Körpers: Perfektion und »Selbstoptimierung«

Vorstellungen vom idealen Körper und Aussehen sowie Schönheitsideale hat es vermutlich zu allen Zeiten der Menschheitsgeschichte gegeben. Historisch vergleichsweise neu sind folgende Faktoren:

- der Nahrungsmittelüberfluss in Europa und Nordamerika, der menschheitsgeschichtlich einmalig ist, wobei unklar ist, wie lange dieser Zustand noch andauern wird;
- damit einhergehend eine dramatische Veränderung der Ernährungs- und Bewegungsgewohnheiten;
- die ständige Präsenz von Bildern, auf denen Körper abgebildet sind, besonders verstärkt durch die Möglichkeiten der digitalen Bearbeitung und des Internets;
- die Veränderung der Bilder vom »erwünschten Körper«;
- die Möglichkeiten zur permanenten Vermessung und Überwachung des Körpers mit dem Anspruch einer permanenten »Verbesserung« durch entsprechende Messgeräte und Apps.

Der Nahrungsmittelüberfluss trägt dazu bei, dass das Durchschnittsgewicht in westlichen Gesellschaften in den letzten Jahrzehnten ständig gestiegen ist, mit den Folgen des Übergewichts, der Adipositas und den hiermit einhergehenden Erkrankungen (Diabetes, Herz-Kreislauferkrankungen, Belastung der Gelenke etc.). Gleichzeitig hat das auf den Bildern propagierte ideale Gewicht in den letzten fünf Jahrzehnten stetig abgenommen. Figur und Aussehen sind, wie vermutlich zu anderen Zeiten auch, eine Klassenfrage. Die unteren sozialen Klassen leiden eher an Übergewicht. Die anderen versuchen eher, dem entgegenzuarbeiten und den medial präsentierten Bildern zu entsprechen. Gewicht, Aussehen und Figur werden dabei als eine Frage und Folge des Willens angesehen. Nicht die finanziellen Möglichkeiten, die Informiertheit, die in den letzten Jahrzehnten stattgehabte Enteignung von Wissen und Fähigkeiten bezüglich der Selbstversorgung gerade in den unteren sozialen Klassen durch Nahrungsmittelindustrie, Fast-food-Ketten und entsprechende Medienpropaganda, das Verschwinden von Kochunterricht in den Schulen, sondern Mangel an Disziplin wird als entscheidend für Figur und Aussehen angesehen. Die soziale Kontrolle hat sich gleichsam bis auf die Haut verlagert (Habermas, 1990). Nach dem zeitgenössischen Imperativ kann sich jede Person, sofern sie nur möchte und sich entsprechend Mühe gibt, optimieren. Dies gilt auch für physiologische Parameter, die ständig kontrolliert werden können. War es vor einigen Jahrzehnten sozial noch ausreichend, zum richtigen Anlass richtig gekleidet zu sein, so erscheint es nunmehr als erforderlich, den richtigen Körper präsentieren zu können. Nicht mehr in der Kleidung, der äußeren Hülle, sondern am und durch den Körper zeigt sich, ob eine Person diszipliniert, kontrolliert, willensstark, intelligent ist und von daher auch Selbstbewusstsein zeigen darf (Habermas, 1990).

Diese Entwicklung geht mit einem veränderten Umgang mit Intimität und Affekten einher (Sennett, 1986; Habermas, 1990). In Reality-Shows präsentieren sich Personen in Situationen, die natürlich erscheinen sollen, es aber natürlich nicht sind. Sie präsentieren sich scheinbar so, wie sie sind. Dabei ist immer klar, dass sie beobachtet werden. Dieses Beobachtet-Werden bestimmt auch den Ausdruck von Affekten. Selbst der spontane Ausdruck von Affekten kann nicht mehr spontan sein, da er unter Beobachtung stattfindet. Der spontane, unkontrollierte Ausdruck von Affekten ist verpönt. Der kontrollierte »spontane« Ausbruch von Affekten dagegen gehört zum Affektäußerungsrepertoire. Aus dem früheren Imperativ »Das tut man nicht« scheint eine vermeintlich völlige Freiheit geworden zu sein, sich so zu zeigen und zu geben, wie »man ist«. Dabei scheint sich die Scham verkehrt zu haben. Nicht die lauten, heftigen Affekte und das Zur-Schau-Stellen sexueller Impulse oder Handlungen erscheinen als schambesetzt, sondern das Zeigen weicherer und/oder zarterer Gefühle (Wurmser, 1993). Heute erscheint es als leichter, detailliert über sexuelle Handlungen und Empfindungen zu sprechen als über religiöse Gefühle. Vor hundert Jahren war dies evtl. noch umgekehrt der Fall. Verschiebungen von Affektausdruck und Scham beziehen sich, wie aus dem bisher Gesagten bereits hervorgegangen ist, auch auf den Körper, der ständig zu beobachten ist. Diese Intensivierung der sozialen Kontrolle ist eng verschwistert mit einer Kapitalisierung des Körpers durch Gesundheitsindustrie, Chirurgie oder Versicherungsgesellschaften, die für die permanente Überwachung von Körperparametern Sonderprämien anbieten.

Hiermit zusammenhängend sind anscheinend sozio-ökonomische Veränderungen im engeren Sinne wirksam, die vor allem die soziale Stellung der Frau und damit verwoben auch den weiblichen Körper betreffen. Mit der zunehmenden Beteiligung von Frauen an höherer Ausbildung und entsprechenden beruflichen Positionen hat die Betonung traditionell weiblichen Aussehens, des »kurvenbetonten Aussehens« (»curvaceousness«) abgenommen (Barber, 1998). Kurvenbetontes Aussehen und ein relativ hoher Anteil an Körperfett kann als Zeichen für Fruchtbarkeit angesehen werden. Der in einer Kultur als erstrebenswert angesehene Anteil an Körperfett bei Frauen ist anscheinend negativ korreliert mit dem Wert der beruflichen Tätigkeit von Frauen, dem Ausmaß von deren politischer Macht und Kontrolle über ökonomische Ressourcen (Barber, 1998; vgl. auch Mealy, 2000, Faer et al., 2005). Mit dem Grad der Beteiligung hieran nimmt die Abhängigkeit der Frauen von den Männern und damit auch von äußeren Zeichen der Fruchtbarkeit ab, die Frauen in traditionellen Gesellschaften attraktiv machen und die Partnerwahl vonseiten der Männer entsprechend beeinflussen. Die Standards, an denen die körperliche Attraktivität von Frauen gemessen wird, hängen somit von ökonomischen und reproduktiven Variablen ab. Die kurvenbetonte Figur als Standard tritt in dem Maße zurück, wie ökonomischer Wohlstand, Teilnahme der Frau an der Ökonomie, der Anteil von Singles in beiden Geschlechtern zunehmen und die Geburtenrate abnimmt (Barber, 1998; Faer et al., 2005). Zudem entsprechen die Standards unter Frauen in den höheren Schichten mehr diesem Trend als die von Männern. Ein Vergleich der Magazine *Vogue* und *Playboy* sowie der entsprechenden Daten der Miss America-Wahlen ergab, dass sich die Models in *Vogue* sehr viel stärker einem dünnen bzw. übermäßig dünnen Maßstab annäherten, als es bei den mehr vom Urteil der Männer bestimmten Models war. Das heißt, dass Frauen untereinander, zumindest in den höheren Sozialschichten, diese Standards in sehr viel stärkerem Maße übernommen bzw. entwickelt haben als Männer, bei denen sich diese Standards offensichtlich langsamer durchsetzen (Barber, 1998). Ob und wie sich die postulierten evolutionsbiologischen und soziobiologischen Tendenzen im Zusammenspiel mit ökonomischen durchsetzen, muss noch offen bleiben, ebenso, wie sich die skizzierten Großtrends jeweils in den individuellen Motiven des Essverhaltens und der Körperkontrolle auswirken.

In dem dialektischen Verhältnis zwischen den unteroptimierten, unterkontrollierten, fettsüchtigen, daher extreme Kosten verursachenden Angehörigen der unteren Klassen und den optimierten, kontrollierten höheren sozialen Klassen hat sich allerdings eine ganze Reihe von diktatorischen Forderungen und Obsessionen entwickelt, denen die »Selbstoptimierer« zu folgen haben. Man könnte die Magersüchtigen als Speerspitze dieser Bewegung begreifen, würden sie nicht wieder durch ihr ungesundes Treiben enorme Kosten verursachen, wenn auch, da geringer an der Anzahl, nicht so viel wie ihre adipösen Counterparts. Sie treiben die Individualisierung von Kontrolle, Perfektion und Selbstoptimierung so weit auf die Spitze, dass diese gleichsam bricht.

Die ehemals magersüchtige Autorin Emma Woolf, Großnichte der Schriftstellerin Virginia Woolf, hat in ihrem eindrucksvollen Buch *The Ministry of Thin.*

How the pursuit of perfection got out of control (2013) eine ganze Reihe dieser Obsessionen und diktatorischen Forderungen beschrieben, denen Magersüchtige zum Teil eben auch in extremer Weise folgen. Hier seien einige genannt:

- Das »richtige Essen«: Religiös oder »heilkundlich« motivierte Vorstellungen von richtiger Ernährung hat es vermutlich während der Menschheitsgeschichte schon immer gegeben. Die Flut von Ernährungsratgebern mit oft diametral entgegengesetzten Empfehlungen und dogmatisch verkündeten Richtigkeitsansprüchen allerdings ist wohl historisch einmalig. Mal wird Getreide, insbesondere Weizen, zur Wurzel allen Übels erklärt, mal sind es Milch und Milchprodukte, mal ist es Fleisch. So gibt es auch immer wieder neue Warnhinweise auf mögliche Gifte, die im Körper enthalten sein sollen. Entsprechend folgen Ratschläge für »Entschlackung« oder Entgiftung. Nun enthält der menschliche Körper keine »Schlacken«. Selbstverständlich ist es gut für die Leber, wenn der Alkoholkonsum minimiert wird. Der Verzicht auf das Rauchen tut sicherlich dem Körper insgesamt gut. Bei den Glukose-, Laktose- und sonstigen »freien« Nahrungsmitteln allerdings handelt es sich um industrielle Kunstprodukte. Diese haben mit der von den Konsumenten dieser Produkte oft angestrebten »natürlichen Ernährung« in der Regel überhaupt nichts mehr zu tun. Orthorektisches Verhalten oder gar Orthorexie (»Krankhaftes Gesundessen«) können als durchaus verschwistert mit oder als Vorläuferinnen und Vorläufer der Magersucht angesehen werden. Orthorexie scheint auch bei Männern relativ häufig verbreitet zu sein. Hier werden »erlaubte« und »nicht erlaubte« Nahrungsmittel streng unterschieden. Bei der Auswahl der Nahrungsmittel wird ein hoher Zeitaufwand betrieben. Kalorien, Vitamine, Nährwert, Schadstoffe etc. werden akribisch gezählt bzw. berechnet. Im Laufe der Zeit wird die Menge der erlaubten Nahrungsmittel immer weiter reduziert. Der Genuss beim Essen schwindet. Mögliche Folgen der Orthorexie sind ein niedriges Körpergewicht, eine sekundäre Amenorrhoe durch Mangelernährung sowie die Gefahr von Herz-Kreislauf- und anderen Mangelerkrankungen. Folgen der Mangelernährung werden häufig fehl gedeutet als Zeichen von »Entgiftung« (z. B. Durchfälle oder Haarausfall). Orthorexie ist verbunden mit sozialer Isolierung sowie einem Gefühl von moralischer Überlegenheit und Selbstgerechtigkeit. Andere Personen werden als »Schlechtkostesser« verurteilt. Missionarisches Verhalten ist nicht selten. Vorstellungen vom »richtigen Essen« können die Form von überwertigen Ideen bis hin zum Wahn annehmen, wobei eine Krankheitseinsicht fehlt. Orthorexie ist häufig mit zwanghaften Zügen verbunden. Auch hierin ähnelt sie der Anorexie.

- Diäten sind ein weiterer Tummelplatz für Lifestyle-Gurus aller Schattierungen: Kartoffel-Diät, Hay'sche Trennkost, Kensington-Diät, Glücks- oder Logei-Diät, Formular-Diäten. Bei Letzteren wird Pulvernahrung aus der Tüte oder Dose mit Milch oder Wasser angerührt. Der Wert dieser Diäten ist wissenschaftlich zumeist fragwürdig. Auch wenn die Nährstoffzusammensetzung in Ordnung ist, führen diese häufig zu einem gestörten Essverhalten, z. B. aufgrund des bekannten Jo-Jo-Effektes. Der Körper neigt dazu, sein Gewicht zu »verteidigen«. Schlankheitsdiäten sind in der Regel der sicherste Weg in eine Essstörung (vgl. Reich und Kröger, 2015).
- Bloß kein Fett! Essgestörte, insbesondere Magersüchtige, fürchten vor allem eines: Fett. Dies betrifft sowohl Fett in der Nahrung als auch Fettzellen am Körper. Dies folgt einem allgemeinen Diktat, demzufolge Fett ungesund sei. Zum Teil stimmt gerade das Gegenteil (z. B. braucht man ungesättigte Fettsäuren, um die Vitamine in Salaten und anderem Gemüse aufnehmbar zu machen). Insbesondere zielt dieses Diktat direkt auf den weiblichen Körper, an dem sich in der Adoleszenz Fettzellen herausbilden. In Modemagazinen findet man häufig weibliche Körper ohne jegliche Fettzellen dargestellt.
- Fitness: Regelmäßige Bewegung, moderat durchgeführt oder auch mal »hochtourig«, ist in aller Regel gesund für Körper und Psyche. Regelmäßiges Körpertraining in geschlossenen Räumen an Apparaten ist für einen Teil der Bevölkerung zu einer regelmäßigen Beschäftigung geworden. Ein Stadtbild ohne Fitnessstudio, bei dem man durch große Fensterscheiben Menschen beim »sich Abrackern« an Geräten beobachten kann, ist heute nicht mehr denkbar. Paradoxerweise spielen Kinder sehr viel seltener draußen als früher. Oft wird es für »zu gefährlich« gehalten, auf einen Baum zu klettern, selbst an einem seichten Bach zu spielen oder barfuß zu laufen. Sehr viel mehr Zeit wird vor technischen Geräten verbracht. Auf der einen Seite wird natürlicher Bewegungsdrang erstickt; auf der anderen Seite wird er technisiert und damit kommerzialisiert. Nicht selten werden zum Muskelaufbau entsprechende fördernde Präparate angeboten, manchmal auch offiziell verbotene.
- Chirurgie: Kosmetische Chirurgie ebenso wie der Vertrieb und die Anwendung von Botox bringen einen absoluten Wachstumsmarkt hervor, gerade auch für Mädchen und junge Frauen unter 18 Jahren, die inzwischen bis zu einem Drittel der Kundschaft in diesem Bereich ausmachen. Fett absaugen oder Brustvergrößerung sind durchaus Weihnachts- oder Abiturgeschenke geworden. Bilder von Frauen-, aber auch Männerkörpern werden inzwischen in Hochglanzmagazinen so manipuliert, dass sie realen Körpern

nicht mehr entsprechen. Models konnten die verlangte Figur in den 90er Jahren noch durch Fasten oder Training erreichen. Heute ist dies manchmal nur mithilfe des Skalpells möglich. Oftmals handelt es sich hier um brutale und blutige Prozeduren, die Frauen in westlichen Gesellschaften und solchen, die zunehmend »westliche Werte« übernehmen, z. B. China oder Indien, über sich ergehen lassen, wie z. B. Operationen an den Labien. Während Genitalverstümmelung in Afrika zu empörten Protesten von Menschenrechtsorganisationen führen, scheinen diese Vorgänge, mit denen eine »Designer-Vagina« produziert werden soll, kritiklos hingenommen zu werden.

➢ Bloß nicht altern: Alterungsprozesse wie das Nachlassen von Haut- und Muskelspannung, Gedächtnis, Schnelligkeit und entsprechende Veränderungen in der Figur sind möglichst zu vermeiden oder hinauszuzögern. Dies vor allen Dingen durch körperliches Training, die richtige Ernährung (»Antioxidantien«!), Medikation, Chirurgie oder eine Kombination aus allem. Altern wird nicht mehr als ein Abschnitt im Lebensprozess gesehen. Wer altert, hat etwas falsch gemacht, nicht ausreichend in sich selbst »investiert«.

Die ökonomischen Interessen bei diesen Prozessen sind mehr als durchsichtig:

> »These vested interests include the cosmetic and pharmaceutical industries, health and fitness companies, fashion designers, food producers and advertisers, women's magazines, the personal trainers and gym owners and diet gurus and cosmetic surgeons all with something to peddle. Intentionally or not, these massive corporations have created a febrile climate in which it's normal, nay expected, for women to hate their bodies« (Woolf, 2013, S. 18).

Über die öffentlichen Bilder scheint es gelungen zu sein, die Frage der Kontrolle zu individualisieren. Der Fremdzwang durch äußere Normen wird nicht mehr als solcher empfunden, die Entfremdung auf diese Weise gleichsam verdoppelt, indem der Zwang ins Innere verlagert wird.

> »In essence, the Ministry of Thin operates from within us, consciously or not, an internal policeman which tells us that thinner is better. To revolt, you need something to revolt against, and the Ministry of Thin isn't that clear-cut. It's the rules, pressures and expectations we live with, it's the media, it's men and it's other women. Hardest of all to stand up to, it's the mirror – it's ourselves. We first absorb the thin

> rules as young girls from our mothers, sisters and friends. In adolescence they are reinforced by magazines, boyfriends, and the world around us. By adulthood, wanting to be thinner is just another one of the curious non-essential and yet essential rules to which women adhere: just as we remove our body hair and wear make-up, we worry about our weight, we despair of our bodies, we try not to eat too much, we force ourselves to go to the gym, we feel fat, we diet. There is absolutely nothing unusual about these actions or experiences – disliking one's body and wanting to be thinner is the new normal« (Woolf, 2013, S. 16).

Ist die Anorexie nun die Fortsetzung dieser Prozesse oder etwas völlig anderes?

Wann kippt die Entwicklung von inzwischen normaler Körperablehnung und Körperkontrolle in einen sich selbst verstärkenden zwanghaften und krankhaften, ja lebensgefährlichen Prozess?

Welche Individuen sind betroffen?

2.3 Anorexie als »ethnische Störung«

In Anlehnung an Devereux versucht Habermas (1990, 1994), Anorexie (und auch Bulimie) als ethnische Störungen zu verstehen. Diese Störungen stellen »eine kulturell etablierte und bekannte Form des *Normenverstoßes* dar« (Habermas, 1990, S. 113). Die entsprechenden Verhaltens- und Erlebensweisen werden als krank (oder verrückt) diagnostiziert[2]. Die entsprechenden Personen können

2 In ihrem Roman *Der Preis der Freiheit* (1991, Originaltitel: *Nervous conditions*) beschreibt die Zimbabwesche Autorin Tsitsi Dangarembga die Entwicklung einer Anorexie bei einer der Protagonistinnen, Nyasha, im Rhodesien der 60er Jahre. Der noch den traditionellen patriarchalen Strukturen verhaftete Vater, das Clan-Oberhaupt, hat einen gewissen Aufstieg als Lehrer und Schulleiter gemacht und gerät zunehmend mit seiner zum Teil in England erzogenen Tochter Nyasha in Konflikt, die sich ihm nicht anpasst und die er demütigend schlägt. Die Erzählerin Tambu sieht, wie ihre Cousine Nyasha »zum Opfer ihrer Weiblichkeit [gemacht wird], […] genauso wie ich zu Hause zum Opfer wurde, als Nhamo [der Bruder, GR, AvB] zur Schule ging und ich Mais anpflanzte« (a. a. O., S. 163). »Aber was mir missfiel, war das Muster, nach dem sich alle Konflikte auf diese Frage der weiblichen Rolle reduzierten, Frau gegen Mann, Mann gegen Frau« (a. a. O.). Nyasha unterwirft sich auf masochistisch anmutende Weise dem Leistungisdeal des Vaters und wird gleichzeitig anorektisch. Kurzen Momenten von rebellischen Wutausbrüchen gegen das ganze patriarchalisch und kolonial geprägte System folgt Apathie. Die Krankheit ist in Rhodesien unbekannt. Nyasha wird zunächst vorgeworfen, sie wolle sich wichtig machen. Ein Fazit des Romans ist: »Das Problem ist das Englischsein, also sei bloß vorsichtig« (a. a. O., S. 283), also die Stellung zwischen zwei Kulturen und der daraus insbesondere für Frauen resultierende Konflikt.

die »Krankenrolle« für sich in Anspruch nehmen. Aus »Abweichung« wird »Krankheit«. Die Störung fungiert zudem als ein »Modell des Fehlverhaltens« (Linton, 1936, nach Habermas, 1994). Wenn andere kulturell »bevorzugte« Muster der Konfliktlösung oder der Abwehr nicht mehr zum angestrebten Ergebnis führen oder zum Einsatz gebracht werden können, kann auf modellhaft vorgegebenes Fehlverhalten zurück gegriffen werden. Das Modell des Fehlverhaltens ist dem betroffenen Individuum ebenso vertraut wie der Umgebung. Alle können das Verhalten »einordnen« und haben eine »Erklärung« dafür. »Die Normabweichung ist mithin selbst kulturell strukturiert und normalisiert« (Habermas, 1994, S. 166). Dabei knüpft das Verhalten an positiv sanktionierte Kulturtechniken an, im Falle der Magersucht etwa an das Ideal der Kontrolle, Selbstbeherrschung und Selbstoptimierung. Das Modell des Fehlverhaltens bietet somit einen Ausweg für Konflikte, die für die jeweilige Kultur charakteristisch sind, z. B. für das »Drama der Verselbstständigung« in der Adoleszenz und die Auseinandersetzung mit Körperentwicklung und Körperideal.

Wenn eine Störung als ethnische Störung etabliert und als »kulturelles Muster« zur »Lösung« von Konflikten bereit liegt, verliert sie ihre eng umschriebene Spezifität. Dies konstatiert z. B. Hilde Bruch (1985) für die Anorexie. *Ein* typischer frühkindlicher Konflikt, etwa um frühe Separation-Individuation, ist hier nicht mehr bei allen Betroffenen zu finden, auch das Motiv, einzigartig sein zu wollen, verliert sich, wenn »viele« die Symptomatik entwickeln. Ähnlich wie mit der individuellen Psychodynamik ist es mit der Familiendynamik. Ist in den »frühen« »klassischen« Fällen noch eine gewisse Gleichförmigkeit zu beobachten, so tragen nunmehr äußerst verschiedene familiendynamische Muster zur Entstehung und Aufrechterhaltung, u. U. auch zur Abmilderung oder Besserung der Störung bei.

Zur Verbreitung der Symptome von Essstörungen als kulturell bereit liegende Muster tragen die oben bereits skizzierten Einflüsse bei, die die Vorstellungen vom »idealen Körper«, von »gesundem Essverhalten« und ähnliche Einstellungsmuster popularisieren. Hinzu kommen Peergruppen-spezifische Einflüsse und entsprechender »Gruppendruck«, durch den bestimmte Verhaltensweisen »epidemischen« Charakter gewinnen, Diäten und Untergewicht ebenso wie selbst verletzendes Verhalten, das man heute nicht nur bei Borderline-Störungen und/oder schweren Traumatisierungen findet.

Das heißt, dass es neben der weiterhin existierenden »Kerngruppe« von Anorektikerinnen eine große Gruppe von »atypischen« Anorektikerinnen gibt, einen »Graubereich« mit Übergang zu kulturell »normalen Variationen« des Essverhaltens und des Körperbildes. Die Aufweichung der Kriterien für Anorexie (auch Bulimie und Binge-Eating-Störung sind betroffen) im DSM-5 gegenüber dem DSM IV tragen dem auf ihre Weise Rechnung, indem sie auch einen Teil des »Graubereichs«, die nicht näher spezifizierten Essstörungen und atypischen Formen unterschiedslos in das Störungsbild einschließen.

Das Konzept der ethnischen Störung schützt auch davor, historisch frühere Formen des Fastens mit den »heutigen« Störungen gleichzusetzen. Magersucht ist kein »Appetitverlust«. Zentral für heutige Magersucht sind das Fasten und andere Maßnahmen zur Gewichtsreduktion, die Überzeugung, auch noch bei erheblichem oder lebensbedrohlichem Untergewicht »zu fett« zu sein (Habermas, 2015). Religiös motiviertes Fasten ist demgegenüber in einen entsprechenden Kontext verwoben, etwa durch Hungern als Element einer ganzheitlich asketischen Lebensweise das Leiden Christi nachzuempfinden. Weder hier noch in den berichteten »profanen Fastenwundern« ist nach Vandereycken, van Deth und Meermann (1992) außer eher oberflächlichen Ähnlichkeiten in den somatischen Manifestationen eine Gleichsetzung mit der Anorexie, wie wir sie kennen, zu rechtfertigen.

2.4 Die »Vermittlungswege«

Anorexie beginnt in der Adoleszenz, oft in dem frühen Abschnitt, der mit »Pubertät« bezeichnet wird. Hier gewinnen außerfamiliäre Einflüsse sehr stark an Bedeutung, insbesondere die Gruppe der Gleichaltrigen, ebenfalls in den Medien vermittelte Bilder vom Körper und vom »richtigen Aussehen«, die auch in die Familie hinein und über diese wirken (vgl. Kap. 4.4). Einflüsse der Peers auf Essverhalten und Körperbild finden über Gruppenkonformität und sozialen Druck, Ärgern, Abwerten und Drangsalieren wegen des Aussehen und der Figur, Vergleichen und Rivalisieren sowie negative sexuelle bzw. partnerschaftliche Erfahrungen statt (Reich, 2008). So erhöht der soziale Druck zum Dünnsein die Unzufriedenheit mit dem eigenen Körper, dies insbesondere dann, wenn gleichzeitig Defizite an sozialer Unterstützung bestehen (Stice u. Whitenton, 2002). Druck durch Gleichaltrige (Quiles Marcos et al., 2013) und Medien fördert gestörtes Essverhalten und ungesundes Diätverhalten (Grigg et al., 1996; Neumark-Sztainer et al., 2009). Die (vermutete) Bedeutung des Dünnseins für die Gruppe der Gleichaltrigen ist bei Kindern und Jugendlichen prädiktiv für das Erbrechen und den Missbrauch von Abführmitteln. Unabhängig hiervon wird dies durch den sozialen Druck, so auszusehen wie Frauen im Internet, in Zeitschriften, im Fernsehen oder im Kino gefördert (Field et al., 1999, 2008). Diese Einflüsse gelten im Großen und Ganzen auch für Jungen, wobei hier in der Regel nicht das Dünnsein sondern der muskulöse Körper als erstrebenswert angesehen wird (Marcos et al., 2012).

Durch soziale Nähe (z. B. gemeinsames Wohnen in einem Wohnheim) entsteht zudem eine Tendenz zur sozialen Konvergenz. Diese zeigt sich auch in einer restriktiven Einstellung zum Essen, Sorgen um das Aussehen sowie den Perfektionismus (Meyer und Waller, 2001). Freundschaften fördern entsprechende Verhaltensweisen und Einstellungen (Paxton et al., 1999). Geärgert- und Drangsaliertwerden wegen des Aussehens oder der Figur ist ein weiterer wesentlicher Prädiktor für alle Formen von Essstörungen, gestörtem Essverhalten und Störungen des Körperbildes (Steiner et al., 2003; Striegel-Moore et al., 2002; Thompson et al., 1995), auch bei Jungen (Gardner et al., 2000). Negative sexuelle und partnerschaftliche Erfahrungen spielen in der Entwicklung und als auslösendes Moment von Essstörungen häufig eine bedeutende Rolle, allerdings weniger bei der Anorexie. Ein zunehmender Gruppendruck hin zu frühem Sexualverkehr, der auch durch Medien gefördert wird, verschärft diese Situation, da kompensatorische, den Selbstwert regulierende Mechanismen häufig fehlen. Das Vergleichen von äußerer Erscheinung beginnt bereits in der Kindheit (Gardner et al., 2000). Vergleichen spielt eine bedeutende Rolle in der Verarbeitung von Medieneinflüssen. Hier propagierte Idealbilder werden oft nur durch Vergleichen mit anderen wirksam und so internalisiert, dass sie zu gestörtem Essverhalten und Unzufriedenheit mit dem Körper führen. Auch familiäre Einflüsse werden zum Teil erst durch den Vergleich mit anderen wirksam (van den Berg et al., 2002). Der Wettbewerb mit Gleichaltrigen ist ein sehr starker Prädiktor für das Diäthalten (Huon et al., 1999; Quiles Marcos et al., 2013).

2.5 Körperliche, seelische und soziale Folgen des Hungerns

Die drastischen Veränderungen im körperlichen, psychischen und sozialen Funktionieren von Menschen durch über mehrere Monate gehende Reduktion der zugeführten Nahrung werden von Psychotherapeuten oft unterschätzt, wodurch es zu erheblichen Behandlungsfehlern kommt. Die »Minnesota-Studie« aus den Jahren 1944/45 (Keys et al., 1950; Pudel, 2010) gibt hierüber ebenso Aufschluss wie Folgeuntersuchungen oder Beobachtungen des Verhaltens von Kriegsgefangenen, die unter erzwungener Mangelernährung litten. Hier konnte z. B. der Psychoanalytiker und Familientherapeut Horst Eberhard Richter (1965) Ähnliches beobachten wie bei seinen magersüchtigen Patientinnen, z. B. das Einteilen der Nahrung in kleinste Einheiten, das Ausdehnen der Essenszeit bei den spärlichen Rationen, die Ritualisierung des Essens oder das Horten von Nahrung. In der Studie von Keys et al. (1950) wurde 36 psychisch und körperlich gesunden jungen erwachsenen Männern über sechs Monate die Nahrung um 50% reduziert. Hiermit konnten sie der Einberufung in den Militärdienst entgehen, zumindest zeitweise. Es kam zu dramatischen Veränderungen in Einstellung und Verhalten, in der Emotionalität, sozial und sexuell, kognitiv und zu bulimischen Symptomen.

Auf der Verhaltensebene waren die Zunahme der Beschäftigung mit Essen, z. B. das Lesen von Rezepten, das Horten von Nahrung, Stehlen sowie Veränderungen der Essgewohnheiten zu beobachten. Es wurde z. B. betont langsam gegessen, das Essen wurde ritualisiert oder in kleinste Einheiten eingeteilt. Bulimische Symptome zeigten sich im Beginn von Heißhungerattacken, in Störungen des Sättigungsgefühls, starken Hungergefühlen auch nach großen Mahlzeiten sowie in Schwierigkeiten, das Essen zu beenden. Die emotionalen Folgen des Hungerns bestanden in Stimmungsschwankungen, Depressionen, Reizbarkeit und Nervosität, in Wutausbrüchen, Angst, Apathie und Interessenlosigkeit. Nägelbeißen und Rauchen konnten ebenfalls beobachtet werden. Es kam zu sozialem Rückzug, Isolation, der Auflösung von Beziehungen sowie der Reduktion des sexuellen Interesses. Auf der kognitiven Ebene kam es zu einem verminderten Konzentrationsvermögen, einer verminderten Vigilanz, zu Entscheidungsproblemen und zu einer verminderten Urteilsfähigkeit.

Auch nach der Eingewöhnung in ein normales Essverhalten blieb es u. a. bei weiterer intensiver Beschäftigung mit Essen, einer Tendenz zu Binge-Eating bzw. Essanfällen und kontrolliertem Essen.

Aufgrund dieser und einer Reihe anderer Befunde muss man davon ausgehen, dass es durch längere Nahrungsrestriktion zu einer Veränderung der neurophysiologischen »Hardware« kommt, die nur schwer oder gar nicht rückgängig gemacht werden kann. Das Körpergewicht lässt sich nicht dauerhaft ohne bleibende Konsequenzen verändern. Auch von daher ist es unabdingbar, die Gewichtsabnahme der magersüchtigen Patientinnen rasch zu stoppen und sie dazu zu bewegen, wieder mehr zu essen.

3 Zur Psychodynamik der Anorexie

3.1 Der anorektische Modus

Anorexie ist zunächst im Wesentlichen auf der manifesten Ebene das Unterlassen einer Handlung – des Essens. Der anorektische Modus besteht in dem ständigen Bemühen, Äußeres aus sich herauszuhalten, um Konflikte und Affektspannungen zu reduzieren. Hierdurch erhält sich das Subjekt das Gefühl der Kontrolle über äußere und innere Einflüsse.

Die Kontrolle äußerer und innerer Einflüsse wird paradigmatisch über die Kontrolle des Essens und des Hungergefühls hergestellt. Hierdurch wird eine Neutralisierung des Begehrens angestrebt bzw. erreicht.

> »Es wird jeder positive Wunsch, ganz gleich welchen Inhaltes, unbewusst abgewehrt, bewusst verleugnet oder verneint. Die unterschiedslose Feindschaft gegen alles Triebhafte wird – so könnte man sagen – durch eine vollkommene Neutralität und durch den Versuch, sich überhaupt außerhalb jeder menschlichen Regung zu stellen, gelöst« (Thomä, 1961, S. 270).

Durch den anorektischen Modus stellt sich das Subjekt also außerhalb jedweden Begehrens. Das Subjekt verfällt dem Glauben, in Autarkie von der eigenen Substanz leben zu können.

Psychodynamisch kann Magersucht weiterhin verstanden werden als Kampf darum, die Selbstgrenze nach außen und nach innen aufrechtzuerhalten. Die magersüchtige Person fühlt sich durch äußere Einflüsse ebenso bedroht wie durch innere. Im »äußeren Feld« ist es die Nahrung, in welcher Gefahren konkretisiert werden, im »inneren Erlebnisraum« ist es die Furcht, dick zu werden oder zu sein, in welcher Triebängste verdichtet und verdeckt sind. »Da zugleich, um an die positive Seite der Ambivalenz zu erinnern, eine Vereinigung gesucht wird, wird die Nahrung zum kostbarsten Gut« (Thomä, 1961, S.280). Mit dem Hunger wird also die Raumgrenze zwischen Ich (Selbst) und Objekt aufrechterhalten. Die Nahrungsaufnahme hebt diese Raumgrenze auf. »Eine ambivalente Einstellung zum Objekt (Nahrung = Mutter) bringt es mit sich, dass die Aufhebung der Grenzen als ein gefährlicher Vorgang erlebt wird« (Thomä, 1961, S. 274). Die Nahrungsaufnahme wird aufgrund von Projektion, Verschiebung und Verdichtung mit der Erfüllung von emotionalen Intimitätswünschen überhaupt gleichgesetzt. »Der Eros will die Berührung, denn er strebt nach Vereinigung, *Aufhebung der Raumgrenze zwischen Ich und geliebtem Objekt*« (S. Freud, 1926, S. 152, zit. n. Thomä, 1961, S. 274; Hervorhebung von H. Thomä). Die Depressivität vieler Anorektikerinnen wird auf diese Weise psychodynamisch verständlich. Da nicht nur die Nahrung sondern auch jede tatsächliche oder emotionale Nähe vermieden werde, »also auch Zärtlichkeit, Hautkontakt, Empfangen und Nehmen, entsteht ein Gefühl der Leere. Je schwerer die depressive Komponente der Anorexia nervosa ist, desto ausgeprägter sind die für die depressiven Strukturen typischen Introjektionsvorgänge« (Thomä, a. a. O., S. 275). »Das Vermeiden von Nähe und Berührung führt zwangsläufig zu einer Vereinsamung. Hyperaktivität und Bulimie führen nicht aus der Vereinsamung heraus. Hierbei handelt es sich um Ersatzbefriedigungen, die den Kranken nicht zu einer wirklichen, auch seelischen Befriedigung gelangen lassen« (Thomä, a. a. O., S. 275).

Der Angst, die eigene Grenze nicht schützen zu können, liegt ein tiefgehendes Gefühl von Ohnmacht, von Ineffektivität zugrunde, das insbesondere Hilde Bruch (1980) und Mara Selvini Palazzoli (1984) beschrieben haben.

3.2 Das Erleben von Machtlosigkeit und die Verschiebung auf den Körper

Dieses Erleben erscheint als zentral für das Erleben Magersüchtiger.

> »Alle glauben, dass ihr Tun nur Reaktion auf äußere Anforderungen sei, und sie benehmen sich so, als ob sie nicht deshalb handelten, weil sie es wollen, sondern nur weil sie müssen [...] diese spezielle Störung [wird] hinter dem enormen Negativismus und dem mangelnden Selbstvertrauen versteckt, womit sich diese Patientinnen vor persönlichen Kontakten schützen. Die unterschiedslose Anwendung dieses Abwehrmechanismus zeigt, dass es sich um einen verzweifelten Versuch handelt, ein

gleichermaßen undifferenziertes Gefühl der Machtlosigkeit zu vertuschen, das mit der Furcht gepaart ist, sie könnten die geringe Kontrolle, die sie noch haben, verlieren, wenn sie auch nur einen Bissen zu sich nehmen« (Selvini Palazzoli, 1984, S. 82/83).

»Genauer gesagt, ihre Ablehnung oraler Befriedigung (und damit die Verleugnung des Bedürfnisses nach Nahrung) resultiert unmittelbar aus dem Gefühl, dass eine solche Befriedigung dem Bedürfnis nach Sicherheit, Autonomie und Effektivität zuwiderläuft« (a. a. O., S. 82).

Dieses Gefühl der Machtlosigkeit wird in der weiblichen Adoleszenz, genauer in der Pubertät, noch einmal aktiviert.

»In der Tat ist die Frau mit ihrem gerundeten Körper [...] viel unentwirrbarer in die biologische Sphäre verstrickt als der Mann. Doch viel traumatischer für das heranwachsende Mädchen ist die Tatsache, dass sie ihre weibliche Sexualität in passiver und rezeptiver Weise erlebt: Es ist lüsternen Blicken ausgesetzt, der Menstruation unterworfen; in der sexuellen Umarmung wird sie penetriert werden, der Fötus wird in sie eindringen, das Kind wird an ihr saugen etc.« (Selvini Palazzoli, S. 89/90).

»Dieser passive rezeptive Aspekt weiblichen Lebens, der in der Pubertät so plötzlich ›erfahren‹ wird, ist für die potenziell Magersüchtige eine unerträgliche Klimax: Es ist die konkrete Manifestation der Machtlosigkeit, die sie seit langem unbestimmt gequält hat. Sie betrachtet nun ihren Körper (oder vielmehr ihre körperliche Entwicklung) auf zwei widerstreitende, doch gleichermaßen unerträgliche Arten: Einerseits wird ihr Körper durch ihre oralen Bedürfnisse und ihre Geschlechtsmerkmale zum wesentlich rezeptiv-passiven Objekt und damit zum ›schuldigen‹ Repräsentanten jener übermäßigen Passivität (dem Selbst), die sie verabscheut; andererseits führt seine ›indiskrete‹ und unbeherrschbare Entwicklung dazu, dass sie ihren Körper als einen unwiderstehlichen Eindringling als Teil der äußeren Umwelt (›die anderen‹) betrachtet. Sie bekämpft daher ihren Körper auf zwei Ebenen:

1. Weil sie ihn als konkreten Ausdruck des unannehmbaren Teils ihres Selbst (passive Rezeptivität) ansieht, attackiert sie ihn als eine Quelle ihrer Machtlosigkeit und Angst;

2. Weil sie ihn als allmächtigen Eindringling betrachtet, attackiert sie ihn als eine fremde Macht« (Selvini Palazzoli, 1984, S. 90).[3]

3 Siehe hierzu und zum möglichen breiteren Kontext auch die Fußnote Nr. 2 (S. 22).

Magersüchtige, die die Fähigkeit eingebüßt haben, ihr Machtmotiv in *interpersonalen* Gefühlsbeziehungen zu verwirklichen, versuchen es in einer *intrapersonalen* Beziehung mit dem eigenen Körper und im Kampf gegen ihn auszudrücken. Sie betrachten ihre Krankheit als Kampf gegen ihre Unfähigkeit und trachten danach, die verlorene Macht wieder zu erlangen.

> »Das deformierte Ich der Magersüchtigen kann seine Autonomie nicht in der äußerlichen Realität erleben, d. h. außerhalb des inneren Konfliktes mit dem Körper – das Gefühl der Autonomie fehlt in so hohem Maße, dass die Magersüchtige es im Geiste nur in der Maske einer autarken körperlichen *Nicht-Empfindlichkeit* rekonstruieren kann.
>
> Das ist die Grundlage der großen Magersüchtigen-Lüge: so zu leben, ›als ob‹ das eigene Missgeschick einzig und allein dem Körper anzulasten sei« (Selvini Palazzoli, a. a. O., S. 91).
>
> »Der Körper wird zum Sündenbock: ihn dick werden zu lassen, bedeutet, dass man der Passivität die Herrschaft überlässt, den Forderungen eines arroganten Usurpators nachgibt. Deshalb belauert die Magersüchtige den Körper, ist vollkommen mit ihm beschäftigt – selbst wenn sie ihn verleugnet –, bekämpft ständig seine Ansprüche und lullt ihn mehr oder weniger oder vielleicht sich selbst durch die Abmagerung in ein falsches Gefühl der Sicherheit« (a. a. O., S. 92).

Einerseits sehnen sich die Patientinnen danach, erwachsen und voll anerkannt, als Person nicht nur respektiert, sondern auch geliebt zu werden. Sie wollen selbstständige Erwachsene werden, lehnen aber jene Aspekte der weiblichen Körperlichkeit ab, die dazu führen könnten, dass sie in ein »passives Gefäß« verwandelt werden könnten (Selvini Palazzoli, a. a. O., S. 92). Sie wollen erwachsene Frauen sein, wissen aber nicht, wie. Der Körper ist zum einen der Vermittler sozialer Begegnung und Beziehung. Entwicklung zur erwachsenen Frau ist nur mit dem Körper möglich. Zum anderen vermittelt der Körper das Gefühl von Passivität und Ausgeliefertsein. Die Anorektikerin versucht, diesen Konflikt zu überwinden. Die Abmagerung wird so zum »symptomatischen Ausdruck der Suche nach Sicherheit und Macht (und damit zur Abwehr gegen Unsicherheit, Unzulänglichkeit und Machtlosigkeit)« (Selvini Palazzoli, a. a.O, S. 93). Die Nahrungsverweigerung scheint so zur einzigen Möglichkeit zu werden, die Autonomie zu bewahren, durch Hungerstreik wird die Macht des Stärkeren gebrochen.

Die Ablehnung des »Dickseins« ist dabei nicht der Anfang eines langen Prozesses, sondern dessen Ende.

Indem die Magersüchtige über die Verweigerung der Nahrungsaufnahme die körperliche Entwicklung beherrscht, siegt in ihrem Erleben gleichzeitig ihr Wille, ihr Geist über die körperlichen Bedürfnisse. Sie fürchtet beides gleichzeitig, die Nahrung und ihren Körper. »Meine Antwort lautet, dass sie sich vor ihrem Körper fürchtet und *dass sie die Nahrungsaufnahme als seine Vergrößerung auf Kosten ihres Ichs erlebt*« (Selvini Palazzoli, 1984, S. 108).

> »Für die Magersüchtige ist *Körper sein* gleichbedeutend mit *ein Ding sein*. Wenn der Körper wächst, wächst auch das Ding und die ›Person‹ beginnt zu schrumpfen. Der Kampf gegen den Körper ist demnach ein verzweifelter Kampf gegen die Verdinglichung – paradoxerweise, denn während sie sich weigert, ein Ding zu sein, trägt sie ihren Kampf nicht auf einer geistigen Ebene aus, sondern vielmehr auf einer rein Materiellen: der des eigenen Körpers« (Selvini Palazzoli, 1984, S. 108).

Die Magersüchtige setze ihren Körper »mit dem einverleibten Objekt, der Mutter, in seinen negativen, überwältigenden Aspekten gleich« (Selvini Palazzoli, a. a. O.), »um ihm besser Widerstand leisten und ihn besser vom Ich trennen zu können. Ich möchte betonen, dass der Körper der Magersüchtigen das schlechte Objekt nicht nur *enthält*, sondern dass er es *ist*« (Selvini Palazzoli, a. a. O.).

Die »anorektische Festung« erscheint der Patientin so als einzige Möglichkeit der Existenz. Die Angst, nicht wahrgenommen zu werden, führt zu völligem Rückzug (Lemma-Wright, 1994). Das Ergebnis ist eine weitgehende oder völlige Einschränkung der Lebens- und Entwicklungsmöglichkeiten und eine weiterhin bestehende enge Bindung an die Ursprungsfamilie, von der oft primär die Abgrenzung gesucht wird. Diese fortbestehende Abhängigkeit, die »Kindlichkeit« ist aber nicht das Ziel der magersüchtigen Entwicklung, sondern ein Nebeneffekt, der oft sogar unerwünscht, zumindest ambivalent ist.

3.3 Sind Magersüchtige suizidal?

Obwohl Magersucht eine sehr hohe Mortalitätsrate hat und Suizid im Langzeitverlauf von Magersuchtentwicklungen die zweithäufigste Todesursache ist, haben magersüchtige Patientinnen in den allermeisten Fällen nicht den bewussten Wunsch, sich durch das Hungern umzubringen. Die Krankheit schließt in der Regel nicht einmal einen unbewussten Selbsttötungswunsch ein. Die magersüchtige Person hat Angst vor dem »Dick-Werden«. In ihrer Ablehnung von Nahrung und in ihrer Beherrschung des Hungergefühls erlebt sie sich als omnipotent, als autark, sich gleichermaßen selbsterhaltend und selbsterschaffend unabhängig von allen anderen. Mit der erlebten Aufhebung der Naturgesetze, der Notwendigkeit, Nahrung aufzunehmen, enthebt sie sich gleichzeitig auch den biologischen Tatsachen des Alterns und des existenziellen Verfalls. »Kurzum, die Magersüchtige kehrt dem existentiell Unvermeidlichen, allem, was ihr durch ihre Körperlichkeit auferlegt ist und ihr innewohnt, den Rücken« (Selvini Palazzoli, 1984, S. 102).

> »Die Patientinnen spielen mit dem Tod wie Kinder, die glauben, sie könnten verschwinden, indem sie sich tot stellen. Da sie unfähig sind, sich der Realität zu stellen, oder auch nur, wie wir sehen werden, ihre eigenen physischen Bedürfnisse zu verstehen, gaukeln sie sich selbst vor, dass sie mit ihrem Körper nach Belieben umspringen können« (Selvini Palazzoli, 1984, S. 103).

Der Tod wird also auf magische Weise verleugnet.

4 Zur Genese des Gefühls der Machtlosigkeit und der Konflikte um Grenzen

4.1 Entwicklungsstillstand oder Regression?

Die Neigung, eine so komplizierte Erkrankung wie die Anorexie »von einem Punkt aus« erklären zu wollen, scheint immer wieder sehr groß zu sein. Magersucht ist ein komplexes psychosomatisches Geschehen mit vielfältigen Ausformungen und Facetten. Von daher kann sie nicht von einem Punkt aus verstanden werden, sondern nur durch das Zusammenwirken einer Reihe von Faktoren, deren Existenz und Ausprägung in jedem Einzelfall zu überprüfen ist. Bemüht wird oft, wie bei allen anderen schweren Erkrankungen auch, die »frühe Mutter-Kind-Beziehung«. Dabei sind derartige Konzepte in der Regel äußerst unspezifisch und beruhen oft auf Konstruktionen, die durch die moderne Säuglings- und Kleinkindforschung längst widerlegt sind, z.B. auf der Annahme einer »symbiotischen Phase« oder der rein dyadischen Organisation früher Beziehungen. Es ist vermutlich so, dass in einem Teil der Fälle diese Beziehung in irgendeiner Weise gestört und der kindliche Körper sowohl von der frühen Beziehungsperson (das muss nicht immer die Mutter sein) und in der Folge auch von dem Kind nicht ausreichend libidinös besetzt werden kann. Auch kann es sein, dass die Nahrungsaufnahme zwar »sachgerecht«, aber nicht lustvoll und bezogen verläuft. All dies mag zu einem schwierigen Verhältnis zum eigenen Körper während der Pubertät und der weiteren Adoleszenz beitragen. Da Störungen der frühen Mutter-Kind-Beziehung auch bei Borderline-Fällen, bei Psychosen, bei schweren Depressionen, bei Bulimie, bei Adipositas, bei selbstverletzendem Verhalten und ähnlichem bemüht werden, ist dies allerdings unspezifisch bis nichtssagend. Auch die Behauptung, Magersüchtige seien nicht zur Symbolisierung fähig, entbehrt jeder Grundlage. Magersüchtige haben oft ein sehr reichhaltiges komplexes Fantasieleben. Oft ist dieses abgewehrt. Oft werden Fantasien und Vorstellungen aber auch einfach nicht mitgeteilt. Dies macht einen großen Teil der behandlungstechnischen Schwierigkeiten in der psychodynamischen Therapie von Magersüchtigen aus. Bereits Thomä (1961) warnt vor Simplifizierungen.

> »Es hat ganz erhebliche und unseres Erachtens sehr bedenkliche Konsequenzen für die Behandlungstechnik und die Theoriebildung, wenn man nicht vom gegenwärtigen Konflikt, sondern von einer primären Störung der dualen Einheit von Mutter und Kind ausgeht. Hartmann hat ein solches Vorgehen, das aus einer Vielzahl von Faktoren den einen oder anderen herausgreift und zur Grundlage neuer Theorien macht, kritisiert. Man könne solche Simplifizierungen, wie beispielsweise die Tatsache, dass die Mutter nicht immer ›gut‹ gewesen ist für alles spätere Unheil verantwortlich zu machen, ›Theorien durch Reduktion‹ nennen (1950, S. 17)« (Thomä, a.a.O., S. 281/282).

Nimmt man die Worte von Kafkas Hungerkünstler, der von sich sagte, er müsse hungern, »weil ich nicht die Speise finden konnte, die mir schmeckt« als Vorwurf gegen eine »böse« Mutter, so könnte man in naiver Weise versucht sein, den Hungernden durch eine »gute« Mutter füttern zu lassen. So verständlich eine solche naive Haltung auch ist, so folgenschwer ist es, ausgesprochene oder verborgene Vorwürfe gegen die Mutter als bare Münze zu nehmen und darauf eine Therapie und Theorie aufzubauen (vgl. S. Freud, 1933, S. 130)« (Thomä, 1961, S. 281/282).

Es gibt Anorexie-Entwicklungen, die auf eine sehr schwere Grenzenstörung hinweisen, und damit eher psychosenah sind. Es gibt anorektische Entwicklungen, die vor allem durch die Krisen der Adoleszenz bedingt sind, die aber aufgrund der psychosomatischen Eigendynamik der Anorexie zu sehr schweren Krankheitsverläufen werden können. Zudem gibt es anorektische Entwicklungen aus vordergründig sehr ungestört erscheinenden Familienbeziehungen ebenso wie solche aus traumatisierenden Beziehungsumgebungen mit massiven offenkundigen Grenzverletzungen. Dies ist bei den folgenden Ausführungen zu bedenken.

4.2 Brüchige Autonomieentwicklung

In den Harmonie betonenden Familien anorektischer Patientinnen werden diese äußerlich oft gut versorgt. Allerdings werden Autonomieschritte häufig subtil oder auch offen entmutigt. Z.B. können den späteren Patientinnen Schwierigkeiten abgenommen werden, sodass das Erproben eigener Kräfte und damit verbundene Niederlagen oder Unsicherheiten sowie deren Verarbeitung nicht erlebt werden. Trennungserfahrungen und die dazugehörigen Ängste und Trauerreaktionen können ihnen erspart werden. Kämpfe, Rivalitäten und Niederlagen in der Gruppe der Gleichaltrigen, das Erfahren eigener Kompetenz außerhalb des Gesichtsfeldes der Familie kann als bedrohlich erscheinen. Auch spontane Äußerungen, insbesondere von Aggressivität, können beanstandet werden. Aggressive Impulse können so als bedrohlich oder zerstörerisch erscheinen.

Im Verlauf einer Therapie schilderte eine Patientin, dass sie es als Kind und insbesondere als pubertierende Jugendliche zunehmend gestört habe, dass ihre Mutter gerne gemeinsam mit ihr in die Sauna gehen wollte.

> »Ich fand das irgendwie unangenehm. Meine Mutter schien mich, aber auch alle anderen Frauen in der Sauna zu beobachten. Ich spürte oft vergleichende Blicke. Meine Mutter legt großen Wert auf Schlankheit. Sie geht häufiger ins Fitnessstudio, wiegt sich täglich. Ich hatte immer den Eindruck, ich weiß nicht, ob das stimmt, aber so ist nun mal mein Gefühl, dass sie auch mich beobachtete, ob ich vielleicht zu dick werde, den »Babyspeck« wirklich los werde. Irgendwann fand ich einen Vorwand, nicht mehr mit in die Sauna zu gehen. Ich glaube, ich hatte dann mit Handball angefangen. Das Training fiel zum Glück genau auf den Sauna-Termin. Meine Mutter fand es auch immer toll, wenn wir zusammen gleichzeitig die Menstruation hatten. Dies erzählte sie auch immer gerne Freundinnen, wie eng wir doch verbunden seien. Mir war das ziemlich peinlich. Als ich dann im Schüleraustausch war in den USA, hakte sie immer wieder mal nach, wenn sie ihre Tage hatte, ob ich meine denn auch hätte. Aber da hatte die Magersucht schon angefangen.«

Der einmischend-kontrollierende Beziehungsstil, der insbesondere Müttern von anorektischen Patientinnen zugeschrieben wird, kann natürlich auch durch die Väter ausgeübt werden. Ebenso kann beobachtendes oder Grenzen überschreitendes Verhalten eher von der väterlichen als von der mütterlichen Seite aus stattfinden.

> »Mein Vater ist nicht nur lang und gut durchtrainiert, er ist meines Erachtens dünn, untergewichtig. Er hat auch manchmal Hungerphasen. Vor allem vermeidet er Fett. In den meisten Nahrungsmitteln seien versteckte

Fette – behauptet er. Deswegen isst er weder Butter noch Öl noch sonst irgendetwas. Wenn meine Mutter Salat mit Öl auf den Tisch stellte oder meine Brüder oder ich die Brote mit Butter bestrichen, kommentierte er dies immer abwertend. Wir seien »Fettfresser«. Wir würden schon noch sehen, was wir davon haben. Als ich mal eine Phase hatte, wo ich zum Sport keine Lust hatte, fürchtete er, ich könnte dick werden, anscheinend so wie seine Mutter. Seine Eltern sind beide übergewichtig. Er lief immer auch gerne nackt durch die Wohnung, meine Mutter übrigens auch. Das war mir immer ziemlich peinlich. Sie beide fanden das natürlich. Sie wären auch gerne zum FKK-Strand im Urlaub gegangen. Ich wollte das aber nicht. Dann hat mein Vater auch immer einfach Dinge getan, ohne uns andere zu fragen. Als ich einmal nach Hause kam, hatte er das Zimmer von meinem Bruder aus- und die ganzen Sachen in mein Zimmer eingeräumt. Er meinte, es wäre besser, wenn ich das Zimmer bekäme, das zur Südseite läge. Ich sei so blass und könnte Sonne vertragen. Mein Bruder hätte die empfindlichere Haut. Von daher wäre das Nordwest-Zimmer nicht schlecht für ihn. Weniger Sonne. Vorher hatte er nie mit uns darüber gesprochen. Als mein Bruder und ich protestierten, ignorierte er das Ganze. So kam ich dann zu einem Südzimmer, ohne es zu wollen. ... Auch bei den Hausaufgaben war er immer gern dabei. Er interessierte sich besonders für Naturwissenschaften. Hier hatte er offensichtlich Nachholbedarf, weil er das in der Schule nicht so ausreichend gemacht hatte, wie er es nach seiner jetzigen Meinung eigentlich hätte machen sollen. Von daher fragte er immer, was wir in Bio oder Chemie gerade hatten, wollte unbedingt die Aufgaben mit mir lösen. Irgendwie hatte ich den Eindruck, er war immer etwas zu dicht an mir dran. Zu meinem Bruder war, jedenfalls nach meinem Eindruck, immer mehr Abstand.«

Die Unterminierung bzw. das Hemmen der Eigenständigkeit kann früh beginnen. Es scheint in einer Reihe von Familien eher ein typischer, zeitübergreifender Stil zu sein. Er kann sich auch auf das Essen sowie das Hunger- bzw. Sättigungsgefühl beziehen, wie in dem o. g. zweiten Beispiel. Dieses wird dann als von außen kontrolliert bzw. definiert und nicht als lustvoll und selbstbestimmt erlebt.

Auch forcierte Selbstständigkeitsanforderungen können zu einem brüchigen Autonomiegefühl beitragen. Dann passen sich die späteren Patientinnen den Erwartungen der Eltern an. Sie funktionieren selbstständig in Haushalt, Kindergarten oder Schule. Auch hier können spontane eigenständige Impulse als fremd und bedrohlich erlebt werden.

»Meine Eltern gingen beide in ihrem Geschäft auf, einem Haushaltswarenladen, gehobener Standard natürlich, für die Wohlhabenden der Republik in unserer Stadt, die Leute mit den Edelküchen. Sie wissen sicher, was ich meine. Sie fuhren deswegen auch gerne mal zum Essen oder gingen in teure Hotels, um zu sehen, was dort so auf dem Tisch stand. Von daher habe ich viel Zeit allein verbracht, auch mit meiner Schwester, die ist drei Jahre jünger. Ich hab dann die Hausaufgaben gemacht, meine Schwester oft vom Kindergarten abgeholt, auch mal die Wohnung durchgesaugt. Wir hatten zwar alles. Aber es drehte sich doch vieles um das Geschäft. Dort gab es immer mal wieder Schwierigkeiten oder finanzielle Krisen. Das merkte man natürlich an der Stimmung. Ich wollte meine Eltern deswegen aber nicht belasten.«

Das Zurücknehmen eigener Impulse, Wünsche und Gefühle und die massive Unsicherheit, wenn diese spürbar werden, kann auch durch massive Parentifizierungen bedingt sein:

»Meine Eltern haben mehrfach versucht, sich zu trennen. Ich glaube, mein Vater ist drei oder vier Mal ausgezogen, zu seiner Freundin, mit der er schlussendlich dann nach sechs Jahren Hin und Her doch dauerhaft zusammenzog. Sie sind jetzt immer noch zusammen. Ich blieb bei meiner Mutter. Die hatte vor allen Dingen finanzielle Sorgen, weil mein Vater Schwierigkeiten mit dem Unterhalt machte. Sie war damals in einer Umschulung. Das Geld war knapp, wir mussten richtig sparen. Mein Vater hatte eigentlich genug Geld. Aber er gab meiner Mutter nichts, folglich auch mir nichts. Das nehme ich ihm eigentlich bis heute übel. Ich habe mich sehr bemüht, meiner Mutter keine weiteren Scherereien zu machen. Ich glaube, das war auch so. Sie hat immer gesagt, ich sei »pflegeleicht« gewesen. In der Schule war ich eigentlich auch immer gut. Die üblichen Schwierigkeiten, die andere machten, Alkohol, Kiffen, nachts nicht nach Hause kommen, all das habe ich meiner Mutter wohlweislich erspart. Auch heute noch merke ich genau, wenn es ihr nicht gut geht. Dann bemühe ich mich um gute Stimmung, koche auch mal etwas. Zum Glück hat sie jetzt einen Freund. Der kümmert sich auch um sie. Wie es mir wirklich geht, zeige ich eigentlich nie. Ich weiß es oft, ehrlich gesagt, auch gar nicht. Andere sind nicht an mich heran gekommen und ich an mich eigentlich auch nicht. Ich habe andere auf Abstand gehalten, auch meine Mutter, und ich mich auch. Bis ich mit meiner Magersucht zusammengebrochen bin,

> auch körperlich nicht mehr konnte, habe ich einfach nur durchgehalten. Dass ich völlig überlastet war und immer noch eine Neigung dazu habe, mir auch eher zu viele Sorgen um meine Eltern mache, oder um andere, zu wenige um mich, dämmert mir jetzt erst in der Therapie allmählich. Früher hätte ich gesagt, ich hatte eine prima Kindheit, trotz der ganzen Schwierigkeiten.«

Der Bindungsstil von Anorektikerinnen ist eher distanziert bzw. abweisend, wenn es um emotionale Intimität, das Sich-Öffnen und den Austausch geht, wie es die zuletzt zitierte Patientin beschrieb. Sie neigen sehr stark dazu, sich um andere zu kümmern und sich an andere Personen anzupassen, bleiben dabei aber auf Distanz und lassen andere emotional möglichst nicht zu nahe kommen. Dabei neigen sie auch zu einer Idealisierung ihrer Eltern bzw. ihrer Kindheit. Offenkundige Parentifizierungen werden oft, wie im obigen Beispiel, nicht als solche bemerkt.

Die Autonomieentwicklung kann aber auch durch traumatisierende Erfahrungen bedroht sein. Traumatisierungen kommen bei anorektischen Patientinnen insgesamt seltener vor als bei Bulimikerinnen, Patientinnen und Patienten mit Binge-Eating-Störung oder mit Adipositas (Reich et al., 2013). Treten Traumatisierungen auf, können sie das Autonomiegefühl massiv bedrohen und damit auch die anorektische Entwicklung beeinflussen, weil die Patientinnen durch Gewalt oder sexuelle Übergriffigkeit ihre Grenze bedroht und sich selbst als machtlos empfinden.

> »Es war immer wieder schrecklich, wenn mein Vater betrunken war. Nach außen war er der wohlsituierte, oft sehr milde Amtsrichter. In der Familie rastete er häufig aus, vor allen Dingen unter Alkohol. Meine Mutter, meine Schwester und ich bekamen immer wieder Angst. Meine Mutter passte sich dem auch jahrelang an. Sie sagte einfach nichts, wollte den sogenannten Frieden nicht gefährden. Ich selbst hatte immer gehofft, dass meine Mutter sich wehrt. Als ich mich meinem Vater einmal entgegenstellte, hat er mich auch verprügelt. Dieses ständige Gefühl der Bedrohung bin ich eigentlich bis heute nicht richtig losgeworden. Wenn andere Personen aggressiver sind oder mir so erscheinen, bekomme ich sofort Angst. Fast automatisch stelle ich das Essen ein. Als ich dann magersüchtig wurde, trennte sich meine Mutter endlich. Wir zogen aus. Die Magersucht wurde dadurch natürlich noch nicht besser. Aber sie trug dazu bei, dass endlich Konsequenzen gezogen wurden.«

4.3 Ritualisierte Emotionalität

Der Interaktionsstil in Familien anorektischer Patientinnen ist oft kontrolliert, gedämpft bis depressiv. Entsprechend ist der emotionale Austausch zwischen der Patientin und ihren Beziehungspersonen oft eingeschränkt, manchmal sogar ritualisiert. Dies betrifft das Essen, oft aber auch andere Bereiche des emotionalen Erlebens. Die Eltern stehen oft unter dem Druck, es »richtig« zu machen. In Familien anorektischer Patientinnen finden sich gehäuft zwanghafte und soziophobische Züge (Lilenfeld et al., 1998). Gefühlsäußerungen werden häufig nicht in ausreichendem Maße validiert, insbesondere wenn es sich um heftige emotionale und hierbei sogar aggressive Äußerungen handelt. Der rational-affektisolierte Stil setzt sich häufig auch in der Behandlung der Patientinnen lange Zeit fort. Aufgrund der starken Neutralisierung von Affekten, die über Jahre hin praktiziert wird, gewinnt man häufig den Eindruck, die Patientinnen selber hätten wenig Gefühle, wenig Zugang zu ihren Gefühlen, erlebten konkretistisch. Dies ist in der Regel ein Irrtum. Natürlich gibt es Anorektikerinnen mit alexithymen Zügen. Diese stellen vermutlich aber eine Minderheit dar. Anorektikerinnen haben in der Regel ein sehr reiches Gefühls- und Fantasieleben. Sie gewähren außenstehenden Personen aber lange Zeit keinen Zugang hierzu und haben teilweise den Zugang durch ihre Abwehr selbst verloren. Gefühlsäußerungen scheinen immer von einer unterschwelligen Angst begleitet zu sein. Die Angst der Anorektikerin ist, dass eine außenstehende Person nicht nur Zugang, sondern *Zugriff* zu ihrem inneren Erleben haben und sie hierdurch beherrschen könnte.

> »Bei uns war es eigentlich immer ruhig. Meine Eltern gingen ihrer Tätigkeit nach. Meine Brüder und ich machten unsere Aufgaben. Mein Vater ist sowieso eher sehr schweigsam. Nur manchmal an Wochenenden saßen wir dann zusammen, entweder sonntags später Vormittag, beim Frühstück, oder auch mal freitagabends. Dann diskutierten wir über Sachthemen, z. B. medizinische Fragen. Oder aber auch über Politik. Da wurde es schon heftiger im Ausdruck. Aber immer sachlich. Wie Debatten im Fernsehen. Das war sowieso einer der Aussprüche meines Vaters bei all diesen Gelegenheiten: ›Immer sachlich bleiben.‹ «

Die ritualisierte Emotionalität kann sich auch auf den Umgang mit dem Körper beziehen. Die liebevolle Besetzung des kindlichen Körpers durch die Beziehungspersonen, das muss nicht immer die Mutter sein, in anderen Kulturen sind es

z. B. Geschwister (vgl. Lamm, 2015), fehlt anscheinend in der Entwicklung der Anorexie in einer Reihe von Fällen, oder die Selbst-Objekt-Differenzierung ist hier nicht angemessen, so der eigene Körper nicht ausreichend von dem der Beziehungsperson abgegrenzt werden kann, wie es McDougall (1987) in dem Phänomen »Ein Körper für zwei« beschreibt.

4.4 Emotionalität, Körpererleben und Essverhalten

Das Erleben des eigenen Körpers durch das Kind ist immer vermittelt durch die Art, wie seine Beziehungspersonen mit dem Körper umgehen, ihn betrachten, ihn berühren. Dies wiederum ist vermittelt durch das eigene Körpergefühl der Beziehungspersonen. Der kindliche Körper ist immer auch ein Ort, auf den das elterliche Körpergefühl sowie deren Fantasien projiziert werden. Häufig werden die eigenen primitiven Gefühle und Fantasien, Wünsche und Ängste aus der Erfahrungswelt der Eltern mobilisiert. Aus der Bindungsforschung ist bekannt, dass Kinder, die als ängstlich gebunden bezeichnet werden, häufig Mütter haben, die eine Aversion gegen engen Körperkontakt haben (Ainsworth et al., 1978, zit. n. Lemma, 2010).

Dabei ist nicht so sehr die äußere Quantität der Berührung wichtig. Diese hat keine beobachtbaren Konsequenzen. Wesentlich ist vielmehr die Art, in der das Baby gehalten wird (liebevoll oder ablehnend). Main (1990, zit. n. Lemma, 2010) fand eine bedeutsame Beziehung zwischen Zurückweisungserfahrungen der Eltern durch die eigene Mutter während der Kindheit und in der Folge zu beobachtenden Aversionen gegenüber dem physischen Kontakt mit dem Baby.

»Eine der bedeutendsten Kommunikationen bezüglich des Körperselbst des Babys ist, ob die Mutter Lust empfindet und sich an der Körperlichkeit und Sinnlichkeit ihres Babys erfreut« (Lemma, 2010, S. 72).

Nun bilden die Interaktionen im Kontext des Stillens und Fütterns die ersten und elementarsten Bereiche, in denen Kommunikation und Körperkontakt überhaupt stattfinden. Weitgehend ungeklärt ist die Frage, wie weitgehend und auf welche Weise spezifische Störungen in der frühen Kindheit mit späteren Essproblemen, Essstörungen und gestörtem Körperbezug zusammenhängen. Es gibt offensichtlich diese Zusammenhänge ebenso wie die Tradierung von gestörtem Essverhalten und gestörtem Körperbezug über die Generationen. Aufgrund der Komplexität der hier eine Rolle spielenden Entwicklungsfaktoren sind die Zusammenhänge statistisch nicht sehr stark, auch wenn dies im Einzelfall und in der subjektiven Dynamik sicher der Fall sein kann. Insgesamt sind spätere Esstörungen in prospektiven Studien nachweisbar durch frühkindliche Essstörungen, familiäre Auseinandersetzungen um das Essen sowie die familiäre Betonung von Aussehen und Diät und exzessiven Versuchen der Gewichtskontrolle (z. B. Sport, Erbrechen). Essstörungen treten häufiger in Aussehens-fokussierten Familien auf (»appearance focused families«, Kluck, 2010). Manifeste Essstörungen sind in Familien von Anorektikerinnen häufiger zu finden als in Familien psychiatrisch unauffälliger Personen.

Schauen wir uns einige dieser Bereiche näher an.

Frühkindliche und spätere Essstörungen

Kotler et al. (2001) zeigten in einer prospektiven Studie, dass Kinder, die in den ersten zehn Lebensjahren eine Essstörung aufwiesen, nach einem 17-jährigen Intervall ein hohes Risiko hatten, immer noch an einer Essstörung zu leiden. Marchi und Cohen (1990) wiesen ebenfalls prospektiv nach, dass frühkindliche Essstörungen und familiäre Auseinandersetzungen um das Essen für die Entwicklung von Bulimie und Anorexie in der Adoleszenz prädiktiv waren.

Der Einfluss aktueller oder früherer mütterlicher Essstörungen

Direkte Beobachtungen aktuell bzw. ehemals essgestörter (anorektischer und bulimischer) Mütter zeigten ein abweichendes Verhalten der Mütter bei der Fütterung der Babys. Mütter, die vormals essgestört waren, fütterten ihre Babys eher nach Plan (Evans und Le Grange, 1995). Mütter der Vergleichsgruppe richteten sich stärker nach den Bedürfnissen der Kinder. Kinder essgestörter Mütter hatten tendenziell ein stärkeres Essbedürfnis als andere. Die Mütter waren in diesem Fall besorgter über Gewicht und Essverhalten der Kinder. Im fünften Lebensjahr zeigten diese Kinder mehr negative Affekte als diejenigen aus der Gruppe der nicht-essgestörten Mütter (Agras et al., 1999).

In einer vergleichenden Beobachtungsstudie hatten Stein et al. (1994) die essgestörten Mütter beim Füttern als intrusiver eingeschätzt als die nicht-essgestörten. Insgesamt korreliert eine Essensverweigerung bei Kleinkindern mit gestörten Einstellungen der Beziehungspersonen zum Essen. Säuglinge von anorektischen Müttern weisen im Alter von null bis sechs Monaten vermehrt Fütterstörungen auf. Babys von bulimischen Patientinnen erreichen schneller ein höheres Gewicht (Micali et al., 2009).

Blisset und Haycraft (2011) konnten zeigen, dass Eltern mit Essstörungssymptomen generell einen größeren Druck auf das Essverhalten von Kleinkindern ausübten. Die Mütter waren hier restriktiver, schränkten das Essen ein und gaben gleichzeitig mehr Anreize zum Essen. Zudem konnten Field et al. (2008) in einer prospektiven Feldstudie zeigen, dass die Wahrscheinlichkeit von Purging-Verhalten (also z. B. Erbrechen, Missbrauch von Abführmitteln) bei Mädchen unter 14 Jahren von Müttern mit Essstörungen eine dreimal höhere Auftretungswahrscheinlichkeit hatte als bei Mädchen von Müttern ohne Essstörungen. Watkins et al. (2012) zeigten, dass bei Kindern mit früh beginnenden Essstörungen (selektives Essen, Nahrungsverweigerungsstörung, Anorexia nervosa) Essstörungen bei den Müttern signifikant höher vorkamen als bei anderen.

Zudem findet sich bei Kindern mit Fütterstörungen häufiger eine Desorganisation bei den Mahlzeiten mit starker mütterlicher Kontrolle und eine Disharmonie beim Essen als bei Kindern ohne Fütterstörungen (Cooper et al., 2004).

»Aussehens-fokussierte Familien«: Orientierung auf Aussehen, Gewicht und Essverhalten

In Familien Essgestörter werden Essverhalten, Aussehen, Figur und Gewicht häufig negativer kommentiert als in Familien Nicht-Essgestörter. Die Wahrnehmung des Gewichtes der Töchter durch die Mütter ist z. B. prospektiv für späteres Diätverhalten (Kroke et al., 2006). Mütter Essgestörter meinen im stärkeren Maße, dass ihre Töchter unabhängig von deren realem Gewicht abnehmen sollten als Mütter von nicht-essgestörten Mädchen. Elterlicher Schlankheitsdruck, gezügeltes Essverhalten, kritische und abwertende Kommentare finden sich häufiger bei Essgestörten, auch eine stärkere Unzufriedenheit sowie eine stärke Orientierung auf das soziale Ansehen und auf Leistungen als in Familien Nicht-Essgestörter.

Die protektive Wirkung von Familienmahlzeiten

Demgegenüber scheinen regelmäßige Familienmahlzeiten eher eine protektive Funktion gegenüber Essstörungen zu haben, wenn sie nicht zu sehr ritualisiert oder immer wieder mit Konflikten verbunden sind. Regelmäßige Familienmahlzeiten sollten dann verbunden sein mit einer höheren Familienkohäsion sowie problem- und emotionsfokussierten Bewältigungsformen von Schwierigkeiten

(Franko et al., 2008), also gerade dem, was wir bei Familien essgestörter Patientinnen nicht finden. Hier überwiegen negative Stimmungen, Kontrolle und übermäßige Ritualisierung oft Lebhaftigkeit, Zärtlichkeit und Freude. Dieser Zusammenhang soll an einem Beispiel illustriert werden.

Luisa: Ständige kritische Beobachtung

Die 14-jährige Luisa kam nach zwei gescheiterten stationären Aufenthalten in unsere familientherapeutische Behandlung. Während eines Gespräches mit den Eltern ging es um die Zeit vor und während der Schwangerschaft sowie nach der Geburt der Indexpatientin. Die Mutter litt unter einer schubhaft verlaufenden systemischen Erkrankung, die immer wieder starke Schmerzen bereitete. Trotzdem hatte sie ihre schulischen und beruflichen Anforderungen gut bewältigt. Ihre Tätigkeit gab ihr ein starkes Autonomiegefühl, auch gegenüber der Erkrankung. Vor einer Schwangerschaft war sie gewarnt worden. Als sie mit Ende 20 dennoch schwanger wurde, entschieden ihr Mann und sie sich dafür, das Kind auszutragen. Von der Umgebung, insbesondere aus der Familie, gab es immer wieder Warnungen.

Frau S.: »Das war sehr schlimm. Ich hatte immer ein schlechtes Gewissen. ›Du wirst schon sehen, was Du davon hast‹, hieß es, ›wenn das bloß gut geht‹. ›Fordere das Schicksal nicht heraus‹ usw. Ermutigung und Unterstützung kam eigentlich nur von meinem Mann, der sehr zuversichtlich war, dass doch alles gut geht. Wegen vorzeitiger Wehen musste ich mich sehr stark schonen. Schließlich gingen wir einen Monat vor dem eigentlichen Geburtstermin dann doch ins Krankenhaus, weil wir Angst hatten. Mit mir wurde gar nicht lange gesprochen. Die Geburt wurde eingeleitet. Luisa kam dann auf die Frühgeborenen-Station. Obwohl sie eigentlich gar nicht so leichtgewichtig war. Ich hatte ein ganz schlechtes Gefühl. Mir wurden Geburt und mein Kind weggenommen.«

Therapeutin: »Dann im Hinterkopf noch die abwertenden, warnenden Kommentare.«

Frau S.: »Ja, das ließ dann auch nicht nach. Es war sehr rechthaberisch, was da kam. Nach dem Motto: ›Siehst Du, wir haben's Dir ja gesagt. Du wolltest ja nicht hören.‹ Das blieb so, auch als ich Luisa dann bald wiederbekam und es mit dem Stillen auch funktionierte. Sie war natürlich untergewichtig. Entwickelte sich etwas langsamer vielleicht als andere Babys. Aber es war eine ständige Kontrolle da. Ich hatte ständig das Gefühl, mich nach außen rechtfertigen zu müssen. Luisas Entwicklung wurde ganz genau beobachtet, von meiner Mutter, von meiner Schwiegermutter, von meiner Schwester, von der Schwester meines Mannes, zum Teil auch vom Freundes- und Bekanntenkreis. Ich konnte diese Kommentare allmählich nicht mehr hören. Ich sagte aber nichts dazu, weil ich Streit vermeiden wollte. Mein Mann hat manchmal etwas gesagt. Ich hab ihn dann sozusagen zurückgepfiffen.«

Therapeutin: »Und den kritischen Chor haben Sie die ganze Zeit im Hinterkopf gehabt, sodass Sie gar nicht unbefangen mit Luisa umgehen konnten?«

Frau S.: »Unbefangen war ich eigentlich nie. Ich hatte immer Angst, dass etwas schief läuft. Luisa ist eher ein zurückgezogener Typ gewesen. Bis heute eigentlich. Ich hatte immer Angst, das käme durch die Schwangerschaft oder die Frühgeburt. Ich hätte das Ganze doch nicht machen sollen.«

Therapeutin: »Also immer wieder grundlegende Zweifel an sich selbst, aber auch an Ihrer Tochter.«

Frau S.: »Ja, genau so. Wenn Luisa etwas stiller war und sich im Kindergarten eher alleine beschäftigte, hatte ich Angst, sie entwickelt sich nicht normal. Wenn sie mal von anderen Kindern weniger zu Geburtstagen eingeladen wurde oder versetzt wurde bei Verabredungen, dachte ich auch, das ist nicht normal. Als ihre Pubertät dann vergleichsweise früh begann und sie sich ziemlich schnell entwickelte, dachte ich auch, das ist nicht normal und bekam Angst. Und jetzt mit der Magersuchtentwicklung hatte ich zuerst das Gefühl: ›Das ist die Quittung!‹«

Therapeutin: »Ja, die Quittung, sozusagen die Strafe dafür, dass Sie sich anders verhalten haben als Mutter, Schwiegermutter, Schwestern und wer sonst noch alles es von Ihnen wollten. Sie haben eine eigenständige Entscheidung getroffen. Das wurde als Rebellion angesehen. Das durfte nicht sein. Jetzt sind Sie seit 14 Jahren unter dem Druck, sich rechtfertigen zu müssen. Die Entwicklung von Luisa wird genau beobachtet, als ob Sie es in der Hand hätten, wie sich Ihre Tochter entwickelt, als ob Sie immer noch für jeden kleinen Schritt verantwortlich seien.«

Frau S.: »Ja, und genau da möchte ich mich rausziehen. Ich kann nicht alles lenken, steuern und kontrollieren. Man kann nicht immer alles richtig machen. Niemand weiß eigentlich genau, was ›richtig‹ nun wirklich sein soll. Ich versuche, mich jetzt stärker auf mein Gefühl zu verlassen. Luisa ist ja auf dem Wege der Besserung.«

Therapeutin: »Ja, sich mehr auf das Gefühl verlassen. Ihr Mann unterstützt Sie dabei?«

Herr S.: »Na ja, ich habe da wohl das dickere Fell. Mich kratzt das nicht so an, wenn Kommentare kommen. Liegt wahrscheinlich auch daran, dass ich nicht die Mutter bin und Mütter eher im Kreuzfeuer stehen. Als Mann ist man da ja eher fein raus. Frauen kriegen gerade von Frauen eher die Attacken ab. Das ist zumindest meine Beobachtung. Ich habe immer gedacht, es ist schon ganz okay so und es wird schon gut weitergehen. Nun stimmt es zwar nicht, wie man bei der Magersucht sieht. Aber insgesamt sind wir doch auf einem besseren Wege als noch vor einem oder zwei Jahren, als es mit der Magersucht losging.«

4.5 Die Rolle der Väter

Mit der Verlagerung des Fokus vom ödipalen Drama hin zu Fragen der früheren Individuation und Separation in der kindlichen Entwicklung wurde in psychoanalytischen Konzepten die frühe Mutter-Kind-Dyade sehr betont oder das ödipale Geschehen in das erste Lebensjahr hinein verlagert. Mit Begriffen wie der »frühen Triangulierung« (Abelin, 1971) und der empirischen Erforschung früher kindlicher Interaktionen wurde der Vater wieder bedeutsam und als notwendig für eine gelingende Individuation des Kindes angesehen (z. B. v. Klitzing, 2002; Kernberg, 1999).

Für die Entwicklung der Magersucht wurden Väter auch zunächst als wenig bedeutsam erachtet bzw. ihre geringe Bedeutung in der Familie betont. Bruch (1980) beschrieb ein Bild des Vaters, der gesellschaftlich-sozial zwar erfolgreich, in der Familie allerdings wenig anerkannt ist. Sie prägte den Begriff »second best« für die »Randfigur« Vater.

Im Zusammenhang mit dem Begriff der »Magersuchtsfamilie« wurden Merkmale von Vätern untersucht. Demnach bestehe bei Vätern von anorektischen Mädchen im Vergleich zu einer gesunden Kontrollgruppe eine Häufung von chronisch erkrankten und früh verstorbenen Vätern. Auch auf die Position in der Familie wird eingegangen: »Die Grundthematik der Patientinnen, das Essen als Konflikt, findet sich offenbar in einer Häufung von Magen- und Lebererkrankungen der Väter wieder. Die orale Problematik der Väter wird außerdem unterstrichen durch einen relativ hohen Prozentsatz von Trinkern. Trotz auffälligen sozialen Versagens nehmen sie in der Familie eine Sonderstellung, etwa im Sinne eines »Paschas« ein. Die Privilegien des Vaters werden vor allem von der

Großmutter, wenn diese noch in der Familie lebt, unterstützt« (Sperling u. Massing, 1972).

Selvini Palazzoli (1984) beschreibt als häufig anzutreffende Struktur in den Familien magersüchtiger Töchter: »[…] der Vater ist emotional nicht vorhanden – er wird im Allgemeinen von seiner Frau überschattet und heimlich oder offen von ihr herabgesetzt. Immer, wenn er sich zu behaupten versucht, sucht sich die Mutter die Unterstützung der Kinder, indem sie das unschuldige Opfer spielt« (a. a. O., S. 55).

Mit ihrem Konzept der »Ehe zu dritt« beschreibt sie später (Selvini u. Viario, 1988) eine Familienkonstellation, in der die Jugendliche inadäquat in elterliche Konflikte hineingezogen wird.

Im Zuge dieser und weiterer Untersuchungen, die den Vater als wesentlich für die Entwicklung weiblicher Identität und eines selbstständigen Körperbildes bei Frauen ansehen, gelangten die Väter und verschiedene »Vatertypen« in das Blickfeld, das über das Bild des abwesenden oder schwachen Vaters hinausgeht, z. B. der »verführerische« oder auch der »brutale Vater« (vgl. Bonenberger u. Klosinski, 1988; Buchholz u. Dümpelmann, 2013; Engel, 1991; Mester, 1981; Willenberg, 1986). Gale et al. (2013) identifizieren in einer Analyse verschiedener Studien zur Vater-Beziehung bei Anorexie und Bulimie »Schlüssel-Themen« der Beziehung Vater-Kind, vor allem Vater- Tochter: Konflikt und Kommunikation, elterlicher Schutz und psychologische Kontrolle, emotionale Regulierung und Selbstwert sowie Selbst-Perfektionismus. All diese Faktoren in der Vater-Tochter-Beziehung beeinflussen die selbstbestimmte Autonomie der Tochter, die wiederum maladaptive Einstellungen und Essen und Psychopathologie bedingen kann.

Boothe et al. (1993) sehen die Magersucht als

> »pathologischen Konfliktlösungsversuch innerhalb einer pubertären/adoleszenten Trennungs- und Ablösungskrise, bei der es darum geht, durch Vermeidung genitaler Sexualität […] die Rolle des ›ewigen Mädchens‹ und die konkrete Bindung an die Primärbeziehung mit pendelnden Beziehungen zwischen Vater und Mutter aufrechtzuerhalten. […] die narzisstische Befriedigung in der Phantasie, sowohl für den Vater als auch andererseits für die Mutter *absolut wichtigstes Objekt* zu sein« (S. 88f.).

In dieser Konstellation verbleibt die Anorektikerin in der kindlichen Dreiecksbeziehung und damit im Familienverband.

In einer quantitativen Untersuchung anhand des Fragebogens »Subjektives Familienbild« (SFB, Mattejat u. Scholz, 1994), in dem die Dimensionen Autonomie und Verbundenheit erhoben werden, zeigten anorektische Töchter eine hohe familiäre Verbundenheit, dabei war die emotionale Nähe zur Mutter noch ausgeprägter als zum Vater. Im Bereich der Autonomie erlebten die anorektischen Töchter ihre Väter ausgeprägter sicherer, entschiedener und selbstständiger als die Mütter und sich selbst. Eine klare Zuordnung zu den im klinischen Alltag häufig erlebten Konstellationen konnten wir mit diesem Design nicht finden, allerdings bestätigen auch diese Ergebnisse, dass Väter und Mütter unterschiedlich erlebt werden und damit differenzierte Beziehungen in den Familien eine Rolle spielen (von Boetticher, Strack, Reich, 2014).

4.6 Ödipale Konstellationen bei der Anorexie

Nach unserer Auffassung muss bei allen Entwicklungen der Mehrpersonen-Kontext berücksichtigt werden. Auch der »abwesende« Vater ist in der inneren Welt des Kindes oder der Jugendlichen »anwesend«, und sei es im extremen Fall als Phantasma in einem »Familienroman«. Auch sehen wir die ödipale Konstellation als ein »existenzielles Nadelöhr« an, durch das jede Person hindurch muss. Niemand kommt umhin, sich in irgendeiner Weise zu Mutter und Vater zu »positionieren«, sich zu identifizieren oder Gegenidentifizierungen zu entwickeln. Diese Prozesse sind mehrschichtig, zum Teil bewusst, zum großen Teil unbewusst, in der Regel ambivalent, nicht selten gegenläufig.

Klinische Beobachtungen an inzwischen mehreren hundert anorektischen Patientinnen und ihren Familien ließen uns immer wieder die folgenden Konstellationen sehen. Sicherlich gibt es noch mehr.

Der bekämpfte Vater und die umworbene Mutter

In dieser Konstellation erscheint die Mutter als aufopfernd, unterwürfig, leidend, schwach, dabei bzw. dadurch Schuldgefühle bei der Patientin induzierend. Zwischen Mutter und Patientin bestehen Probleme mit der emotionalen Resonanz und Grenzprobleme. Die Mutter ist aufgrund ihrer eigenen Entwicklungsgeschichte wenig in der Lage, auf die emotionalen Bedürfnisse der Patientin, insbesondere auf aggressiv-abgrenzende oder expansiv-explorative Impulse einzugehen und diese einigermaßen adäquat zu fördern. Auf anaklitische Bedürfnisse reagiert die Mutter in einer Weise, die die Tochter nahe bei ihr bleiben lässt, quasi als Selbstobjekt zur Dämpfung eigener Gefühle von Einsamkeit und entsprechender Angst. Die Grenzenstörung zeigt sich in unangemessen kontrollierendem Eindringen in die Sphäre der Tochter, z. B. heimlichem Lesen von Tagebüchern oder des Facebook-Accounts. Der Vater erscheint demgegenüber als dominant, zwanghaft, kontrollierend, hierdurch Angst induzierend. Auch hier gibt es Probleme bezüglich der emotionalen Resonanz. Der Vater ist wenig in der Lage, auf emotionale Schwingungen jedweder Art, seien sie anaklitisch, libidinös oder agressiv-expansiv, einzugehen. Probleme und Konflikte werden »sachlich« gesehen und »gelöst«. Dementsprechend gibt es hier Grenzprobleme. Autonome Schritte der Patientin können zu »Fehlern« führen und werden daher nicht gern gesehen. Auf einer oberflächlichen Ebene erscheint es zunächst so, als ob sich die Patientin mit der schwachen Mutter verbündet, mit dieser sympathisiert, diese sogar umwirbt, den Vater ablehnt, sein dominant-kontrollierendes Verhalten offen oder verdeckt bekämpft. Lernt man die Konstellation näher kennen, so wird auch eine Ablehnung des »Opfer-Verhaltens« der Mutter deutlich. Die Patientin vermeidet Rivalität mit dieser, weil sie »schwach ist« und Unterstützung benötigt. Auf einer tieferen Ebene ist sie durchaus mit dem kontrollierenden dominanten Vater (dem Aggressor) identifiziert, den sie »eigentlich« ablehnt. Es kommt zu einer umgekehrten und negativen Lösung des ödipalen Konfliktes. Die Patientin wirbt um die Mutter, ist zugleich enttäuscht von deren »Schwäche«, die dazu führt, dass sie dem dominanten Vater immer wieder »nachgibt«, sich »unterwirft«. »Zum Schluss gewinnt doch immer mein Vater.« Die Patientin möchte nicht so werden wie die Mutter, kann mit ihrem sich entwickelnden weiblichen Körper »nichts anfangen«. Partnerschaften oder gar sexuelle Beziehungen meidet sie. Sie entwickelt ein Ideal von Selbstkontrolle, Abgrenzung, Autarkie und Asexualität. Real wird sie von den Eltern weiterhin kontrolliert und dominiert, befindet sich in deren Abhängigkeit. Gegenüber anderen, außen stehenden Personen kann sie dabei durchaus dominant und kontrollierend auftreten, wobei sie sich eher als »Opfer« erlebt.

> Eine Biologie-Studentin im dritten Semester hat große Schwierigkeiten, Kontakt zu Kommilitoninnen zu bekommen. Sie fühlt sich oft einsam, verbringt daher die Wochenenden zumeist bei ihren Eltern. Der ältere Bruder arbeitet für seine Firma oft in China, ist selten anwesend. Sie hat von ihrer Mutter den Eindruck, diese habe dem Vater zuliebe alle ihre eigenen Aktivitäten wie das Singen in einem Chor, Bridge-Spielen, Mitarbeit in der Kirchengemeinde aufgegeben. Vor der »Familienphase« sei sie sehr aktiv gewesen. Nun beklagt sie sich häufig über Langeweile, ihre Halbtagsstelle als Arzthelferin füllt sie nicht aus, sie hätte gern mehr Kontakte, schaffe das aber nicht. »Wegen Vati. Ihn stört das. Einer muss ihn ja auch versorgen.«

Mehrmals täglich werden zwischen Mutter und Patientin Nachrichten über Whatsapp ausgetauscht oder direkt gesprochen. Der Vater wird als dominanter, in seiner Stellung als »Controller« in seinem Unternehmen als eher unbeliebter, rechthaberischer, nach Feierabend zunächst das ganze Haus auf »Unregelmäßigkeiten« hin kontrollierender, den Garten stets »auf Vordermann« haltender, oft auch nörgelnder, die Studienwahl seiner Tochter kritisierender (»Biologie, damit kann man doch nichts verdienen«), den Unterhalt für sie nur murrend zahlender, sonst eher passiver und damit »die Familie lahm legender« Pascha beschrieben. Vergebens versucht die Patientin die Mutter dazu zu bewegen, »selbst aktiv« zu werden. Sie ordnet sich zu Hause auch in der Regel dem Vater unter. »Sonst gibt es noch Ärger zwischen den beiden.« Im Studium, so stellt sich mit der Zeit heraus, ist sie oft die ordentlichste in ihren Arbeitsgruppen, kritisiert häufig andere, die »trödeln« und nimmt gern »das Zepter in die Hand«, was sie nicht zur »Sympathieträgerin« macht. Sie isst seit ihrem Weggang aus dem Elternhaus äußerst kontrolliert, treibt sehr viel Sport, »um Spannung abzubauen«, und hat kaum Zugang zu ihren körperlichen Empfindungen. Ein Gefühl der Selbstwirksamkeit gewinnt sie über das restriktive Essen und den exzessiven Sport.

Der enttäuschende Vater und die abgelehnte Mutter

In dieser Konstellation wirkt die Mutter als »stark«, kontrollierend, ja »kastrierend«. Sie hat das Sagen in der Familie. In entscheidenden Fragen setzt sie sich durch. Zum Teil tut sie dies auch durch die Betonung des eigenen Opfertums und damit durch Induktion von Schuldgefühlen. Auch hier finden sich oft Grenzüberschreitungen in den Bereich der Patientin, Einmischungen in deren Lebensgestaltung, z. B. die Wahl der Freundinnen und Freunde, Freizeitbeschäftigungen oder den schulischen Einsatz. Die emotionale Resonanz in Hinblick auf Wünsche nach Anlehnung und Bestätigung wie auf Wünsche nach Selbstbehauptung, Expansion oder Exploration ist gestört. Der Vater erscheint demgegenüber als weich, »schwach«, unterwürfig, nachgiebig, Harmonie suchend, durch Hingabe für die Familie und Duldsamkeit gegenüber den Launen und Problemen der Mutter als aufopferungsvoll. Er erscheint durchaus als emotional zugewandt, ein »Schmusepapa«, insgesamt aber auch Schuldgefühle induzierend. Er ist so gut, dass man seiner Güte eigentlich nie gerecht werden kann, hierdurch wiederum bindend und einengend. Die Patientin passt sich der Mutter oberflächlich an, wirkt brav und folgsam, ist aber durch die kontrollierende Dominanz der Mutter häufig »genervt«, ohne dies direkt zum Ausdruck zu bringen, lehnt die Mutter ab. Sie möchte sich nicht mit dieser identifizieren, tut es eventuell dennoch durch eigenes launisches und willkürliches Verhalten, das sie offen ablehnen muss. Zum Vater besteht ein vordergründig guter, idealisierender, oft auch offen erotisierter Kontakt. Unterschwellig oder auch unbewusst ist die Patientin enttäuscht von seiner »Schwäche« und Nachgiebigkeit. Er ist verführerisch, aber gleichzeitig »kastriert«. Zum Teil ist sie mit seinen harmonisierenden Seiten identifiziert, erträgt wie er kaum Konfliktspannungen. Offene Identifizierungen mit der Mutter werden ebenso vermieden wie offenes Rivalisieren mit dieser. In der Adoleszenz kommt es eventuell zur Distanzierung vom Vater, weil die erotisierte Nähe gefürchtet wird. So ist es insgesamt sicherer, »geschlechtslos« zu bleiben, kein anderes Modell als die Mutter und der Vater es bieten, für sich zu entwickeln. Dies könnte das prekäre familiäre Gleichgewicht stören.

> »Mein Vater ist superlieb. Er tut alles für uns. Er hat immer gute Laune. Als Lehrer in einer Inklusionsklasse hat er einen anstrengenden Job. Trotzdem geht er ganz toll mit Schülern um. Er ist superbeliebt, auch bei unseren Nachbarn. Er hilft immer, wo er kann. Als Mama lange Zeit immer wieder auf eine Baustelle fahren musste und völlig entnervt war, meine Mutter ist Architektin, hat er auch für uns gekocht, den gesamten Haushalt geschmissen. Ihn kann echt nichts aus der Ruhe bringen. Das finde ich toll. Er hört auch zu. Manchmal kuscheln wir auch, so beim Fernsehen. Bei ihm konnte ich immer alle Sorgen lassen. …
>
> Mama ist eher ungeduldig, schnell genervt. Sie sitzt oft noch in ihrem Arbeitszimmer, macht Pläne und Berechnungen. Sie hat echt viel zu tun. Das wissen wir auch, deswegen haben wir immer versucht, sie nicht zu stören. Sie kann auch mal aus der Haut fahren, wenn etwas nicht so läuft, oder sie bekommt Heulanfälle. Papa renkt das wieder ein. Ich selber mag auch keine Spannungen. Als ich nach meinem Italienaustausch zugenommen hatte, sagte Mama: »Du siehst ja proper aus.« Das fand ich furchtbar. Sie ist etwas stämmiger, Papa ist dünn. Ich will nicht so in die Richtung von Mama, Oma und Tante Liesbeth gehen …
>
> Meine Freundin Anna nervt das dauernde Gerede von mir über Essen, Kalorien und so. Auch dass ich mich dauernd wiege. Neulich sagte sie: »Du gibst immer das Thema an, willst sagen, wo es lang geht. Das geht mir auf den Zeiger.« Da hab ich mich gar nicht drin wieder gefunden. Ich denke oft eher, ich bin zu nachgiebig, so wie Papa …«

Der heimlich bewunderte Vater und die bekämpfte Mutter

In dieser Konstellation erscheint der Vater als dominant, dabei willkürlich, eventuell auch als gewalttätig und damit Angst induzierend. Die Mutter erscheint ihm gegenüber als unterwürfig, angepasst, willfährig, auch als eingeschüchtert oder verängstigt. Zwischen den Eltern kann es zu einer offen sado-masochistischen Konstellation kommen. Die Konflikte werden deutlich und heftig ausgetragen, aber nicht »gelöst«, bis es eventuell sogar zu einer Trennung des Elternpaares kommt. Auch hier finden sich Grenzprobleme. Beide Elternteile versuchen, die Patientin auf ihre Seite zu ziehen, ihre Sichtweise des jeweils anderen anzunehmen. Die Patientin wird so parentifiziert, eventuell zum Freundinnen- oder Elternersatz. Auf ihre Bedürfnisse wird wenig und nicht altersadäquat eingegangen. Das Leiden der Mutter und die Loyalitätskonflikte erzeugen Schuldgefühle. Die Patientin ist in verschiedene Ambivalenzkonflikte verstrickt. Sie empfindet zum Teil Sympathie für den Vater, der als unabhängig erscheint, sich nicht dominieren und »einfangen« lässt, lehnt ihn zum Teil wegen seiner Aggressivität offen ab, ist aber auf einer tieferen Ebene auch mit dieser identifiziert. Sie fühlt sich auch der Mutter verpflichtet, an diese gebunden, kann sie in ihrer schwiegen Lage nicht im Stich lassen. Sie lehnt sie gleichzeitig ab. So unterwürfig möchte sie nicht sein und rivalisiert auf einer tieferen Ebene mit ihr, möchte für den Vater attraktiv sein. Sie möchte aber auch den ödipalen Triumph vermeiden. Dies würde zu starke Schuldgefühle induzieren. Zudem hat sie Angst vor zu großer Nähe zum Vater. Mit der Verweigerung des Essens und der Abmagerung kann sie die Mutter sadistisch unter Druck setzen, bei dieser Schuldgefühle induzieren, so ihre Macht spüren. Gleichzeitig verhindert sie das Frau-Werden und damit die zu große Attraktivität für den Vater.

> In einem Familiengespräch mit einer 17-jährigen anorektischen Patientin und ihrer Mutter wurde rasch deutlich, wie sehr die Patientin es schaffte, die Mutter mit Schuldgefühlen wegen ihrer Anorexie unter Druck zu setzen. Diese traute sich nicht, mit ihrem jetzigen Mann, dem Stiefvater der Patientin und Vater ihrer jüngeren (Halb-)Brüder allein eine Woche in Urlaub zu fahren. Die Mutter hatte mit einer Freundin der Familie arrangiert, dass diese sich während der Zeit um die drei Kinder kümmert. Der Stiefvater und die Halbbrüder waren bei diesem Gespräch nicht anwesend, weil es vorrangig um die Mutter-Tochter-Beziehung gehen sollte.
>
> Während der Sitzung wurde deutlich, dass die Indexpatientin bereits das zweite Mal in eine sehr abhängige Beziehung zu einem deutlich älteren,

anscheinend sehr aggressiven, zu Impulsdurchbrüchen und willkürlichem Verhalten neigenden Partner mit Substanzmissbrauchsproblematik geraten war. Im Zuge der letzten Beziehung hatte sie die Anorexie entwickelt. Der Partner hatte sie immer wieder »hingehalten«, Beziehungen zu anderen Mädchen oder Frauen gehabt, ihren Körper mit deren verglichen und sie als »dick« tituliert, was die Patientin sehr verletzte. Trotz ihrer rationalen Einschätzung dieser Äußerungen als Herabsetzung fühlte sie sich »zu dick«, »unförmig«, verglich sich immer wieder mit ihren Konkurrentinnen, mit »schlechtem Ergebnis« für sich.

Es stellte sich dann heraus, dass die Beziehung der Mutter zum Vater der Patientin ebenfalls durch heftige, auch gewalttätige Auseinandersetzungen geprägt war. Der Vater hatte ein Alkoholproblem und missachtete die Bemühungen der Mutter um eine angenehme Atmosphäre in der Wohnung, auch um gutes Essen, hatte mehrfach Außenbeziehungen und kritisierte ebenfalls die Mutter als »zu fett«. Schließlich trennte sich die Mutter von dem Mann, indem sie während einer seiner Dienstreisen ins Ausland Hals über Kopf heimlich mit der Tochter auszog und auch zunächst ihre Adresse geheim hielt. Während des nachfolgenden »Rosenkrieges« versuchte nun der Vater, die Tochter mithilfe seiner Mutter zu entführen, was durch einen Polizeieinsatz unterbunden wurde. Die Indexpatientin hatte diese dramatischen Auseinandersetzungen völlig vergessen. Sie hatte aber deutlich in Erinnerung, wie sehr Mutter und Vater versuchten, ihr jeweiliges Bild des anderen zu dem ihren zu machen. Der Vater sei ihr gegenüber nach der Scheidung lange Zeit freundlich gewesen, habe sie mit Geschenken überhäuft. So sei sie die erste im Schuljahrgang mit einem iPhone gewesen. Erst später wurde der Kontakt dürftiger und dann nur noch sporadisch, als der Vater neu, nunmehr zum vierten Mal, verheiratet war. Auch die Mutter redete den Vater immer »schlecht«, betonte ihr Leiden unter diesem, warnte die Indexpatientin auch davor, so zu werden wie er, reagierte enttäuscht, als diese nicht »mitschwingen« wollte, eher reserviert und distanziert reagierte. »Ich fühlte mich von meiner Tochter, von Anna, richtig im Stich gelassen. Erst diese fürchterlichen Jahre und Auseinandersetzungen. Da hätte ich doch erwartet, dass Du auf meiner Seite stehst.«

Therapeutin: »Vermutlich hat Ihre Tochter in Ihrem früheren Mann eine ganz andere oder jedenfalls zum Teil andere Person erlebt als Sie. Und sie war ja auch der Sichtweise Ihres früheren Mannes, fast hätte ich gesagt, ausgeliefert, also sie wurde auch von diesem beeinflusst.«

Daraufhin die Patientin: »Ich kam gar nicht dazu, mir mein eigenes Bild zu machen.«

Therapeutin: »Deswegen der Rückzug. Und jetzt: wie geht es Ihnen jetzt, in der neuen Familie, mit den jüngeren Brüdern?«

Patientin: »Eigentlich ganz gut. Mit denen komme ich gut klar, die sind ja noch klein. Aber mit Willi, dem neuen Mann, hab ich meine Schwierigkeiten. Früher war ich die Ansprechpartnerin für Mama. Dann hat sie ihre Therapie gemacht. Sie wurde da wohl selbstbewusster. Jetzt hat sie den neuen Mann.«

Therapeutin: »Wo ist jetzt Ihr Platz? Geht es darum?«

Patientin: »Vielleicht.«

Therapeutin: »Ihre Tochter hat offensichtlich viel für Sie getan, als es Ihnen schlecht ging. Sie ist aber auch Tochter ihres Vaters und hat eine andere Beziehung zu diesem als Sie. Jetzt scheint sich da etwas zu wiederholen. Sie erleben Ihre Tochter in der Magersucht als ähnlich dominant wie Ihren früheren Mann. Und Sie (an die Tochter gewandt) spüren Ihre Macht gegenüber Ihrer Mutter. Das ist die eine Seite. Die andere Seite ist, dass Sie in Ihren Beziehungen bisher Ähnliches erlebt haben wie in der Ehe Ihrer Eltern. In einer ähnlichen Position waren wie Ihre Mutter, und sich selbst anscheinend von dominanten, herabsetzenden, insgesamt problematischen älteren Partnern angezogen fühlen oder fühlten, für die Sie attraktiv sein wollten, und unter anderem deswegen mit dem Hungern angefangen haben. Das war jetzt eine Menge und Sie haben sicher eine Menge dazu zu sagen. Wir müssen uns Zeit nehmen, das alles näher anzuschauen.«

Der enttäuschende Vater und die enttäuschende Mutter

In dieser Konstellation wird die Mutter als dominant und kämpfend, dies sowohl außerfamiliär, z. B. im Beruf, als auch innerfamiliär beschrieben, als ehrgeizig und leistungsorientiert. Sie wehrt vor allem »weiche« Emotionen wie Schmerz, Trauer, Angst oder Unsicherheit ab, geht auf diese nicht ein, sucht schnell nach »Lösungen«. Die Grenzen der Privatsphäre der Patientin werden überschritten, z. B. indem berufliche oder partnerschaftliche Probleme mit dieser besprochen werden, die Patientin als »gleich« behandelt wird (»gute Freundin«). Durch strenge moralische oder »intellektuelle« Urteile werden bei der Patientin Schuldgefühle induziert. Auch der Vater wird als stark, dominant, dabei manchmal auch verführend, die Nähe der Patientin suchend, erlebt. Er neigt zu willkürlichen Grenzüberschreitungen, z. B. indem die Patientin in Entscheidungen, die sie betreffen (z. B. Schulwechsel) nicht einbezogen oder nicht über diese informiert wird. Manchmal trifft er »einsame« Entscheidungen, ohne die Familie zu informieren. Durch willkürliches Verhalten, z. B. plötzlichen Rückzug, kann er auch Angst- oder Schuldgefühle induzierend sein. Auch er hat Probleme mit »weichen« Emotionen. In dieser Konstellation erscheint die Mutter-Tochter-Beziehung an der Oberfläche als eng. Beide scheinen sich zu »verstehen«, berichten einander viel »Persönliches«. Auf einer tieferen Ebene ist die Patientin von der Mutter enttäuscht, weil sie ihre Gefühle nicht aufnimmt, zum Teil sogar ignoriert. Sie rivalisiert mit der Mutter um das Ansehen beim Vater. Diesen lehnt sie auf der oberflächlichen Ebene ab, kritisiert sein Verhalten. Auf einer tieferen Ebene ist sie mit dem dominanten, Affekte abwehrenden, leistungsorientierten Verhalten beider Eltern identifiziert, sucht vor allem die Anerkennung des Vaters auf diesem Gebiet, möchte hier die Mutter »ausstechen«. Sie möchte eher einem männlichen Ideal entsprechen, »männliche Autonomie« entwickeln, den »ödipalen Triumph« aber aufgrund ihrer starken Abhängigkeit, wegen der Schuldgefühle und der Angst vermeiden.

> Eine Patientin entwickelte während eines Auslandsaufenthaltes als Schülerin eine Anorexie. Sie litt in der Gastfamilie unter zunehmenden Einsamkeitsgefühlen. Dort geriet sie in eine Konkurrenz zu ihrer sehr »femininen« Gastschwester, die streng auf das Essen und ihre Figur achtete. Sie selbst war »etwas breiter gebaut«, wie sie sich beschrieb, »eher männlich« und betrieb auch eher »männliche« Freizeitbeschäftigungen wie Skaten oder Kite-Surfen. Letzteres teilte sie mit ihrem Vater und ihrem jüngeren Bruder. Die deutlich ältere Schwester war bereits vor mehreren Jahren zum Studium ausgezogen. Die Patientin bemühte sich sehr um gute Leistungen in den Naturwissenschaften – der Vater war Physiker in einem Forschungsinstitut –, konnte in den abendlichen Diskussionen über derartige Themen nicht mit dem jüngeren Bruder mithalten, der eloquenter als sie stundenlange Diskussionen mit dem Vater führte. »Ich wurde oft gar nicht bemerkt, als ob ich nicht da war.« Die als Allgemeinärztin tätige Mutter verblieb oft bis abends oder auch am Wochenende in der Praxis, »um Briefe zu diktieren oder die Abrechnung vorzubereiten«.
>
> Mit dieser hatte sie während ihrer Krise beim Auslandsaufenthalt täglich gemailt, oft auch nachts »geskypt«. »Meine Mutter wusste alles. Sie gab mir viele Ratschläge, wie ich durchhalten könnte, dass es auch noch an-

dere Werte gebe, als das Aussehen, dass ich doch gut in der Schule sei. Das stimmte zwar alles, traf aber meinen Kummer nicht. Ich hielt wohl durch, aber nur mit letzter Kraft. Die Riesenanstrengung wurde nicht gesehen, nur dass ich es ja doch ›geschafft‹ hatte.« Mein Vater hat davon auch nicht viel mitbekommen. Als mein Bruder Abitur machte, stellten dann beide fest, dass ich die besseren Noten hatte, und waren erstaunt. Vorher hatten sie das gar nicht so bemerkt. Nur beim Kite-Surfen, da hatte mein Bruder immer Angst. Meine Mutter und meine Schwester haben das sowieso nicht gemacht. Da war ich mal vorne dran bei meinem Vater. Da waren wir ›die Harten‹, die auch bei Windstärke 8 in die Ostsee gehen.«

Sie berichtete im Verlauf der Therapie, dass die Mutter sich immer sehr freute, wenn beide zeitgleich ihre Regelblutung hatte, dies wohl auch gern ihrer Praxiskollegin mitteilte. »Nun geht das nicht mehr. Ich habe die Monatsblutung seit zwei Jahren nicht mehr.« Der Vater ziehe sich oft mehrere Tage schmollend und schweigend zurück, wenn ihm etwas nicht passe. »Dann ist die ganze Familie verunsichert. Meiner Mutter stinkt das Verhalten granatenmäßig; sie war schon mal ausgezogen. Beide standen schon mal vor der Scheidung.« Sie berichtete dann, dass der Vater in seiner Freizeit gern mal Umbauten im Hause vornehme, ohne diese vorher anzukündigen oder gar zu besprechen. »Einmal wollte er die Küche zum Garten hin erweitern, stand schon mit einem Schwarzarbeiter und zwei Presslufthämmern an der Wand. Meine Mutter kam gerade noch dazwischen. Es gab einen Riesenkrach. Danach hat er vier Wochen mit keinem geredet. Ein halbes Jahr später war mein Zimmer dran. Meine Mutter war auf einem Kongress. Ich kam von der Schule nach Hause und die Wand von meinem Zimmer zum Flur war weg. Der ganze Schutt lag noch herum. Mein Vater fand da nichts dabei. ›Du bekommst doch zwei Zimmer mit Küche und Bad im Souterrain. Was willst Du denn? So gut hatte ich es früher nicht.‹«

Ihre Wut wegen der Grenzüberschreitungen und des Nicht-wahrgenommen-Werdens wehrte die Patientin durch ihr restriktives Essverhalten und ihre Bekämpfung des Hungergefühls ab. Dies geschah in Identifizierung mit den äußerst disziplinierten Eltern, die beide sehr stark auf ihre Ernährung und ihre Figur achteten, dies auch oft thematisierten. Gleichzeitig wehrte sie so ihr Gefühl von Machtlosigkeit ab und konkurrierte mit der »femininen« Gastschwester, die sie beim Abnehmen übertrumpfte, hielt aber auch die Mutter auf Distanz, die ihre Gewichtsabnahme zunächst eher bewundernd (»Du hast Durchhaltevermögen«) kommentierte, sich dann aber zunehmend ärgerte und Sorgen machte. Zudem gewann sie zeitweise auch die Bewunderung ihres Vaters (»Trotz der Gewichtsabnahme traut sich meine Tochter was beim Kite-Surfen«), ohne in zu starke erotische Nähe zu ihm (und zu Gleichaltrigen) zu kommen.

Der anorektische Prozess als mehrstufiger Entwicklungskonflikt einer Dreieckskonstellation

Eine weitere Variante beschrieben Selvini Palazzoli und Viario (1988) in einem »Sechs-Stufen-Modell des anorektischen Prozesses«. Dieser durchläuft modellhaft folgende Phasen:

1. Es besteht ein andauernder Konflikt der Eltern ohne Lösung in sich wiederholenden Interaktionen; beide definieren sich als Opfer des jeweils anderen.
2. Die spätere Patientin wird in den Konflikt einbezogen als Vertraute der Mutter oder Vaters Liebling. So bilden sich enge Loyalitätsbindungen unter Verletzung der Generationengrenzen.
3. Die spätere Patientin fühlt sich von der Mutter verraten, die sich jemand anderem zuwendet, z. B. einem Geschwister oder dem Vater, und geht nun auf die Seite des Vaters. Oder aber die bereits vorher bestehende verführerische Beziehung zwischen Vater und Tochter nimmt in der Adoleszenz peinliche Ausmaße an. In beiden Fällen fühlen sich Vater und Tochter als Opfer einer unerträglichen Frau.
4. Nun kommt die »Diät-Strategie« als Zurückweisung der Mutter ins Spiel. Die Patientin
   - ➢ möchte der Mutter in keiner Weise ähneln und betont ihre Autonomie und
   - ➢ sieht die Diät als Herausforderung der Mutter an.

   Die »Diät-Strategie« hat ein unerwünschtes Resultat: Sie verstärkt die bisherigen konflikthaften Interaktion der Eltern. Dabei erweist sich der Vater als schwach und enttäuschend. Er verbündet sich nicht in erwünschtem Maße mit der Tochter.
5. Diese fühlt sich vom Vater verraten und verstärkt ihr Hungern.
6. Sie spürt nun die außerordentliche Macht des Symptoms. Sie gewinnt hierdurch den illusorischen Status der »Außergewöhnlichen« wieder. Das Symptom wird endgültig Teil eines nicht lösbaren Machtkampfes. Dieser basiert auf einer Täuschung (»Imbroglio«), die darin besteht, dass die Patientin sich vorher in einer privilegierten Position beim Vater (oder der

Mutter) wähnte, der betreffende Elternteil ihr dies auch zu verstehen gab, das »Versprechen« aber nicht einhielt. Dieser Verrat wiederum darf nicht offen besprochen werden. Die Symptombildung ist sozusagen ein verdeckter Schachzug in dieser Auseinandersetzung.

Das Ziel dieses Prozesses besteht darin, eine unangemessene, scheinbar »privilegierte« dyadische transgenerationale Beziehung aufrechtzuerhalten. Dabei steckt die Familie in drei Problembereichen fest, dem *Führungsproblem* (niemand übernimmt offen die Verantwortung für seine Handlungen und die Folgen, der Ehekonflikt wird nicht gelöst, sondern bleibt »stecken«), dem *Bündnisproblem* (es gibt keine klaren, offenen Bündnisse, die durchgehalten werden; das Bündnis auf der Elternebene und damit die Generationengrenze Eltern – Kinder sind brüchig bzw. werden durchbrochen) und dem *Schuldproblem* (jeder fühlt sich als Opfer des anderen bzw. stellt sich so dar; die Patientin ist Opfer der »geheimnisvoll-unerklärlichen« Krankheit Anorexie, kann keine Verantwortung für ihr Verhalten übernehmen, denn sie ist ja »krank«).

Der hier skizzierte Prozess hat Ähnlichkeiten mit dem zuletzt beschriebenen Muster sowie der Konstellation »der enttäuschende Vater und die abgelehnte Mutter«.

4.7 Die Über-Ich-Struktur

Im Über-Ich der Patientin dominieren in der Regel Forderungen nach Perfektion, Selbstkontrolle und Kontrolle. Zudem haben Verzicht und Aufopferung einen hohen Stellenwert. Der Gewissensanteil des Über-Ichs fordert zudem Harmonie, Aggressionsfreiheit und Verbundenheit.

Wer sich etwas gönnen darf, muss vorher dafür »Einsatz« nicht nur »gezeigt«, sondern tatsächlich auch erbracht, also Entsprechendes geleistet, am besten sogar gelitten haben. Es geht nicht an, einer Anforderung oder Aufgabe nicht nachzukommen, wenn man keine Lust hat. Dies geht nur, wenn man »nicht kann«, z. B. wegen einer Erkrankung. Anforderungen müssen perfekt erfüllt werden, am besten 110-prozentig. Nur dann kann sich die Anorektikerin »sicher« fühlen. Der Perfektionismus und die Rigidität bestehen in der Regel bereits seit der Kindheit (Halmi et al., 2012). Gegenüber Kritik besteht eine hohe Empfindlichkeit. Kritik wird in der Regel mit Verurteilung gleichgesetzt. Die Anorektikerin hat dann nicht einen »Fehler gemacht«, sie ist fehlerhaft, schlecht oder schuldig. Wer verzichtet, zeigt zudem moralische Überlegenheit.

Fordern, Ansprüche anmelden oder gar »einklagen« erleben die Patientinnen oft als schuldhaft und vermeiden es. In der Regel findet sich eine Dichotomie von »richtig vs. falsch«, »berechtigt vs. unberechtigt« oder »gut vs. schlecht«. Im Ich-Ideal dominieren Leistung, Perfektion, Stärke, Selbstkontrolle und auch Autonomie bzw. Autarkie. Stärke zeigt sich vor allen Dingen darin, nicht einfach den Bedürfnissen nachzugehen, sondern sich zu disziplinieren. Allerdings kommt es bereits auf dieser Ebene zu Konflikten. Insbesondere Autonomie- und Autarkiewünsche (Ich-Ideal) und die damit verbundene Sicherung der Selbstgrenzen stehen im Gegensatz zu den Forderungen nach Harmonie, Aufopferung und Verbundenheit. So kommt es zu »intrasystemischen« Konflikten im Über-Ich, nämlich zwischen dem Gewissensanteil und dem Ideal-Anteil.

Auch Versorgungs- und Intimitätswünsche sind für die Anorektikerin konflikthaft, weil sie gegen das Verzichts- und Opfergebot einerseits, das Autonomie- und Stärkegebot andererseits verstoßen. Intimitäts- und Versorgungswünsche können von daher Angst vor Kontrollverlust und Gier vor offenen Forderungen und Konflikten, vor Rivalität, vor Trennung, vor Kritik und Beschuldigung, aber auch vor Passivität und Weiblichkeit und damit verbundenen Gefühlen, z. B. von Ausgeliefertsein, hervorrufen. Auch Gefühle von Neid und Rivalität müssen vermieden werden.

Anorektikerinnen empfinden häufig Neid gegenüber anderen, die sich das Leben leichter machen, etwas ohne Schuld- oder Versagensgefühle genießen oder »mal fünfe gerade sein lassen« können. Diese Gefühle widersprechen aber dem Altruismus und der Forderung nach Selbstkontrolle und werden heftig abgewehrt.

Ebenso widersprechen starke Gefühlsregungen insgesamt dem Gebot der Stärke und der Selbstkontrolle, ebenso wie Konflikte dem Harmoniegebot. Daher treten auch heftige Gefühle nur selten zutage. Wut, Enttäuschung, Neid, Gier, auch sexuelle Impulse werde entweder nicht gespürt oder nicht auf angemessene Weise zugelassen. Wenn Aggression geäußert wird, dann in Form von Werturteilen, Klagen oder Anklagen.

Der Selbstbeobachtungsanteil des Über-Ichs ist ebenfalls stark ausgeprägt. Die Patientinnen sind einer ständigen Selbstüberwachung unterworfen, registrieren kleine Abweichungen von dem jeweils Geforderten, »sezieren« ihre Gedanken und Motive und verlieren sich dabei nicht selten in »Gedankenschleifen«, die zu keinem Ende führen.

> In meiner WG bin ich meist diejenige, die den Abwasch macht und den Müll runterbringt. Die anderen verlassen sich da irgendwie drauf. »Wir

haben ja Sylvia«, hat Ruben neulich gesagt. Ich fand das nicht so witzig. Langsam merke ich, dass mich das ärgert. Dann habe ich ein schlechtes Gewissen, weil mich das ärgert. Ich grüble dann, ob das angemessen ist. Einfach mal so etwas sagen oder auf den Putz hauen, das kann ich nicht. Auch wenn andere bei mir abschreiben oder ihren Namen mit auf Hausarbeiten setzen wollen, obwohl sie nichts gemacht haben. Ich sage dann nichts, ziehe mich zurück. Das ärgert mich natürlich. Auf der anderen Seite fühle ich mich den anderen überlegen. Ich bin kein »Dreckschwein«, wenn ich das mal so sagen darf, auch keine »faule Sau«. Wenn ich das jetzt so sage, habe ich wieder ein schlechtes Gewissen.

4.8 Typische Abwehrmuster

Der Abwehrstil von Anorektikerinnen ist in der Regel zwanghaft-vermeidend, entsprechend dem starken Gebot der Kontrolle und Selbstkontrolle und dem Schulderleben bei heftigen Affekten, insbesondere von aggressiveren Affekten. Dementsprechend zeigen Anorektikerinnen eher deutlich internalisierende Verhaltensprobleme in der Kindheit als externalisierende (Adambegan et al., 2012).

Durch die Isolierung vom Affekt bleiben die Gefühlsregungen »flach« und wenig spürbar. Auch bei »brisanten Inhalten« werden Gefühlsregungen kaum deutlich. Die Patientinnen wirken sehr rational.

Durch die Isolierung von Inhalten werden Ereignisse oder Erlebnisse, die miteinander verbunden sind, als getrennt voneinander erlebt. Die eben zitierte Patientin brachte zunächst ihr zwanghaftes Grübeln nicht mit dem Konflikt in der Wohngemeinschaft in Verbindung.

Durch Reaktionsbildung und altruistische Abtretung entsprechend dem Aufopferungs- und Verzichtsgebot werden eigene Wünsche und Forderungen ebenso wie Neid- und Rivalitätsgefühle in Leistungen für andere verkehrt. Deutlich zeigt sich dies z. B. darin, dass Anorektikerinnen für andere kochen, das oft sogar sehr gut, selbst aber nicht am Essen teilenehmen, sondern die anderen dabei beobachten. So nehmen sie identifikatorisch an deren Befriedigung teil, können sie aber zugleich wegen ihrer »Gier« verachten, so wie sie alle Personen, die spontan Gefühle äußern oder ihren Impulsen nachgehen, verachten und zugleich beneiden.

Die strengen Über-Ich-Gebote der Anorektikerin können durchaus als Resultat einer Identifikation mit dem Aggressor gesehen werden, auch die heftigen Schuldgefühle, die bei Konflikten oder Kritik auftreten. Die Aggression wird dabei in von Form von Selbstzweifeln oder Selbstverurteilung gegen die eigene Person gerichtet.

Vermeiden, insbesondere von Konflikten oder konflikthaften Situationen, z. B. auch erotischer und sexueller Versuchungssituationen ist in der Regel ebenfalls oft anzutreffen.

Ebenso spielt die Verleugnung eine ausgeprägte Rolle. Die Existenz von gegensätzlichen Interessen, von Schwierigkeiten, Unterschieden, gegenläufigen Meinungen und Konflikten wird von den Patientinnen vor allem am Anfang von Behandlungen nicht wahrgenommen oder in ihrer Bedeutung heruntergespielt, bagatellisiert. Mit der Anorexie soll die Abhängigkeit vom Körper und von der Außenwelt verleugnet werden. Viele Patientinnen verleugnen auch bei schwerwiegenden Beeinträchtigungen die Bedrohlichkeit ihres Zustandes. In einem Teil ihrer Psyche operieren sie mit dem kindlichen Modus der Verneinung und dem magischen Denken. Sie meinen, mit der Verleugnung des Hungers und der körperlichen Bedürfnisse jede Art von Abhängigkeit magisch bannen zu können. Auch bezüglich einzelner Nahrungsmittel und deren Wirkung, z. B. Fetten und Kohlenhydraten, sowie körperlicher Funktionen bestehen oft magische Internalisierungs- bzw. Inkorporationsfantasien.

4.9 Auslösende Situationen

Auslösend für Anorexien sind die körperlichen Veränderungen der Adoleszenz und die hiermit verbundenen Entwicklungsanforderungen, äußere Trennungssituationen vom Elternhaus, die in der Regel mit »inneren Trennungen«, der Entfernung von den inneren Eltern und den Über-Ich-Forderungen der Familie, verbunden sind; Versuchungssituationen, in denen heftige Affekte, z. B. sexuelle Impulse, oder andere als nicht kontrollierbare Gefühle andrängen. In all diesen Situationen empfinden die Patientinnen oft Schuldgefühle oder sie fühlen sich machtlos. Das Gefühl der Ohnmacht kann auch durch Leistungssituationen, deren überfordernder Charakter verleugnet wird, durch soziale Zurücksetzung oder Ausgrenzung oder durch andere Konflikte ausgelöst werden, mit denen die Patientin nicht umzugehen weiß.

> Lydia entwickelte nach der Rückkehr aus einem Auslandsaufenthalt eine massive Anorexie. Bereits vorher hatte sie angefangen, ihr Gewicht zu kontrollieren und exzessiv Sport zu treiben, hatte aber dennoch etwas zugenommen, weil sie sich in der südländischen Gastfamilie und unter ihren

Mitschülerinnen und Mitschülern wohl fühlte. Liebesgefühle gegenüber einem Mitschüler machten sie zutiefst unsicher. Sie fürchtete, von ihren schulischen Aufgaben zu sehr abgelenkt zu sein, sodass sich die »Investition« ihrer Eltern in ihren Aufenthalt, deren »Opfer« für die Patientin sie betonten, nicht »wirklich lohnen« könnte. So entwickelt sie Schuldgefühle. Wieder am Heimatort zurück und in ihrem alten Jahrgang fühlte sie sich »fremd«. Sie fand »keinen Anschluss«, litt unter Nichtbeachtung und unter spöttischen Bemerkungen bezüglich ihrer leichten, trotz ihrer Kontrollversuche stattgehabten, Gewichtszunahme. Zudem bedauerte sie ihre »verpasste Chance« bezüglich des Mitschülers während ihres Auslandsaufenthaltes, wurde tieftraurig. Diesen »albernen Liebeskummer« mochte sie sich nicht zugestehen. Sie fühlte sich vor allem von Traurigkeit »überrollt« und ohnmächtig gegenüber der Situation unter den Gleichaltrigen. Innerhalb von wenigen Wochen nahm sie fast 20 Kilogramm ab, sodass sie wegen Bradykardien zunächst eine Weile stationär aufgenommen wurde.

4.10 Ausformungen der Entwicklungskonflikte um Grenzen und Macht

Wie bereits betont, können anorektische Entwicklungen auf der Basis sehr unterschiedlicher Entwicklungsvoraussetzungen, mit unterschiedlichen Konfliktschwerpunkten und auf unterschiedlichem Strukturniveau stattfinden. Der Konflikt um Grenzen und das Gefühl von Selbtsunwirksamkeit, von Ohnmacht können sich aus unterschiedlichen Quellen speisen. Wegen der Eigendynamik der Anorexie können auch sehr schwierige und chronische Verläufe auf einem vergleichsweise guten Strukturniveau beginnen.

Auf einem sehr gestörten Strukturniveau kann Anorexie dazu dienen, das Gefühl der Grenze zwischen innen und außen, zwischen Subjekt und Objekt und die Unterscheidung zwischen innerer und äußerer Realität so weit wie möglich aufrechtzuerhalten.

Miriam entwickelte mit 16 Jahren eine schwere Anorexie, die zu einer stationären Behandlung in der Jugendpsychiatrie führte. Als sie, zum Essen aufgrund ihres gefährdeten Zustandes gedrängt, an Gewicht zunahm, entwickelte sie psychotische Symptome. Sie fühlte sich von mehreren Mitpatienten und männlichen Pflegeteam-Mitarbeitern bedroht, war überzeugt, diese drängten nachts heimlich in ihr Zimmer ein, hätten Fotos von ihr ins Internet gestellt und versuchten, ihre Katze, die daheim bei ihrer Mutter war, umzubringen. Auch dies würde fotografiert und ins Netz gestellt. Gleichzeitig entwickelte sie die Vorstellung, ihre Therapeutin sei eigentlich eine heimliche Schwester ihres Vaters und habe ihr im Urlaub Zeichen auf dem Klinikgelände hinterlassen.

Es zeigte sich, dass Miriam schon vor der Entwicklung der Anorexie psychotische Vorstellungen hatte, sich bedroht und verfolgt fühlte, unter anderem von Mitschülern, und gegenüber einer Lehrerin ähnliche Fantasien entwickelt hatte wie gegenüber der Therapeutin in der Klinik. Mit dem Beginn der Anorexie und ihrer zwanghaften Essrituale konnte sie diese Fantasien so weit reduzieren, dass sie die Schule weitgehend bewältigen konnte, bis sie schließlich so abgemagert war, dass auch dies nicht mehr ging und sie stationär aufgenommen werden musste.

Als Hintergrund dieser Entwicklung zeigte sich eine enge Beziehung der Patientin zu ihrem Vater, der als »Sonderling« galt, seinen Aufgaben als selbstständiger Steuerberater mehr schlecht als recht nachkam, lokalhistorische Forschungen betrieb und esoterischen Ideen von magnetischen Strahlungen anhing, die er durch eine bestimmte Anordnung von Metalldosen auf dem Grundstück bannen wollte. Miriam wurde eng in seine Gedankenwelt einbezogen. Er verstarb in ihrem achten Lebensjahr. Von da an war sie der offenen Tyrannei ihres älteren Bruders ausgesetzt, der sie in dem großen Haus mit mehreren nicht bewohnten Zimmern nachts erschreckte, sie sexuell belästigte, Schulhefte und Gegenstände zerstörte, ihre Katze quälte und ihre Lieblingspuppe aufgeschlitzt in das Treppenhaus hing. Die Mutter glaubte der Patientin nicht bzw. stritt den Wahrheitsgehalt ihrer Klagen ab, auch nähere Verwandte meinten, sie »spinne«, bis schließlich der Bruder von einem Nachbarn wegen Tierquälerei angezeigt wurde. Als weitere Gewalttätigkeiten und Diebstähle bekannt wurden, wurde der Bruder in eine sozialpädagogische Einrichtung gesteckt, drohte aber ständig damit, »wiederzukommen«. Als er verurteilt wurde, entwickelte Miriam erste psychotische Symptome, die sie einer Schwester des Vaters, einer alleinstehenden, offenbar auch etwas »merkwürdigen« Person, anvertraute, die diese anscheinend wiederum als »normal« ansah.

Die Anorexie schützte bei Miriam also die Selbstgrenzen auf einem sehr elementaren Niveau und half ihr, die psychotischen Fantasien zu begrenzen, die Grenze zwischen innerer und äußerer Realität so weit aufrechtzuerhalten, dass sie sich noch eine ganze Weile wenigstens in einigen Bereichen der Außenwelt adäquat zuwenden konnte.

Als Mittel im *Kampf um Autonomie und Kontrolle* gibt der anorektische Modus der Patientin das Gefühl, den Körper und damit sich selbst sowie die Außenwelt kontrollieren zu können. Sie ist autark, nicht abhängig und kann nicht beherrscht werden, weder von ihren Bedürfnissen noch von ihren Beziehungspersonen.

Die Kontrolle der oralen Impulse und des Hungers kann auch zur *Abwehr der weiblichen Sexualität*, damit auch der Rezeptivität und hiermit verbundener Inkorporationsfantasien und -ängste, führen. Rezeptivität wird mit Passivität und Auslieferung gleichgesetzt. Diese sowie erotisch-sexuelle Gefühle, der erotisch-sexuelle Körper und die entsprechenden gefürchteten Gefühle werden weggehungert. Diese werden in ihrer möglichen Heftigkeit als zu überwältigend erlebt bzw. sind schuld- oder schambesetzt. Die Patientin hungert sich damit auch aus dem Bereich der ödipalen Konflikte heraus.

Die Kontrolle des Essens und der Gewichtsverlust, das Zeigen des Körpers »ohne Fett« kann auch ein *Mittel ödipaler, »phallischer« Rivalität* sein. Die Patientin konkurriert hier mit anderen Frauen und triumphiert über diese, grenzt sich radikal von ihnen ab. Gleichzeitig wird die Inzestgefahr gebannt, da die Menstruation und die sekundären Geschlechtsmerkmale zum Verschwinden gebracht bzw. »reduziert« werden. Die Rivalität bleibt auf einer »frühen« ödipalen Stufe, die Patientin die knabenhafte Tochter, die ähnlich kontrolliert ist wie der Vater. Durch die Kontrolle übertrumpft sie die Mutter. Dieser Triumph bleibt allerdings prekär, weil sie im Umkreis der Mutter und in deren Abhängigkeit verbleibt und der Vater immer ein »unsicherer Kantonist« ist. Die Patientin muss immer fürchten, dass all ihre Bemühungen doch nicht zum angestrebten, natürlich ambivalent besetzten, Ergebnis führen.

> »Meine Mutter hat selbst Schuld, dass sie zugenommen hat. Sie hat sich nicht im Griff. Die Wechseljahre sind nur eine Ausrede«, teilte eine Patientin in einem Mutter-Tochter-Gespräch freimütig mit. »Ich halte es wie mein Vater. Wir trainieren viel, spielen auch zusammen Tennis. Manchmal besiege ich ihn. Ich glaube, er findet das gut.«

4.11 Fazit: Omnipotenter Negativismus

In all seinen Ausprägungen dient der anorektische Modus dazu, die Grenze des Subjekts nach innen und außen zu sichern und ein tiefes Gefühl der Wirkungslosigkeit abzuwehren. Anorexie ist so gesehen eine massive Abwehroperation, die der Betreffenden zunächst einen großen Vorteil bringt, ein Gefühl von Omnipotenz, der Fähigkeit, die Naturgesetze für sich außer Kraft zu setzen. »In einem omnipotenten Negativismus (Hogan, 1985a, b) wird der Einfluss von Triebbedürfnissen sowie äußerer und innerer Realität auf das Selbst verleugnet. Je stärker die Triebbedürfnisse drängen, umso mehr muss in die Abwehr investiert werden und umso »großartiger« wird die Abwehrleistung. Die Patientin hat das Gefühl völliger Unabhängigkeit, Freiheit und moralischer Überlegenheit. Sie spürt einen narzisstischen Einklang der Verschmelzung von Wunsch, Ideal und Gewissen und damit eine Ganzheit und Unversehrtheit, die sie auf andere Weise niemals erreichen könnte. Der Geist herrscht über den Körper. Physiologisch verstärkt wird dieses Hochgefühl durch die vermehrte Ausschüttung von Endorphinen in der Folge des Fastens« (Reich, 2010a, S. 90).

5 Familiendynamische Aspekte der Anorexie

5.1 Familientherapie – eine Antwort auf die Herausforderungen der Anorexiebehandlung

Familien können wesentlich zur Entstehung von Anorexien beitragen, sie können die Tendenzen zu deren Entstehung abschwächen, eine Erkrankung verhindern, den Verlauf der Erkrankung abmildern oder verstärken, die Behandlung unterstützen oder behindern. Anorexien belasten zudem Familien, Eltern wie Geschwister, aber auch Partner oft erheblich.

Familiäre Einflüsse wirken sich auf direkte und auf indirekte Weise auf die Entstehung von Essstörungen aus. Der direkte Einfluss findet über den Umgang mit Essen, Gewicht und Aussehen statt, der indirekte über das Selbstwert-, Selbstwirksamkeits- und Autonomiegefühl, das durch die familiären Beziehungen und deren Verarbeitung geprägt ist. In der Familientherapie wird die Entwicklung einer Essstörung als Systemprozess gesehen, wobei nicht nur die Beziehungen der Patientinnen zu ihren Müttern, sondern auch die zu Vätern, Geschwistern und anderen Angehörigen eine bedeutende Rolle spielen. Die Essstörung erscheint aus dieser Perspektive als ein Versuch zur Lösung interpersoneller Konflikte und trägt gleichzeitig zur Entwicklung eines »Problemsystems« um die Symptomatik herum bei.

> »So kann hierbei [der Entwicklung der Essstörung] der individuelle psychologische und/oder der biologische Faktor im Vordergrund stehen, während die familiären Dimensionen klinisch eher als Stärken imponieren. In diesem Fall kann die Familie die individuelle Pathologie abschwächen und bei der Krankheitsbewältigung helfen. Im Gegensatz hierzu kann in anderen Fällen die dysfunktionale Familiendynamik im

> Vordergrund stehen, das Individuum selbst jedoch relativ viele ›gesunde‹ Anteile aufweisen. In diesem Fall kann eine Bearbeitung der dysfunktionalen Familiendynamik die Entwicklungsmöglichkeiten des Individuums verbessern. Schließlich können sich individuelle und familiäre Faktoren interaktiv verstärken. Oft nehmen dabei die Interaktionspartner die Konflikte nicht wahr. Patienten und Familien erleben sich als ›völlig normal‹. Ein Problembewußtsein muß erst geschaffen werden.
>
> Im Falle der Eßstörungen Bulimie und Anorexie muß als ›Brückenkonzept‹ eine Interaktion zwischen sozialen, familiären und genetischen bzw. körperlichen Faktoren angenommen werden. Dabei kann die Familie soziale Einflüsse, etwa den Druck zur Schlankheit, oder Entwicklungseinflüsse in der Adoleszenz, etwa die Körperveränderungen und die Körperunzufriedenheit, verstärken, z.B. durch zu wenig Unterstützung der Jugendlichen, oder abschwächen, z.B. durch Vermittlung von Selbstwertgefühl und Kompetenz. Interagieren mehrere dieser ungünstigen Einflüsse miteinander, so steigt, nach einem ›Modell der hohen Wahrscheinlichkeit‹ (Kalucy, 1983) die Möglichkeit, eine Eßstörung zu entwickeln« (Reich, 2003a, S. 3).

Die Anorexie ist schon sehr frühzeitig mit beziehungs- und familiendynamischen Aspekten in Verbindung gebracht worden. Richardson (1948) beschrieb für die von ihm untersuchten Familien eine außerordentlich starke Beschäftigung mit Nahrungsmitteln und der Verdauung, zudem psychische Erkrankungen der Eltern sowie eine Projektion von intrapsychischen Mustern der Eltern auf das Kind. »Die Familie ist die Einheit der Erkrankung, weil sie die Einheit des Lebens ist« (a.a.O., S. 76). Krankheit findet in der Familie statt, entwickelt sich in dieser und formt diese.

Auf dem vermutlich ersten Internationalen Kongress, bei dem sich namhafte Forscherinnen und Forscher zu diesem Krankheitsbild 1965[4], also in dem Jahr, in dem auch das Model »Twiggy« an die Öffentlichkeit trat, unter der Leitung von Joachim-Ernst Meyer, dem damaligen Direktor der Klinik für Psychiatrie, und Harald Feldmann in Göttingen austauschten, beschrieb Horst-Eberhard Richter die »dialogische Funktion der Magersucht«. Er sah die Anorexie nicht nur als intrapsychischen, sondern und vor allem als interpersonellen Kampf der Patientin mit einer Mutterfigur. »Also die leibhaftige Mutterfigur in der sozialen Realität ist ein effektiver Faktor im Magersuchtsgeschehen. Denn tatsächlich betrifft das Anorexie-Problem immer zumindest eine Gruppe von zwei Menschen: Jemanden, der drängelnd Nahrung anbietet und in Angst und Wut gerät, weil

4 Andere Teilnehmerinnen und Teilnehmer des Kongresses waren u.a. Hilde Bruch, Mara Selvini Palazzoli und Helmuth Thomä.

die Speise nicht angenommen wird. Und auf der anderen Seite die Patientin selbst« (Richter, 1965, Nachdruck 2011/12, S. 11). Er beschrieb deren Ablehnung der weiblichen Rolle und die Essensverweigerung als passiv-orale Rache und eine permanente Vorwurfshaltung als wesentlich. Mein (GR) früherer Lehrer und Vorgesetzter, Leiter der Abteilung für Familientherapie, einer der ersten Einrichtungen dieser Art in Deutschland, Eckhard Sperling, beschrieb auf dem genannten Symposium erstmals die »Magersuchtsfamilie«. Hier fand er eine asketisch-leistungsorientierte Basisideologie und eine depressive Grundstimmung, die die Familie prägen. Zudem beschrieb er ebenfalls eine äußerst enge Mutter-Tochter-Beziehung, die er mit dem Begriff »Leibeigenschaft« umschrieb.

Seither haben sich fast alle wichtigen familientherapeutischen Grundrichtungen an der Herausforderung, anorektische Patientinnen und ihre Familien zu behandeln, abgearbeitet, die u. a. von uns vertretene psychoanalytisch-mehrgenerationale, die strukturelle (Minuchin et al., 1983) und die systemische (Selvini Palazzoli, 1984; Weber u. Stierlin, 1989). Alle diese Ansätze sind Versuche, die »verclinchten« Interaktionen, das vordergründige Fehlen von Konflikten und die übermäßig starke Familienloyalität zu verstehen und zu bearbeiten. Über diese elaborierten Ansätze soll im Folgenden eine Übersicht gegeben werden.

Die Beschreibung von Familiendynamiken bei verschiedenen psychischen und psychosomatischen Erkrankungen ist lange Zeit mit der Frage einer »Spezifität« der beschriebenen Muster für die jeweilige Erkrankung in Verbindung gebracht worden. Eine solche Spezifität gibt es nicht, in dem Sinne auch keine »Magersuchtsfamilie«. Eine ganze Reihe von Mustern kann prinzipiell mit Anorexie in Verbindung stehen. Aber es gibt eine Reihe von den genannten Gruppen von Klinikern beschriebenen Mustern, die sich bei diesen Familien immer wieder finden lassen, die deswegen als »typisch« gelten können, auch wenn sie nicht spezifisch sind, und die für das Verstehen der Prozesse immer wieder hilfreich sind. Zudem konnten zumindest Teilaspekte dieser klinischen Beobachtungen und Konzeptualisierungen auch quantitativ-empirisch bestätigt werden (vgl. hierzu Reich, 2003a; Reich, 2005; Cierpka u. Reich, 2010). Daher stellen wir sie im Folgenden in den wesentlichen Zügen dar, ebenso zusammenfassend einige empirische Befunde und ein übergreifendes Familienmodell.

5.2 Das Modell von Mara Selvini Palazzoli

Mara Selvini Palazzoli (1984) beschreibt insgesamt sechs Merkmale der familiären Interaktion bei Magersüchtigen. Diese betreffen:

1. Die Qualität der jeweils eigenen Kommunikation durch die Familienmitglieder: Hier stellt die Autorin fest, dass sich die Familienmitglieder dessen, was sie sagen, sicher zu sein scheinen, ebenso auch ihres Rechts, dies zu sagen, was heißt, dass sie hiermit auch ihres Rechtes sicher sind, der Beziehung Regeln aufzuerlegen. Sie »qualifizieren ihre Kommunikationen im allgemeinen Zusammenhang, und zwar verbal wie nicht-verbal« (Selvini Palazzoli, 1984, S. 238).

2. Die Qualifikation der Kommunikation anderer Familienmitglieder: Die Ablehnung von Mitteilungen anderer Familienmitglieder sei extrem häufig. Nur sehr selten bestätige ein Familienmitglied, was ein anderes mitteilt. Insbesondere wird die Art, wie sich die (der) andere selbst in der Beziehung definiert, nicht bestätigt. Widerspruch sei häufig. Dies betreffe sowohl den Inhalt wie den Beziehungsaspekt der Mitteilung. »Tatsächlich sei es so, als ob jedes Familienmitglied auf die Botschaft des anderen folgendermaßen reagiere: ›Ich lehne den Inhalt dessen, was du sagst, ab, obwohl ich dir das Recht zugestehe, es zu sagen. Und ich lehne auch ab, wie du dich (und mich) in unserer Beziehung definierst‹« (a. a. O., S. 239). Bei stärker gestörten Familien, deren Kommunikation eher ins Psychotische gehe, würden alle Botschaften disqualifiziert und selbst offensichtlichere Besserungen des Verhaltens oder der körperlichen Gesundheit der Patientin ignoriert. In der Kommunikation würden in der Regel Vergangenheit und Gegenwart verwechselt (a. a. O., S. 240).

3. Das Führungsproblem: Als ein charakteristisches Merkmal der Eltern von Anorektikerinnen wird deren Widerwille beschrieben, selbst die Führung in der Familie zu übernehmen. »Vor allem hat jeder Elternteil das Bedürfnis, für seine Entscheidungen andere verantwortlich zu machen. Hier einige Beispiele:

Mutter: »Ich lasse sie keine Miniröcke tragen, weil ich weiß, dass ihr Vater sie nicht leiden kann.«

Vater: »Ich habe meine Frau immer unterstützt, weil ich glaube, dass es falsch wäre, ihr zu widersprechen« (a. a. O., S. 241).

Handlungen, Gefühlsäußerungen, Meinungen werden also niemals eigenen persönlichen Differenzen zugeschrieben, sondern stets den Bedürfnissen einer anderen Person. »Alle Entscheidungen werden zugunsten eines anderen getroffen« (a. a. O., S. 242). Dies gilt auch für die Patientin. Allerdings steht sie unter der Herrschaft ihrer Symptome. Von daher kann man keine Aufopferung für andere von ihr erwarten. Auf diese Weise bildet sich durch die Symptomatik eine Art von Führung heraus, eben durch die Krankheit. Die Krankheit führt, nicht die Patientin als Person.

Eine unserer Patientinnen besuchte am Wochenende immer ihre Familie. Der Einkauf und die Gerichte wurden völlig nach ihr ausgerichtet, obwohl das Essen allen anderen nicht schmeckte. »Sie würde ja gerne essen, alles, was wir auch mögen, aber sie kann ja nicht. Selbst wenn sie uns beim Essen zusieht, kann sie nicht mehr essen. Wir müssen alle dieselben Gerichte zu uns nehmen. Das ist nun mal die Krankheit«, so erläuterte der Vater das Verhalten der Familie.

4. Das Bündnisproblem: Dies stellt nach Mara Selvini Palazzoli das zentrale und schwierigste Problem in diesen Familien dar. »Es ist die Grundlage einer großen Zahl geheimer Regeln, die niemals erwähnt oder nur angedeutet werden dürfen und zahlreiche verzerrte Verhaltensmuster zur Folge haben« (a. a. O., S. 243). Offene Bündnisse von zwei Personen werden offensichtlich als Bedrohung erlebt und dementsprechend vermieden. Die Familienmitglieder benehmen sich so, als ob ein Bündnis zwischen Zweien ein Verrat an Dritten wäre. Besonders in dreiköpfigen Familien, aber auch andere Konstellationen sind hier denkbar, tritt das Arrangement der »Ehe zu Dritt« auf. Jedes Familienmitglied ist mit zwei Personen verheiratet: Die Mutter mit Mann und Patientin, der Vater mit Frau und Patientin und die Patientin mit Mutter und Vater. Die Patientin wird hier in eine parentifizierte oder Partnerersatzposition gedrängt. Beide Elternteile, vom jeweils anderen tief enttäuscht, ermutigen die Patientin heimlich, dessen Mängel auszugleichen. Die Patientin wiederum bemüht sich, ihre Sympathie gleichmäßig auf beide Elternteile zu verteilen. Sie will den jeweiligen Bündnisanforderungen gerecht werden. Infolge dessen haben die Patientinnen keine Möglichkeit bzw. Kraft, mit dem Erreichen der Adoleszenz ein eigenes Leben aufzubauen. Nach Beobachtungen von Mara Selvini Palazzoli und Mitarbeiterinnen treten Magersuchtssyptome gerade in dem Augenblick auf, in dem eine Veränderung droht, in dem das alte System heimlicher Bündnisse aufbricht, z. B. durch das Älterwerden von Geschwistern.

5. Das Schuldproblem: Weil sich jedes Familienmitglied in der Begründung seiner Handlungen auf den anderen beruft, sich also in den Hintergrund stellt, übernimmt niemand wirklich Verantwortung, wenn etwas nicht gelingt. »Die Mütter klagen sich vielleicht wegen der Krankheit der Tochter an, doch sie nehmen diese Selbstbeschuldigung sofort zurück, indem sie erklären, dass ihre Handlungsweise lediglich auf übergroßen Eifer und Hingabe zurückzuführen sei (wofür man sie nicht tadeln kann)« (a. a. O., S. 246). Kritik an konkreten Verhaltensweisen wird entweder energisch abgewehrt oder masochistisch-selbstaufopfernd verarbeitet. So kann die Bereitschaft erklärt werden, das Haus zu verlassen, wenn sich dadurch die Symptomatik der Patientin bessern könnte. »Dieser scheinbare Wille zur Selbstaufopferung ist eine verschleierte Bedrohung für die übrigen Familienmitglieder, was zur Folge hat, dass sie auf jede Kritik verzichten« (a. a. O., S. 246, 247). Die Väter können über Distanz und Passivität eventuell damit begründen, dass sie um des lieben Friedens und der Vernunft Willen in den Streit zwischen Mutter und Tochter nie eingegriffen hätten, um diesen nicht noch zu verschärfen. Die Patientin wiederum betont immer wieder, dass sie nichts gegen ihre Krankheitssymptome tun könne, da sie ja von dieser beherrscht werde. Auch sie kann nicht verantwortlich für ihr Verhalten gemacht werden.

6. Die Interaktion des Elternpaares: Diese stellt nach Mara Selvini Palazzoli (1984) ein weiteres wesentliches Problem dar. »Hinter der Fassade von Anständigkeit und ehelicher Einmütigkeit verbergen die Eltern im Allgemeinen eine tiefe Enttäuschung über den anderen, die sie auf keinen Fall zugeben, geschweige denn beheben können [...] Die Mütter betrachten sich als ›Seele vom Ganzen‹ – sie weihen sich völlig dem Wohle anderer, ihre Rechtschaffenheit und anerkannte Großzügigkeit verbieten jede Kritik an ihren ständigen Einmischungen [...] Die Väter wiederum betrachten sich stets als im Wesentlichen gute und anständige Männer. Nichts kann sie dazu bewegen, etwas anderes anzunehmen« (a. a. O., S. 247). Beide Elternteile scheinen sich als Opfer des jeweils anderen zu sehen. Während ein Elternteil das Opfertum eher verbal hervorhebt, betont ein anderer dies durch schweigenden Rückzug. Die Person, die es schafft, ihr Opfertum am stärksten zu betonen, ist in der Beziehung »oben«. Opfertum induziert in der Regel Schuldgefühle beim anderen. Zeigt ein Partner durch Opfertum Überlegenheit, versucht der andere, dies durch ein noch größeres Opfer auszugleichen. Dieser vordergründige Altruismus ist in Wirklichkeit ein Kampf um Gleichheit bzw. Überlegenheit. Mara Selvini Palazzoli spricht hier von einer »Symmetrie durch Opfer-Eskalation«. Von daher dürfen auch Bündnisse zwischen Eltern und Kindern, insbesondere zwischen Indexpatientin und einem Elternteil nicht offenkundig werden. Wer sich in einem offenen Bündnis mit einem Dritten befindet, fällt in der Opferposition zurück.

Die Patientin kann sich weder dem einen noch dem anderen Elternteil offen zuwenden. Versucht sie, sich aus dem Bündnissystem herauszubewegen, steht sie einem vereinten Paar gegenüber. Offene Kommunikation hierüber wird abgelehnt. *»In einem System, in dem die Wahrscheinlichkeit so groß ist, dass jede Kommunikation abgelehnt wird, scheint die Ablehnung von Nahrung in vollem*

Einklang mit dem Interaktionsstil der Familie zu stehen. Insbesondere stimmt sie völlig mit der Opferhaltung der Gruppe überein, in der Leiden im Spiel um Überlegenheit der beste Zug ist« (a. a. O., S. 250).

Die Anorexie bzw. deren Verstärkung und Aufrechterhaltung ist also in gewisser Hinsicht eine »logische« Konsequenz des Interaktionssystems.

Wesentliche Aufgabe der Familientherapie ist es, die Symmetrie durch Opfer-Eskalationen anzugehen, das Führungsproblem infrage zu stellen, indem das Äußern eigener Meinungen und das Zugestehen auch von Fehlgriffen und Versagen ermöglicht werden, sowie die heimlichen Koalitionen offen zu legen und so aufzubrechen.

5.3 Das Modell von Salvador Minuchin und Mitarbeiterinnen: Die »psychosomatische Familie«

Das bis heute einflussreichste Modell der Familienbeziehungen anorektischer Patientinnen legten Salvador Minuchin und seine Mitarbeiterinnen (1978, dt. 1983) vor. Hier, wie auch bei anderen Familien mit psychosomatischen Erkrankungen, sehen sie das Zusammenwirken einer Reihe von Mustern, wobei offen bleibt, inwieweit diese die Erkrankung verursacht bzw. mitverursacht haben. Wichtig ist, dass sich um die Erkrankung herum ein Problemsystem bildet, dessen Interaktionsbestandteile insgesamt die Erkrankung aufrechterhalten und eine Besserung behindern. Die Anorexie wird also Bestandteil einer Gesamtinteraktion, die es therapeutisch zu verändern gilt. Folgende Merkmale werden dabei als zentral genannt:

1. *Verstrickung:* Die Beziehungen sind extrem eng und intensiv, eben verstrickt oder verschmolzen. Die Grenzen zwischen den Personen sowie den Generationen sind eher schwach ausgebildet. Dies gilt auch für die Grenze zwischen der Kernfamilie und den Ursprungsfamilien der Eltern. Die gering ausgeprägten Grenzen innerhalb des Familiensystems korrespondieren oft mit einer starren Familien-Umwelt-Grenze. Die Familie selbst ist also eng miteinander verwoben, während von außen niemand so leicht hinein und auch niemand so leicht aus der Familie herauskommt.
2. *Überbehütung:* Diese drückt sich in einem unangemessenen Grad gegenseitiger Fürsorge aus. Diese Fürsorge beschränkt sich nicht auf die Patientin oder die Krankheit, was naheliegend wäre. Natürlich ruft ein dünnes Mädchen, das zudem die Nahrung verweigert und dabei ist, zu verhungern,

intensive Aufmerksamkeit und Besorgnis hervor. Insofern könnte die Überbehütung als Ausdruck der Erkrankung angesehen werden, ebenso wie die Verstrickung, und sich allmählich auf das gesamte Familienklima ausweiten. Klinische Beobachtungen sprechen dafür, dass diese Züge in einem gewissen Grade schon vor der Erkrankung da waren, auch wenn sie sich mit der Erkrankung noch einmal verschärfen.

3. *Rigidität:* Die Familien halten sehr starr an einem bestimmten Status Quo der Entwicklung und der Beziehungen fest. Gerade der Eintritt eines oder mehrerer Kinder in die Adoleszenz erfordert in der Regel Veränderungen auf allen Ebenen der Generationenbeziehungen, zwischen Eltern und Kindern, bei den Eltern als Paar, aber auch zwischen Eltern und Großeltern sowie Kindern und Großeltern. Diese Veränderungen werden in der Regel als Bedrohung oder Verlust erlebt, nicht als Chance oder Gewinn. Von daher wird die Notwendigkeit einer internen Veränderung verleugnet.
4. *Mangel an Konfliktlösungsfähigkeit:* Offene Konflikte werden in den Familien nicht direkt angesprochen und zwischen den beiden Konfliktpartnern gelöst. Konflikthaftes zwischen zwei Personen wird lediglich gegenüber einer dritten Person angesprochen. So kann der Vater einen Konflikt mit seinem Vater nicht diesem gegenüber ansprechen, sondern teilt den Inhalt seiner Tochter mit. Oder: Die Mutter hat ein Problem mit der Indexpatientin, teilt dies aber der Schwester mit und klärt es nicht direkt mit der Patientin. Manchmal findet in Familiengesprächen bei den »heiklen Themen« ein Themenwechsel statt. Manchmal wird ausweichend geantwortet oder ein Konfliktpartner verlässt die Szene. Oder aber Konflikte werden durch exzessive Selbstbeschuldigung im Keim erstickt (vgl. hierzu die Ausführungen zur Schuldproblematik bei Selvini Palazzoli im vorhergehenden Abschnitt). Konflikte können auch ganz verschwiegen werden und so über Jahre oder Jahrzehnte ohne Lösung vor sich »hinschmoren«. Die Magersuchtsymptomatik verschärft diese Problematik zumindest. Oft besteht die Angst, durch offene Konfrontation oder »Streit« die Patientin so zu belasten, dass sie »noch mehr hungern muss«.
5. *Triangulierung als Einbeziehung des Kindes in elterliche Konflikte, Eltern-Kind-Koalition und Umgehung von Konflikten (»detouring«):* Hier handelt es sich nicht um eine positive Triangulierung im psychoanalytischen Sinne, durch die ein Dritter die Loslösung aus einer symbiotischen Verstrickung ermöglicht, sondern um die Einbeziehung eines Dritten in ein oft unterschwellig spannungsgeladenes dyadisches System zu dessen Stabilisierung. Der Dritte wird also zur Stützung und nicht zur Ablösung benötigt.

Hier fungiert das Kind in der Rolle des Partnerersatzes und/oder parentifiziert. Beide Eltern bemühen sich um ein Bündnis mit der Indexpatientin. Es handelt sich also um eine »Ehe zu Dritt« nach Selvini Palazzoli oder auch ein, wie es einige Familientherapeuten nennen, »perverses Dreieck«. In einer Eltern-Kind-Koalition verbündet sich das Kind mit einem Elternteil gegen einen anderen. Dies ist dann offenkundig. Bei dem Problem des »detouring« werden Konflikte umgangen, indem die Eltern ihre Probleme nicht klären, weil sie dem »kranken Kind« helfen möchten. Als einziges Familienproblem wird die Anorexie der Tochter ausgegeben, andere Probleme oder Konflikte scheinen nicht zu bestehen.

5.4 Die Mehrgenerationenperspektive

Bereits Hilde Bruch (1980, 1991) beschrieb ein ähnliches Bild der Familie anorektischer Patientinnen, wie es Selvini Palazzoli und Minuchin und Mitarbeiter taten: harmoniebetont, konfliktvermeidend, eng verstrickt, über Dritte kommunizierend, dabei die Werte der oberen Mittelschicht betonend und perfektionistisch.

Sperling (1965) sowie Sperling und Massing (1970, 1972) beschrieben in den Familien anorektischer Patientinnen eine depressive Grundstimmung mit einer Affektarmut und ebenfalls engen Beziehungen, wobei Altruismus und Verzicht betont werden, insbesondere durch die Frauen. Häufig findet sich mehrgenerational eine Schuld- und damit verbunden eine Verlustproblematik. Trennung erscheint dann als bedrohlich, sogar als tödlich bedrohlich und/oder als mit schwerer Schuld verbunden. Entwicklung kann in dieser Sichtweise nur als auf Kosten anderer stattfindend erlebt werden. Das Einhalten von Leistungsanforderungen bannt Ängste vor Versagen und Untergang. Sexualität wird als bedrohlich erlebt, Askese als Schutz. Loyalitätsbindungen über die Generationen hinweg sind stark (Weber u. Stierlin, 1989). Oft spielen die Großmütter eine zentrale Rolle.

Das familiär tradierte Über-Ich hebt vor allen Dingen Harmonie, Aggressionsfreiheit, Verbundenheit, Aufopferung und Verzicht hervor. Im Ich-Ideal dominieren Leistung, Perfektion und Selbstkontrolle. Verneinen, Abstreiten und Bagatellisieren spielen in der Abwehr eine wesentliche Rolle. Gefühlsregungen, insbesondere das Äußern heftiger Affekte wird oft blockiert. Die Familien kommunizieren häufig gedämpft, »rational« oder »sachlich«. Dementsprechend sind Affektblockierungen, Affektisolierung nicht nur bei der Patientin sondern auch bei den anderen Familienmitgliedern zu finden, ebenso die Verschiebung von Konflikten auf Nebensächlichkeiten, Äußerlichkeiten oder auch das Essen. Der Abwehrstil kann insgesamt als zwanghaft-vermeidend gekennzeichnet werden. Zudem spielen Altruismus und auch lähmende Selbstbeschuldigungen eine deutliche Rolle (siehe hierzu die Ausführungen bezüglich dem Umgang der Schuldproblematik bei Selvini Palazzoli, 1984). Die spätere Patientin trägt in ihren Konflikten um das Frau-Werden häufig die Last mehrerer Generationen. In der Anorexie zeigen sich die verborgenen Themen der Familie.

Die 13-jährige Julia wurde uns mit der Frage einer ambulanten Behandlung oder stationären Aufnahme bei einem BMI von knapp 14 vorgestellt. Gebracht wurde sie von ihrer 70-jährigen Großmutter sowie ihrer 40-jährigen Mutter. Sie war vorher wegen einer Zwangssymptomatik in Behandlung gewesen. Diese hatte sich nicht gebessert. Die anorektischen Symptome waren seit ca. einem halben Jahr hinzugekommen. Sie hatte zunehmend die Nahrung verweigert, ohne dass ein Grund hierfür zunächst erkennbar war. Die Indexpatientin lebte mit ihrer Mutter in einer Wohnung im Haus der Großmutter mütterlicherseits. Die Mutter war als Krankenschwester in Wechselschicht berufstätig. Die Großmutter war Architektin und hatte mit ihrem Ehemann, dem Großvater der Patientin, ebenfalls Bauingenieur, eine größere Baufirma geführt, die nun der Bruder der Mutter übernommen hatte und in der sie teilweise noch mitarbeitete.

Während der Gespräche wurden massive Konflikte zwischen der Mutter und der Großmutter deutlich. Die Großmutter mischte sich sehr stark in die Erziehung von Julia mit ein. Sie achtete morgens darauf, dass sie rechtzeitig aufstand, um den Schulbus nicht zu verpassen. Nachmittags kontrollierte sie ihre Hausaufgaben, brachte sie zur Nachhilfe und zum Musikunterricht und achtete darauf, dass spätestens ab 22 Uhr das Licht in Julias Zimmer gelöscht war. Ganz offenkundig betrachtete sie ihre Tochter, die Mutter von Julia, als unfähig zur Erziehung, zu weich, zu nachgiebig.

Die Mutter hatte entgegen den Wünschen ihrer Mutter und im Gegensatz zu ihren Brüdern, die beide studiert hatten, das Gymnasium vorzeitig verlassen und später mit Mühe die Mittlere Reife erreicht. Eine Ausbildung zur Rechtsanwaltsgehilfin hatte sie abgebrochen, sich stattdessen mit einem offensichtlich arbeitsgestörten Studenten zusammengetan, der schon mehrere Jahre erfolglos an einem Dissertationsprojekt in einer slawischen Sprache herumlaborierte. Von diesem Mann wurde die Mutter schwanger. Sie heiratete ihn gegen den erklärten Willen ihrer Mutter und zog mit ihm zusammen. Da ihr Ehemann weder mit seiner Dissertation vorankam, noch einer geregelten beruflichen Tätigkeit nachging, war die junge Familie weitgehend auf die Unterstützung der Familie der Mutter angewiesen. Während ihr Vater, der Großvater der Indexpatientin, dem »Beziehungs-Projekt« neutral bis halbwegs wohlwollend gegenüberstand, sich mit offener Kritik oder gar Verurteilungen der Tochter oder des Schwiegersohns zurückhielt, machte die Großmutter der Patientin keinen Hehl aus ihrer Ablehnung der »Mèsalliance« und ihrem Abscheu dem Schwiegersohn gegenüber, der zunehmend in Untätigkeit, Alkoholismus, depressive und Angstzustände abglitt, schließlich lange Zeit stationär und ambulant psychiatrisch behandelt wurde, ohne dass dies einen nennenswerten Effekt hatte. Die desolate Ehesituation der Mutter der Indexpatientin führte zu zunehmenden Auseinandersetzungen zwischen den Partnern, die auch handgreiflich ausgetragen wurden und die Indexpatientin offensichtlich sehr ängstigten. Auf Drängen ihrer Eltern zog die Mutter schließlich aus der ehelichen Wohnung aus und mit Julia in eine Dachwohnung im elterlichen Hause zurück. Sie begann eine Krankenpflegeausbildung, wobei Julia hauptsächlich von ihrem Großvater betreut wurde, zu dem sie ein enges, herzliches Verhältnis hatte. Dieser kochte auch und aß mit ihr gemeinsam. Der Vater von Julia versackte immer stärker in Depressionen und Alkoholismus. Er hielt aber engen Kontakt zur Familie, indem er täglich oder sogar mehrfach täglich anrief, entweder Julia oder ihrer Mutter oder beiden von seinen Ängsten und Schwierigkeiten berichtete. Julias Mutter fühlte sich weiterhin verantwortlich für ihren Ex-Ehemann, von dem sie sich schließlich scheiden ließ. Sie hatte weiterhin zu ihm ein ko-abhängiges Verhältnis, indem sie ihm z. B. Alkohol kaufte. Er hatte inzwischen seinen Führerschein verloren, ein Auto konnte er sich schon lange nicht mehr leisten, von daher bestanden Transportschwierigkeiten bezüglich der Bierkisten, die er im Laufe der Woche konsumierte. Auch Julia fühlte sich immer wieder angesprochen, sich die Sorgen ihres Vaters anzuhören, was sie sehr stark belastete. Die Großmutter drängte auf Kontaktabbruch, was aber die Mutter verweigerte.

Schließlich starb der Großvater recht plötzlich knapp 70-jährig an Herzversagen. Wie sich später herausstellte, fiel dies mit dem Beginn der Magersuchtentwicklung von Julia zusammen, die nunmehr in der Familie nur noch wenig Rückhalt hatte. Mit der »schwachen Mutter« mochte sie sich ebenso wenig identifizieren wie mit der rigiden, hart wirkenden, leistungsorientierten Großmutter. Mit dem jüngeren Bruder der Mutter und dessen Ehefrau, die in der Nachbarschaft wohnten und die Baufirma der großelterlichen Familie weiter betrieben, fand sie etwas Rückhalt und Zuflucht.

In die Familiengespräche wurde auch der Bruder der Mutter einbezogen. Im Gegensatz zur Mutter von Julia, seiner Schwester, wagte er es, sich offener gegen seine Mutter zu positionieren. Julias Mutter äußerte Kritik gegenüber der Großmutter höchstens gegenüber Julia, was diese in sehr starke Loyalitätskonflikte gebracht hatte. Der bisher sehr konfliktvermeidende Interaktionsstil brach etwas auf. In den Gesprächen wurden nun die mehrgenerationale Wiederholung, die Bedeutung der Schuld und der Leistungsthematik klarer: Die Großmutter stammte aus einem großen ländlichen Gärtnereibetrieb. Dieser wiederum war bereits über mehrere Generationen vererbt worden. Sie hatte eine jüngere Schwester. Vom Vater wurde entschieden, dass die Großmutter wegen ihrer außerordentlichen schulischen Begabung das Abitur machen durfte, der Betrieb sollte dann unter Suchen eines geeigneten Ehepartners von der jüngeren Schwester der Großmutter übernommen werden. Aufgrund der Entscheidung ihres Vaters (des Urgroßvaters der Indexpatientin) kam die Großmutter zu einer alleinstehenden Tante in einer nahe gelegenen Großstadt, die selbst Lehrerin war und sie unter ihre Fittiche nahm. Diese Tante trainierte sie erfolgreich auf schulische Leistung, insbesondere auch in den Fächern Mathematik und Physik, sodass ein Studium möglich wurde. Die Großmutter begann daraufhin ein Bauingenieursstudium, währenddessen sie auch ihren späteren Ehemann kennenlernte. Die Schwester der Großmutter heiratete einen Mann, der zunächst zur Weiterführung der Gärtnerei als geeignet erschien, sich dann aber zunehmend als »Fehlbesetzung« erwies und vom Vater der Großmutter (dem Urgroßvater der Indexpatientin) entsprechend abgewertet wurde. Dieser Mann hatte offensichtlich ein massives Alkoholproblem. In der Ehe zwischen ihm und der Schwester der Großmutter sei es auch zu einer Reihe von tätlichen Auseinandersetzungen gekommen. Sowohl die Urgroßeltern als auch die Großmutter drängten die Schwester zur Scheidung, die schließlich erfolgte. Mit der Ehe allerdings zerbrach anscheinend auch die Gesundheit der Schwester, die einige Jahre später sehr elend an Bauchspeicheldrüsenkrebs starb. Der Gärtnereibetrieb musste an einen entfernten Verwandten verkauft werden.

Therapeut zur Großmutter: »Sie konnten also gehen, weil die Schwester blieb. Eine von ihnen musste bleiben.«

Großmutter: »Ja, das war damals so. Das wurde bestimmt. Ich hatte Glück.«

Therapeut: »Ja, und Ihre Schwester nicht. Eine unglückliche Ehe, dann die schwere Erkrankung. Hinterließ das bei Ihnen nicht auch ein unangenehmes Gefühl?«

Großmutter: »Ja, ich fühlte mich sehr verantwortlich für meine Schwester, versuchte ja auch, einzugreifen, sie aus der desolaten Ehebeziehung herauszuholen, da einen Schlussstrich zu ermöglichen. Allerdings war das Ganze schon zu weit fortgeschritten. Auch die Erkrankung war vermutlich schon da, blieb aber wegen der Konflikte unerkannt.«

Therapeut: »Und eine ähnliche Katastrophe sollte in der Familie nicht noch einmal passieren?«

Großmutter: »Ja, genau. Meine Tante hatte mir beigebracht: ›Du musst unabhängig sein. Du musst einem Mann jederzeit zeigen können, wo die Tür ist. Du musst selbstständig sein, Dich auf Dich selbst verlassen können. Sonst wirst Du schnell abhängig, zum Spielball.‹«

Bruder der Mutter: »Ja, genau, wie Deine Schwester, Tante Klara. Die stand zwischen ihren Eltern und dem trinkenden Ehemann, konnte sich von beiden nicht lösen. Und dann hast Du (zur Großmutter gewandt) ja Deine Tante ins Haus geholt, weil Du im Betrieb mitarbeiten wolltest.«

Großmutter: »Ja, ich wollte im Betrieb mitarbeiten. Mein Mann und ich, wir haben den gemeinsam aufgebaut. Ich bin sehr oft auf den Baustellen gewesen, habe mich mit Bauarbeitern und auch mit Lieferanten auseinandergesetzt. Mein Mann war zwar gut in der Planung, aber er konnte sich oft nicht genügend durchsetzen, z. B. wenn Termine nicht eingehalten wurden. Er traute sich oft nicht, entsprechend Druck zu machen. Das musste ich dann übernehmen. So kam der Betrieb dann auch ins Florieren. Wir hatten eigentlich eine gute Arbeitsteilung. Er mehr die Planung nach innen. Ich die Vertretung nach außen. Es hat uns über manche Schwierigkeiten hinweggerettet. Davon profitieren heute alle, durch die Immobilien, die wir haben und natürlich auch durch das Geld.«

Therapeut: »Ja, und dann haben Sie Ihre Tante, die Sie auch schulisch betreut hat, bei der Sie eine Weile gelebt hatten, ins Haus geholt …?«

Jetzt schaltet sich die Mutter von Julia ein: »Ja, um mich zu erziehen. Tante Thekla war äußerst streng. Sie schlug auch. Manchmal hat sie mich richtig mit dem Kochlöffel durchs Haus verfolgt. Ich war oft sehr wütend. Hab dann einfach nichts gemacht. Druck erzeugt nun mal Gegendruck. Schließlich habe ich die Schule ja auch abgebrochen.«

Großmutter: »Da war Tante Thekla ja auch schon tot.«

Mutter von Julia: »Auch wenn sie weiter gelebt hätte, hätte es nicht geklappt.«

Therapeut (zur Großmutter gewandt): »Das Rezept, das bei Ihnen gewirkt hat, hat bei Ihnen (zur Mutter von Julia gewandt) nicht mehr gewirkt. Im Grunde hat sich da ja etwas Ähnliches wiederholt wie mit Ihrer Schwester (auch wieder zur Großmutter gewandt). Hier ist eine Ehe gescheitert, wenn auch nicht mit ganz so desaströsen gesundheitlichen Folgen. Ihre Tochter konnte den Betrieb nicht übernehmen.«

Großmutter: »Das hat ja dann schließlich mein Sohn gemacht.«

Bruder der Mutter: »Ja, ich hab den Betrieb dann übernommen. Aber ich habe auch gesehen, wie sehr meine Schwester gelitten hat und wie sie um Selbstbehauptung kämpfte, ohne dass dies funktionierte. Natürlich ist das eine Niederlage, wieder nach Hause zurückkehren zu müssen, unter diesen Umständen.«

Therapeut: »Und Julia sitzt nun dazwischen, muss ihren Weg aus all dem herausfinden. Welchen Weg soll sie gehen, den der Großmutter? Den der Mutter? Einen ganz anderen?«

Bruder der Mutter: »Alles nicht so erstrebenswert.«

Julia: »Was ich hier heute alles erfahre. Das ist mir fast zu viel. Das muss ich erst einmal verdauen.«

Therapeut: »Ja, das ist eine ganze Menge, da den Weg zu finden, ist sicher schwer. Magersucht ist manchmal der Versuch, die Zeit anzuhalten, sich nicht mehr weiterzuentwickeln, weil man nicht weiß, wie es eigentlich weitergehen soll. Schließlich spielt ja auch noch eine Rolle, dass Dein Großvater vor einem halben Jahr verstorben ist. Der war ja eher ausgleichend. Ihr habt ja auch zusammen gegessen. Aber das ist ein Thema, das wir uns für weitere Sitzungen aufsparen sollten, wie das gewirkt hat.«

In diesen Mehrgenerationengesprächen ist das Dilemma von Julia bezüglich ihrer weiblichen Orientierung deutlich geworden. Sie hat kein Vorbild, das Weiblichkeit und Mütterlichkeit mit Selbstständigkeit, auch mit Sexualität, die ihr bei ihr gerade erwacht, verbindet. Bei der Großmutter scheint Sexualität eher Pflichterfüllung gewesen zu sein (man zeugt Nachkommen, auch »Stammhalter«), für die Mutter führte die Sexualität in eine desaströse Bindung, in die wiederum Julia bei dem damaligen Stadium der Behandlung noch eng verstrickt war.

In den folgenden Gesprächen positionierte sich die Mutter dann deutlicher gegenüber der Großmutter, übernahm mehr die Mutterrolle. In parallelen Einzelgesprächen wurde mit Julia an ihrem Körperbild und ihren Problemen mit

Gleichaltrigen gearbeitet. Sie nahm im Zuge der Therapie kontinuierlich an Gewicht zu, sodass ein anfangs ins Auge gefasster Klinikaufenthalt nicht mehr notwendig war. Die Abgrenzung gegenüber der Großmutter durch den Kampf um das Essen entfiel allmählich und sie konnte einige andere Schritte der Verselbstständigung gehen.

5.5 Die Funktion der Anorexie im Familiensystem

In der einmischend-restriktiven Familiendynamik wird eine Zurückweisung des Essens eine Zurückweisung der Beziehung.

Aus der interaktionellen familiendynamischen Perspektive kann Anorexie somit als Lösungsversuch für die wesentlichen interpersonellen, auch mehrgenerationalen Konflikte angesehen werden, in denen die Patientin steckt. Mit der Symptomatik schlägt sie »mehrere Fliegen mit einer Klappe« (Cierpka u. Reich, 2010, S. 175):

- Die Patientin begehrt gegen die Eltern auf, ohne rebellisch zu wirken, sie ist ja »krank« und kann daher nichts für die Verweigerung des Essens.
- Sie rächt sich an der Familie, ohne rachsüchtig zu wirken; denn sie ist ja nicht offen aggressiv gegenüber den Familienmitgliedern, außer, wenn es ums Essen geht.
- Sie erklärt in der Regel ausdrücklich, dass ihre Eltern nicht an ihrem Zustand schuld sind, lässt dies aber vage vermuten, da Außenstehende unwillkürlich denken: »Was ist denn da in der Familie los, dass das Mädchen so verhungert aussieht?« Das heißt, die Patientin klagt an, ohne anzuklagen.
- Sie stürzt die Familie in eine Krise, in der eigentlich Veränderung gefordert ist, gleichzeitig bleibt die alte Balance gewahrt, es darf sich nichts verändern. Veränderungen könnten die Symptomatik verschärfen.
- Sie verkleistert mögliche Risse in der Beziehung ihrer Eltern, indem sich diese in Sorge um sie vereinigen und eigene Kontroversen zurückstellen müssen.
- Mit dem Hinweis, Opfer einer geheimnisvollen Krankheit zu sein, kann sie nun auch Opfer von den anderen verlangen, ohne dass sie Schuldgefühle haben muss, denn sie leidet ja, durch die offensichtliche Abmagerung sogar mehr als alle anderen.
- Sie grenzt sich von der Familie ab, ohne sich trennen zu müssen. Die Familie rückt enger zusammen, gleichzeitig wird Distanz hergestellt.

Auf diese Weise erfüllt die Magersucht ihre »dialogische Funktion« (Richter, 1965).

5.6 Empirische Studien zu den Familienbeziehungen von Anorektikerinnen

Empirische Studien zu den Familienbeziehungen bei Anorexie belegen zum Teil die klinischen Beobachtungen. Eindeutige Persönlichkeitsprofile bei Eltern von Anorektikerinnen konnten nicht gefunden werden (Amianto et al., 2013).

Allerdings konnten Crisp, Harding und McGuiness (1974) zeigen, dass sich der psychoneurotische Status der Eltern in Familien (z. B. Depressionen der Mütter) verschlechterte, als die magersüchtigen Töchter ihr ursprüngliches Gewicht wieder erreicht hatten. Dies stützt die Hypothese der Konfliktumleitung durch die anorektische Symptomatik. Zudem bestehen in Familien anorektischer Patientinnen erhebliche Probleme mit den interpersonellen Grenzen (Goldstein, 1981; Kog u. Vandereycken, 1989). Diese Familien zeigen in empirischen Untersuchungen folgende Merkmale (vgl. Cierpka u. Reich, 2010; Reich, 2005, 2015 u. die dort zitierte Literatur):

- eine stärkere Konfliktvermeidung als nicht-essgestörte und bulimische bzw. normale Vergleichsfamilien;
- eine Behinderung der Ablösung der Patientinnen von der Familie durch die Mütter;
- eine stärkere Rigidität, Überfürsorglichkeit und Verstrickung als in Familien von nicht-essgestörten Jugendlichen;
- eine höhere Leistungsorientierung und einen stärkeren Perfektionismus als Familien von nicht-essgestörten Jugendlichen;
- höhere Erwartungen an und stärkerer Kontrolle der Anorektikerinnen durch ihre Eltern im Gegensatz zu ihren gesunden Geschwistern;
- mehr Sorgen um Aussehen und Gewicht bei den Müttern;
- eine starke Fokussierung auf das Essen und Rigidität im Essverhalten;
- eine geringere Selbstbestimmtheit bei Müttern, Vätern und Patientinnen als in einer normalen Vergleichsgruppe;
- oft ein unsicher-vermeidender Bindungsstil.

Das Ausmaß der Symptomatik korreliert mit der elterlichen Kontrolle. Mehrgenerational besteht ein Zusammenhang mit der mangelnden Fürsorge der Großmutter gegenüber der Mutter (Canetti et al., 2008).

Auch nach der Beseitigung der Anorexie erleben ehemalige Patientinnen die Familienbeziehungen als komplizierter und weniger befriedigend als nicht essgestörte Probandinnen. Der Krankheits- bzw. Besserungsverlauf und die Qualität der familiären Beziehungen hängen zusammen (Wewetzer et al., 1996). Anorektikerinnen neigen allerdings dazu, ihre Kindheit insgesamt als unbelasteter darzustellen als Bulimikerinnen und depressive Frauen (Webster u. Palmer, 2000). Insgesamt zeigt sich in Familien von Anorektikerinnen eine Tendenz zu einem kontrollierten, affektiv zurückgenommenen Familienstil. Diese erscheinen als »konsensus-sensitiv«.

Bei Anorexien mit schlechtem Ausgang verändern sich die Familie und die enge Bindung an diese oft nicht. Tödliche Ausgänge bei anorektischen Patientinnen werden vor allem dann beobachtet, wenn zur Familie kein Kontakt hergestellt werden konnte (Grolnick, 1972; Petzold, 1979). Scharfe Polarisierungen zwischen Patientinnen und Eltern sowie elterliche Kritik und Abwertung gegenüber den Patientinnen tragen ebenfalls zu einer schlechten Prognose bei (Eisler et al., 2000). Familien, in denen die Patienten sich deutlich verbessern, zeigen oft ein geringeres Ausmaß an Verstrickung (Wallin u. Kronvall, 2002).

Das gemeinsame Auftreten einer voll ausgeprägten Anorexie und einer ebensolchen Bulimie deutet auf eine schwere Störung hin. Dementsprechend ähneln Familien bulimischer Anorektikerinnen in den meisten Untersuchungen denen von Bulimikerinnen: Sie zeigen ein stärker beeinträchtigtes allgemeines Funktionieren, mehr Konflikte und negative Gefühle als die von Anorektikerinnen.

5.7 Ein Familienmodell der anorektischen Essstörungen

Modell 1 auf der nächsten Seite fasst die bisherige Darstellung zu den familiären Einflüssen zusammen.

Wie in Kapitel 4.4 ausgeführt, zeigen Beobachtungen und Studien, dass die Fokussierung von Familien auf Essen, Gewicht und Aussehen zu einer starken Körperunzufriedenheit beiträgt. Dies verstärkt die bestehenden soziokulturellen Muster (Kap. 2). Diese spezifischen Faktoren wirken sich durch die mangelnde positive Besetzung des weiblichen Körpers direkt auf das Essverhalten aus. Sie treten in Wechselwirkung mit den beziehungsdynamischen Problemen in den Familien, der Grenzenproblematik, den Schwierigkeiten bei der Konfliktklärung, der Affektabwehr und dem Umgang mit Perfektionsansprüchen und der Schuldproblematik. Aus diesen Faktoren ergeben sich die typischen Konflikte um Macht bzw. Ohnmacht, um die Selbstgrenzen und um den Selbstwert, die nun mit der Körperproblematik interagieren. Der affektiv eingeschränkte, einmischend-restriktive Familienstil fördert diese Prozesse weiter, sodass die »Lösung« wie oben beschrieben in der Anorexie gesucht wird.

Modell: Familiendynamik der Anorexie

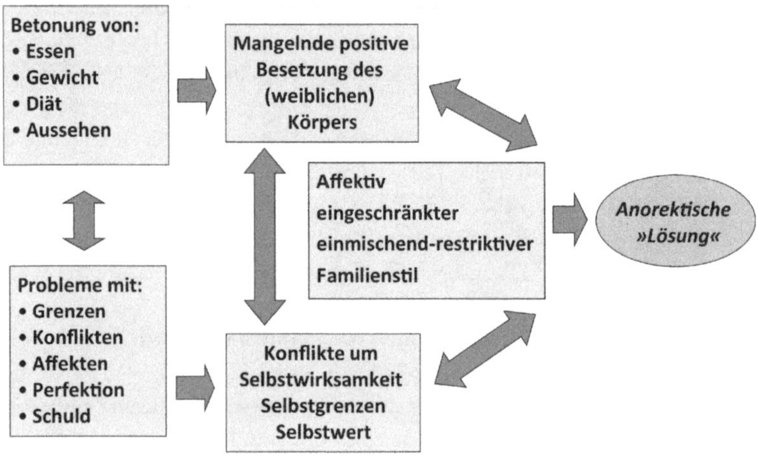

5.8 Geschwister – die horizontale Ebene der Familiendynamik

»Für die *fünf Kinder* einer *Familie* gibt es *fünf Familien*«, schrieb der englische Kinderarzt und Psychoanalytiker Winnicott (1990, S. 146). Damit weist er auf die Komplexität familiärer Beziehungen und auf die verschiedenen Wahrnehmungen und Erfahrungen von Heranwachsenden hin – eben auch innerhalb einer gemeinsamen Familie. Die fünf Geschwister einer Familie nehmen aber nicht nur die Familie unterschiedlich wahr, sie entwickeln sich entsprechend auch sehr unterschiedlich. Warum bewältigt das eine Kind die Entwicklungsaufgaben scheinbar mühelos, während das andere »es schon immer schwer« hatte? Warum entwickelt die eine Tochter eine Magersucht, während sich die andere offenbar »robust« schwierigen Situationen entgegenstellt und kritische Phasen der Entwicklung übersteht, ohne Symptome zu entwickeln?

Geschwister teilen das genetische Erbe und einen guten Teil gemeinsamer Erfahrungen (»shared environment«). Zur Erklärung der Unterschiedlichkeit zwischen Geschwistern wird oft das »nonshared-environment« (Plomin u. Daniels, 1987) herangezogen. Cierpka (2015) arbeitet heraus, dass Kinder innerhalb einer Familie sehr unterschiedlichen Prozessen unterworfen sind und diese auch ganz unterschiedlich gestalten, z. B. indem sich Geschwister nicht nur miteinander identifizieren, sondern auch de-identifizieren (und damit zu Differenzierungen beitragen) und auch die Eltern sowohl bewusst wie auch unbewusst an der Entstehung nicht nur von Gemeinsamkeiten, sondern eben auch von Unterschieden beitragen. Die Betrachtung der Geschwisterbeziehung erweitert und betont die horizontale Ebene innerhalb einer Familie.

In den letzten 20 Jahren hat das Interesse an Geschwisterbeziehungen zugenommen (Sohni, 2011, 2015a, 2015b), diese wurden zunehmend auch psychoanalytisch konzeptualisiert (Adam-Lauterbach, 2013, 2015).

Die empirische klinische Forschung hat sich bisher kaum mit Geschwisterbeziehungen beschäftigt. Vandereycken und van Vreckem sprechen von der »forgotten group« (Vandereycken u. van Vreckem, 1992). Im Zusammenhang mit einer anorektischen Essstörung sieht es genauso aus: Geschwister stehen selten im Fokus.

Dimitropoulos et al. (2013) untersuchten stationär behandelte Anorektikerinnen und ihre Geschwister bezüglich der nicht-geteilten Erfahrungen und der Familienfunktionalität. Sie fanden, dass die Patientinnen eifersüchtiger waren als ihre Geschwister, während die Geschwister sich sozial besser unterstützt fühlten. Aufgrund des starken Einflusses der Anorexie auf die Familienfunktionalität plädieren die Autoren für familienbasierte und auch gezielt geschwisterbasierte Interventionen in der Therapie.

Anorektikerinnen fühlen sich oft sozial isoliert, auch von ihren Geschwistern (Bachner-Melman, 2005; Murphy et al., 2000). Sie entwickeln in der Kindheit häufiger internalisierende Verhaltensprobleme als diese (Adambegan et al., 2012) und empfinden weniger emotionale Verbundenheit in der Familie (Huemer et al., 2012).

Nicht nur die vorhandenen empirischen Forschungsergebnisse, auch unsere klinische Erfahrung spricht für die immense Bedeutung von Geschwisterbeziehungen für die Entwicklung, Aufrechterhaltung und Behandlung der Anorexie, wobei im mehrgenerationalen Kontext, wie im oben skizzierten Fallbeispiel von Julia und auch in der Genogrammarbeit immer wieder Tradierungen von Geschwisterbeziehungen auffallen. Geschwister können helfen, die Genese der Erkrankung zu verstehen, und die Behandlung unterstützen. Außerdem tut es vielen Geschwistern von Anorektikerinnen ebenfalls gut, sich mit ihrer Familie auseinanderzusetzen, denn die Folgen einer so schweren Erkrankung wie der Anorexie treffen auch sie. So legen wir großen Wert darauf, Geschwister in die Behandlung anorektischer Patientinnen möglichst regelmäßig einzubeziehen. Dabei sind wiederkehrende Konstellationen zu beobachten, die im Folgenden skizziert werden sollen.

Geschwister als Verbündete

Geschwisterbeziehungen können sehr tragend und unterstützend sein, da Hilfe und Unterstützung von Geschwistern leichter und besser angenommen werden kann als von den Eltern, weil es sich um Beziehungen unter Gleichen, also einer Generation handelt (Sohni, 1999). Kinder lernen von älteren Geschwistern viele Dinge wie nebenbei und Geschwister verstärken die Kinderposition innerhalb einer Familie, können mit bzw. für die anderen Kinder verhandeln und bieten sich als Bündnispartner an.

> Eine junge Frau, die gerade die Schule abgeschlossen hat, Meggie, meldete sich in großer Sorge bei uns. Eine ihrer Schwestern sei stark abgemagert und verweigere jede Hilfe. Es stellte sich heraus, dass Meggie ein Geschwister von Vierlingen ist – von drei Schwestern und einem Bruder. Die Eltern hatten sich nach Jahren eines unerfüllten Kinderwunsches medizinisch behandeln lassen und schließlich Vierlinge bekommen. Alle Geschwister seien eher zart gebaut. Alle vier Geschwister stünden sich sehr nahe – besonders die drei Schwestern hätten immer zusammengehalten. Besonders nach der Trennung der Eltern, die im Grundschulalter der Kinder vollzogen wurde, seien die Kinder nahe zusammengerückt. Die Trennung erfolgte plötzlich. Die Mutter blieb mit den Kindern zurück, ohne neue Partnerschaft, mit erheblichen finanziellen Schwierigkeiten und immer wieder starken Stimmungseinbrüchen. Aufgrund von Arbeitsplatzwechseln der Mutter und Schwierigkeiten im Wohnumfeld, z. B. mit Vermietern, gab es mehrere Umzüge in verschiedene Städte. Diese verstärkten den Zusammenhalt. Der Kontakt zum Vater blieb eher spärlich, zumal es Konflikte um Unterhaltszahlungen gab. Lediglich eine der Schwestern, Paola, hielt etwas engeren Kontakt zu ihm und seiner neuen Familie.
>
> Während ihr Bruder in der Pubertät verstärkt eigene Wege gesucht habe, seien die drei Schwestern immer sehr eng zusammengewesen. Sie schmissen gemeinsam den Haushalt, erledigten auch Behördengänge für die überlastete Mutter und unterstützten den Bruder in der Schule. In der elften Klasse

hätten sie jedoch »gemeinsam« beschlossen, alle drei ins Ausland zu gehen, in verschiedene Länder. Eine Schwester brach den Auslandsaufenthalt ab und kehrte nach sechs Wochen zur Mutter zurück, die zwei anderen blieben ein Jahr. Meggie fühlte sich enorm bereichert durch das Jahr »alleine«, die andere Schwester, Paola, kam abgemagert zurück. Wieder zu Hause hatten es alle schwer, erneut zusammenzuwohnen. In den letzten beiden Schuljahren waren alle bemüht, an die alte Nähe anzuknüpfen, was nicht gut gelang.

Die Mutter versuchte anscheinend, ihre depressive Verstimmung über ein »In-die-Arbeit-Stürzen« zu kompensieren. Bereits auf die Ankündigung der Auslandsaufenthalte aller drei Töchter hat sie mit starken Verlustgefühlen reagiert. Sie versuchte, sich dies alles nicht anmerken zu lassen; die starken Gefühlsschwankungen seien aber »auch in der Ferne« spürbar gewesen.

Im Gespräch mit Meggie wurde die Verbundenheit zwischen den Schwestern sehr deutlich. Dies wurde von uns mehr als Ressource gewürdigt und weniger als Folge einer Parentifizierung problematisiert. Durch ihr Engagement konnten Familiengespräche eingeleitet werden, die es Paola ermöglichten, eine erste Krankheitseinsicht zu entwickeln. An ihrem späteren Studienort suchte sie sich eine Einzeltherapie. In den Familiengesprächen wurde die Verbundenheit der Schwestern, der Kinder insgesamt und dieser mit der Mutter sehr deutlich. Autonomie- und Abgrenzungswünsche wurden nur zögernd geäußert. Diese waren »ungewohnt« und mit der alle erschreckenden und überraschenden Trennung der Eltern assoziiert. Während Meggie vom Auslandsaufenthalt profitierte, die dritte Schwester, Carolina, diesen rasch abbrach, fühlte sich Paola in mehrfacher Hinsicht überfordert. Sie wurde von ihrer Gastschwester immer wieder ausgegrenzt, traute sich aber nicht zu zeigen, wie sehr sie darunter litt. Sie versuchte, in der Schule und im Turnen Höchstleistungen zu erbringen, »um es den anderen zu zeigen«, was ihre schwierige Situation aber nur noch verstärkte. Schlussendlich hatte sie auch ein schlechtes Gewissen, die Mutter verlassen zu haben. Dies war anscheinend stärker als bei den anderen, da sie den engsten Kontakt zum Vater hatte. Sie fühlte sich zum Teil »wie der Vater«, der die Mutter so schmählich verlassen hatte. So begann sie das Hungern, in Konkurrenz zu der Gastschwester und aus Schuldgefühlen, die sich verstärkten, als die Schwestern zu Hause nicht mehr so rasch wie erwartet »zueinanderfanden«. Verstärkt wurde diese Thematik durch die anstehende Orientierung Richtung Studium. Der einzige Bruder konnte in einer gelasseneren Weise Autonomiewünsche äußern und damit neue Wege aufzeigen. War er zwar auch einer der Vierlinge, so war er durch sein anderes Geschlecht immer etwas weiter entfernt. Paola tat es sehr gut zu spüren, wie sehr Meggie sich um sie kümmerte, indem sie sich zum Beispiel um die Behandlung kümmerte, und wie sehr Meggie und Carolina eine »Brücke« zwischen ihr und der Mutter bildeten, da sie sowohl die Motivation von Paola, Kontakt zum Vater zu haben, als auch die Probleme der Mutter damit und den Loyalitätskonflikt von Paola nachvollziehen und verbalisieren konnten.

Geschwister als Konkurrentinnen

Viele unserer Patientinnen (und Patienten) erleben intensivstes Konkurrieren mit ihren Geschwistern – oft bis ins Erwachsenenalter hinein. Dabei entscheidend und manchmal für die Therapie richtungsweisend ist, ob Neid und Rivalität destruktiv, oder ob diese zunächst aversiven Gefühle auch entwicklungsfördernd erlebt werden können. Wenn Neid und Rivalität sehr abgewehrte Gefühle und Impulse sind, weil in der Familie Harmonie und Altruismus überbetont werden, oder wenn Neid und Konkurrenz nicht durch Unterstützung und Fürsorge »ausbalanciert« werden, kann auch eine Anorexie zum Mittel der Konkurrenz werden. Auf diesem Wege wird die Konkurrenz verdeckt ausgetragen, da die Patientin ja »krank« ist.

> Die Familie der 15-jährigen Mira kam in unsere Ambulanz, weil Mira im Laufe der letzten Monate beträchtlich an Gewicht verloren hatte. Ihre zehn Monate ältere Schwester Moni war »selbstverständlich« mitgekommen. Wenn es ihrer Schwester helfe, sei das doch gar keine Frage. Vordergründig erschien die Familie als recht harmonisch, alle schienen sehr umeinander bemüht, waren glaubhaft und nachvollziehbar in großer Sorge um Mira. Bei der Anamnesenerhebung stellte sich heraus, dass Mira schon immer das »Sorgenkind« der Familie war, von Geburt an unter Neurodermitis litt und bereits in der Grundschule unter Schulängsten im Zusammenhang mit einer ausgeprägten Legasthenie litt. Ganz anders die wenig ältere Moni: diese erschien als »robust«, hatte guten Anschluss unter ihren Freundinnen und bewältigte die Schule ohne Probleme. Sie war manchmal eifersüchtig auf Mira, weil die Eltern sich so viel um diese kümmerten, häufig mit ihr zum Arzt gingen und sich viele Gedanken und Sorgen machten. Wesentlicher aber war für sie das Erleben, dass sie gesund war und gut zurechtkam, »Glück gehabt hatte«. Sie mochte ihre Schwester gern, wollte sich aber nicht dauernd um sie kümmern. So war sie genervt, wenn die Mutter ihr

auftrug, bei Treffen im Jugendzentrum darauf zu achten, dass Mira auch integriert werde. Zunehmend fand sie, dass Mira sich selbst auch mehr anstrengen müsste, hatte aber schnell ein schlechtes Gewissen wegen solch »böser« Gedanken. Mira bewunderte und beneidete ihre Moni und wollte so sein wie sie. Sie empfand schmerzlich den Unterschied in ihrer beider Entwicklung, der nicht mehr mit dem ohnehin geringen Altersunterschied zu erklären war (wie es die Mutter oft getan hatte). Besonders kritisch wurde die Situation, als Mira das Gymnasium verlassen musste und in die siebte Klasse einer Realschule »abgestuft« wurde. Moni war erfolgreich auf dem Gymnasium, Mira war aufgrund ihrer Rechtschreibschwäche vom Gymnasium »genommen worden«.

Die Eltern hatten alles »vernünftig« mit Mira besprochen, diese hatte alles »eingesehen«. Die emotionale Bedeutung dieses Schrittes wurde erst in der Familientherapie Thema. Mira hatte den brennenden Neid auf die schulisch wie sozial erfolgreiche Schwester, mit der sie insgeheim schon lange konkurrierte (aber immer verlor) auf den Körper verschoben und angefangen zu hungern. Zum ersten Mal erlebte sie, dass sie »gewann«. Moni war in der Pubertät etwas rundlich geworden und regte sich alterstypisch darüber auf. Mira hingegen hungerte sich ihre ohnehin schlanke Figur regelrecht ab. Angefangen hatte sie mit dem Hinweis auf ihre Neurodermitis, was allen eingeleuchtet hatte und als sehr »vernünftig« erschien. Die Konflikthaftigkeit zwischen den Schwestern, die lange rationalisierend und harmonisierend abgewehrt und bagatellisiert wurde, wurde erst richtig deutlich, als aufgrund des weiter sinkenden Gewichts von Mira ein Klinikaufenthalt notwendig wurde. Während sich die Eltern besorgt über die bevorstehende Trennung äußerten, konnte Moni ihre Erleichterung nicht mehr verbergen. Wir erlebten eine Sitzung, in der beide Schwestern ihrer Wut Ausdruck verliehen: Moni auf die ständige Rücksicht, die sie nehmen sollte und die Ermahnung der Eltern, ihre Erfolge möglichst unauffällig zu halten, damit Mira nicht noch weiter gedemütigt werde, da »sie es doch ohnehin schon so schwer habe«. Mira drückte deutlich aus, wie schrecklich es für sie war, dass ihrer Schwester, die nicht einmal ein Jahr älter war als sie, einfach alles zu gelingen schien, womit sie selber Schwierigkeiten hatte. Schließlich verbündeten sich die beiden Schwestern gegen die verblüfften und erschrockenen Eltern mit der Frage, warum diese eigentlich immer erwartet hätten, dass sich die beiden Schwestern ähnlich seien? Ob ihnen nicht aufgefallen wäre, dass sie grundverschieden seien, dass das aber nicht schlimm sei?

Mira ging anschließend für einige Monate in die Klinik. Von dort hielt sie vor allem den Kontakt zu ihrer Schwester. Die Trennung von zu Hause ermöglichte es ihr, eigene Wege zu probieren. Einige familientherapeutische Sitzungen nach ihrer Entlassung konnten genutzt werden, um die Arbeit am Aushalten der Unterschiede fortzusetzen. Mira sagte am Ende der Therapie: »Es ist komisch, früher haben wir viel weniger gestritten, aber jetzt geht es uns allen besser. Ich bin immer noch neidisch auf Moni, weil sie vieles so gut kann. Aber ich hab kapiert, dass ich anders bin als sie. Das muss ich nicht mehr über die Magersucht regeln.«

Anorexie als Abgrenzung von Geschwistern

Das Harmonieideal in Familien von Anorektikerinnen ist nicht immer nur zwischen den Generationen oder auf der Elternebene, sondern auch unter den Geschwistern zu finden (vgl. Schlote-Zimmermann, 2010). Manchmal dient die anorektische Erkrankung dazu, sich deutlich zu unterscheiden, ohne einen offenen Konflikt zu riskieren. Die Anorexie erlaubt eine scharfe Grenze zur Familie, bei gleichzeitiger Sicherstellung einer engen, sorgenden Haltung der Familienmitglieder dem erkrankten Kind gegenüber. Ebenso unterscheidet die Magersucht die Patientin für alle deutlich sichtbar von ihren Geschwistern, ohne dass sie fürchten muss, aus dem Familienverband herauszufallen, weil in der Regel doch alle sehr bemüht sind, ihre Zuneigung zu zeigen und der Magersüchtigen zu beweisen, dass sie »dazugehört«.

Annika, eine unserer Patientinnen mit einer schweren, bereits chronifizierten Anorexie war in einer großen Familie mit sechs Kindern aufgewachsen; es »hatten sich alle lieb«. Die Beschreibung der Kindheit erinnerte an eine »Bullerbü-Welt« – anscheinend lief alles reibungslos und wunderschön. Mit den Geschwistern habe sie schöne Unternehmungen erlebt, alle seien auf dieselbe Schule gegangen, alle sechs waren Mitglieder im Alpenverein, kletterten und wanderten gern. In der Schule sei es ihr mit zunehmendem Alter so gegangen, dass sie weniger als »Annika« erlebt und angesprochen wurde, sondern im Wesentlichen als »eine von den vielen, die alle gleich aussehen«. Die Familie war an der Schule bekannt, die große Kinderzahl war ungewöhnlich. Dies machte sie eine Zeit lang zu etwas Besonderem, das auch Neugier weckte, in der Pubertät allerdings störte sich Annika immer mehr daran. Die äußere Ähnlichkeit der Geschwister erschwerte ihr die Abgrenzung sowie die Entwicklung eines eigenständigen Selbstbildes und Selbsterlebens. Die Eltern der Familie waren streng und beharrten auf einem engen Familienzusammenhalt. Als Annika magersüchtig wurde, erregte dies zunächst Sorge, bald aber auch Aggression unter den Geschwistern. Ob sie sich wichtig machen wolle, fragte eine der älteren Schwestern. In der Schule wurde Annika nun als Einzelperson wahrgenommen, nicht mehr als eine Schwester von den vielen. Sie genoss es, sich zu unterscheiden. Denn nicht nur optisch war sie anders, sie konnte auch unter Beweis stellen, willensstärker als alle anderen zu sein.

Die Therapie war hauptsächlich durch Fragen nach der Unterscheidung bestimmt: Dürfen wir uns unterscheiden? Wie nehmen das die Eltern auf? Passt das in die Familientradition? Und für Annika: Kann ich anders sein, ohne magersüchtig zu sein und mich selbst zu schädigen?

Geschwister »im Schatten«

In manchen Familien scheint ein Kind »im Schatten« eines oder mehrerer anderer aufzuwachsen. Dies kann ein »gesundes Geschwister« bei einer chronischen oder schweren Erkrankung eines anderen sein. Durch die hier notwendige Fürsorge und Aufmerksamkeit kann ein anderes Kind »in den Schatten« gestellt werden. Ein Geschwister kann ein anderes durch seine Impulsivität und Lautstärke »übertönen«, durch Leistung »überstrahlen« oder durch Schulprobleme die Aufmerksamkeit absorbieren. Häufig herrschen in einer solchen Konstellation bestimmte Delegationen und Erwartungen, z. B. an das Geschlecht des Kindes. Diese Erwartungen können so fixiert werden, dass bestimmte Verhaltensweisen verunmöglicht werden bzw. nicht sichtbar werden dürfen. Anorexie kann ein Versuch sein, »aus dem Schatten herauszutreten«. Anorexie kann aber auch ein anderes Geschwister »im Schatten belassen«. Auch von daher ist es wichtig, die Geschwisterdynamik und die anscheinend »gesunden Geschwister« wahrzunehmen.

Eine »Schattendynamik« soll im folgenden Fallbeispiel skizziert werden.

Die Mutter der 15-jährigen Alexandra meldet sich in unserer Ambulanz. Sehr besorgt um Alexandra, die seit einigen Monaten kontinuierlich an Gewicht verlor, berichtet sie von ihrer Hilflosigkeit angesichts der fortschreitenden Abmagerung. Zum nächsten Gespräch kommt die ganze Familie: Die Eltern, die magersüchtige Alexandra, der um zwei Jahre ältere Bruder Tom. Alexandra verhält sich im Gespräch ähnlich restriktiv wie beim Essen, wütend-trotzig verweigert sie die aktive Teilnahme: »Bringt doch eh nix, ich wollte ja nicht kommen.« Später schüttelt sie nur noch den Kopf, wenn sie angesprochen wird, dabei hat sie Tränen in den Augen. Die Eltern berichten von einer wechselvollen Vergangenheit, die von einer schweren Krebserkrankung der Mutter, verschiedenen berufsbedingten Umzügen und dem Sterben beider Großmütter in den letzten zwei Jahren geprägt war. Tom sagt nichts, auf direkte Ansprache antwortet er höflich, aber einsilbig.

Therapeutin: »Wir würden gern mit Ihnen ins Gespräch darüber kommen, welche Gedanken oder Hypothesen Sie alle über die Entstehung von Alexandras Erkrankung haben. Dabei möchten wir nicht nach einer medizinisch oder psychologisch vermeintlich »richtigen« Annahme fragen, sondern über Ihre persönliche Einschätzung sprechen, was Sie denken, was Alexandra bewogen hat, das Essen einzustellen. Wer möchte beginnen?«

Mutter: »Da wieder niemand etwas sagt, fange also ich wieder an, ja, also ich hatte ja bereits gesagt, dass ich der Meinung bin, dass die letzten Jahre einfach zuviel waren für Alex. Die Umzüge, immer wieder neue Schulen, und dann noch meine Krankheit (fängt an zu weinen) ... da kann einem schon der Appetit vergehen.«

Vater: »Also ich weiß nicht, andere Familien ziehen auch um, das muss doch nicht so ein Drama sein. Und Du bist wieder gesund geworden, das könnte man ja auch mal zur Kenntnis nehmen. Wenn Sie mich fragen, dann sage ich Ihnen ganz ehrlich: Mich macht das ratlos und auch wütend. Wir haben alles, uns geht es gut, und unsere Tochter isst nichts. Das Einzige, was mir vielleicht einfällt, sind diese fürchterlichen Modelshows, die sie sich immer ansieht und dann diese Internetseiten, wo die Teenies sich gegenseitig beraten, wie man besser abnehmen kann – total pervers.«

Therapeutin: »Sie sind sehr wütend, hatten auch eingangs gesagt, dass Sie eigentlich Besseres zu tun haben als zur Therapie zu kommen?«

Vater: »Ja, meine Güte, diese Krankheit dominiert die ganze Familie. Ja, wir sind viel umgezogen und ja, meine Frau war schwer krank, aber irgendwie muss es doch weitergehen. Unser Sohn macht doch auch keine Probleme oder fängt mit Psychokram an, ne, Tom?«

Tom murmelt etwas Unverständliches und schaut auf den Boden.

Therapeutin: »Ihr Vater meint also, Sie stecken das besser weg als Ihre Schwester? Teilen Sie diese Meinung, wie geht es Ihnen damit, das zu hören?«

Tom: »Ja, scheint so zu sein, ne?«

Therapeutin: »Und zu unserer Ausgangsfrage zurück: Was sind Ihre Vermutungen hinsichtlich der anorektischen Entwicklung von Alexandra?«

Tom (wütend): »Weiß ich doch nicht, ist doch ihre Sache. Ist ihr Körper, finde ich. Was hab ich damit zu tun. Ich glaub, sie würde einfach gern in Ruhe gelassen werden.«

Therapeutin: »So, wie Du auch?«

Tom: »Ja, genau.«

Die Therapeutin ist zunächst überrascht von der Härte in der Aussage von Tom. Scheinbar völlig unempathisch schmetterte er das Ansinnen ab, über die Entstehung der schweren Erkrankung seiner Schwester nachzudenken. Er kommt in den folgenden Gesprächen nicht mit zur Familientherapie. Alexandra nimmt ihn immer in Schutz und lässt »nichts auf ihn kommen«. In einem späteren Gespräch ohne den Vater berichtet die Mutter, dass Tom seit einigen Monaten an Depressionen leide, dies aber der Vater nicht wissen solle, da dieser aggressiv darauf reagieren könnte. Tom leide sehr darunter und mache sich schreckliche Sorgen, dass seine Schwester so abgemagert sei. Gleichzeitig sei er wütend, dass sich nun alles um seine Schwester dreht. In einem Gespräch mit der Mutter habe er kürzlich gesagt: »In unserer Familie sind immer die Frauen krank: Du, die Omas, und nun Alex. Die Männer arbeiten immer nur und halten alles irgendwie zusammen. Ich weiß gar nicht, wie ich das Papa erklären soll, dass ich das Schuljahr nicht schaffe. Dann mach ich auch noch Ärger.«

Zum nächsten Gespräch wurden Alexandra und Tom allein eingeladen. Beide überlegten mit der Therapeutin, ob und wie Tom dem Vater doch seine Schwierigkeiten mitteilen könnte.

Dies geschah dann in einem Gespräch zwischen Vater und Sohn. Auch Alexandra war hierdurch entlastet. Eine latente, aber deutlich spürbare aggressive Spannung war aus der Familie genommen und Alexandra fühlte sich gegenüber Tom, den sie loyal verteidigt hatte, weniger schuldig.

Familiengeheimnis um ein verstorbenes Geschwisterkind

Verstorbene Geschwister können die Entwicklung der lebenden Geschwister sehr stark beeinflussen, manchmal noch stärker, als es lebende Geschwister tun. Dieser Einfluss kann sich durch ein Familiengeheimnis weiter vergrößern. Geheimnisse können eine Atmosphäre des Unheimlichen erzeugen (Reich et al., 2007), je bedeutungsvoller ihre Inhalte, desto wirkmächtiger sind in der Regel die Folgen.

Eine dreiköpfige Familie erscheint bei uns. Jana, die 19-jährige Tochter, ist magersüchtig. Sie hat gerade die Schule kurz vor dem Abitur abgebrochen, bis vor einem Jahr hatte sie gute Noten. Die Eltern wirken bedrückt und still, als trügen sie eine schwere Last. Jana berichtet freimütig davon, dass sie zwar wisse, dass ihr Gewicht »nicht so optimal« sei, dass sie sich aber besser fühle, seitdem sie weniger esse. Sie könne es sich auch nicht richtig erklären, aber seitdem sie durch die Magersucht bedingt nicht mehr zur Schule gehe, sei »alles irgendwie besser«. Sie habe ihr Leben lang das Gefühl gehabt, dass etwas nicht stimme, etwas fehle ..., dass sie ihren Eltern etwas abnehmen müsse und durch gutes Betragen und gutes Benehmen eine bessere Familienatmosphäre herstellen könne. Nun, da sie kein Abitur mache, könne sie sich nicht um einen Studienplatz bewerben, was doof sei, aber wenigstens müsse sie sich keine Sorgen machen, ob ihre Eltern auch alleine zurechtkommen, sie bleibe ja erst mal da.

Das muntere »Plappern« der Patientin angesichts ihrer schweren Erkrankung und im Gegensatz zu den besorgten und »beschwert« wirkenden Eltern irritiert die Therapeuten zunächst. Sie fragen sich, welche Funktion wohl die schwere Erkrankung der Tochter haben mag, und wie es kommt, dass dies zu einer solchen (vermeintlichen) Steigerung des Lebensgefühls der Patientin führt.

Im Gespräch über die Anfangszeit der Familie, die Umstände des Kennenlernens des Elternpaares und die Zeit der Schwangerschaft mit Jana berichtete die Mutter völlig unvermittelt, ganz rational und affektisoliert: »Es hat schon mal eine Schwangerschaft gegeben.« Im Folgenden erfährt die erstaunte Jana, dass zwei Jahre vor ihrer Geburt bereits ein Kind unterwegs war, das im Laufe des sechsten Schwangerschaftsmonats gestorben war und dem die Eltern sogar einen Namen gegeben hatten. Obwohl die Eltern all die Jahre an das erste Kind gedacht hatten, war nie darüber gesprochen worden. In der folgenden Schwangerschaft standen beide Eltern große Ängste aus und waren sehr erleichtert, als Jana gesund geboren wurde. Die Mutter hatte allerdings immer mit diffusen Schuldgefühlen zu kämpfen und lebte in dem Gefühl, das gesunde Kind »nicht zu verdienen«. Jana war wütend darüber, dass ihre Eltern ihr nichts von dem Geschwisterkind gesagt hatten. Nun verstand sie ihr Gefühl, »gut für zwei« sein zu müssen und die bedrückte Atmosphäre auf eine ganz neue Weise. Mit der schweren anorektischen Entwicklung wollte sie unter Umständen unbewusst die gleiche bindende Aufmerksamkeit ihrer Eltern erreichen wie das gestorbene Geschwisterkind. Auch hatte sie mit der Symptomatik die anstehende Trennung vermieden, die in der Fantasie der Eltern durch deren Geschichte bedingt mit Tod assoziiert war. Durch die Familiengespräche entspannte sich die Familienatmosphäre etwas und ein Trauerprozess begann.

Die hier skizzierten Konstellationen sind natürlich nicht immer scharf voneinander abgegrenzt. So spielen bei »Schatten«-Geschwistern Konkurrenzgefühle eigentlich immer eine Rolle und in allen Konstellationen finden sich auch Bündnisse unter den Geschwistern, wie in unserem Beispiel zu der konkurrierenden Geschwisterbeziehung. Wie beschrieben, tauchen die verschiedenen, oft entgegengesetzten Gefühle in beinahe allen Geschwisterbeziehungen auf.

Eine wirksame Familientherapie ist in der Regel nur möglich, wenn auch die Geschwisterdynamik verstanden und angemessen berücksichtigt wird.

6 Anorexie bei männlichen Jugendlichen und Männern

Anorexie gehört trotz ihrer »Augenfälligkeit« zu den unterdiagnostizierten Erkrankungen (vgl. Reich u. Cierpka, 2010). Es wird gemeinhin angenommen, dass auf ca. zehn Anorektikerinnen ein Anorektiker kommt. In unserer Spezialambulanz ist der männliche Anteil deutlich geringer. Bei männlichen Personen kann die Diagnose einer Anorexie eine »doppelte Stigmatisierung« bedeuten. Sie leiden an einer psychosomatischen Erkrankung und obendrein an einer »Frauenkrankheit«. Stärker als Anorexie und auch Bulimie scheinen bei Männern die Binge-Eating-Störung (»Essstörung mit Essanfällen«), das »Nachtesser-Syndrom« (der größte Teil der Kalorienaufnahme findet nach der üblichen Zeit des Abendessens statt, oft verbunden mit Essanfällen) oder die Orthorexie (»krankhaftes Gesundessen«) aufzutreten. Auch Männer unterliegen den oben (Kap. 2) geschilderten sozialen Normierungsprozessen bezüglich der Kontrolle von Körper, Aussehen und Affekten. Auch sie zeigen ihre Körper vermehrt öffentlich, benutzen Ernährungsweisen zur Selbstabgrenzung und Identitätssicherung und ideologisieren dies. Auch Männer unterziehen sich zunehmend den Eingriffen der plastischen Chirurgie. Während Mädchen und Frauen versuchen, ihren Körper durch Diäten zu formen, versuchen Männer dies generell mehr durch Aufbau von Muskelmasse. Auch bei Männern führen Diskrepanzen zwischen dem wahrgenommenen Körper und dem idealen Körper zu einer erheblichen Körperunzufriedenheit und ist auch hier mit einer allgemeinen Selbstunzufriedenheit verbunden (Straumann et al., 1991). Eine starke Verzerrung der Körperwahrnehmung ist bei essgestörten Männern ebenfalls zu beobachten (Benninghoven et al., 2007). Sie nehmen an sich z. B. doppelt so viel Körperfett wahr wie aktuell vorhanden (Mangweth et al., 2003).

Anorexie ist, wie Essstörungen es überhaupt sind, bei homosexuellen Männern stärker verbreitet als bei heterosexuellen (Siever, 1994); auch die Körperunzufriedenheit ist hier offensichtlich stärker ausgeprägt (Tiggemann et al., 2007; Puy, 2011). Männliche Anorektiker erleben sich zudem häufig als »asexuell« (Carlat et al., 1997).

Während wir vor zwei Jahrzehnten wegen des seltenen Auftretens männlicher Anorexien noch davon ausgingen, dass die Betreffenden deutlich schwerer gestört sind als Anorektikerinnen, muss diese Beobachtung aufgrund neuerer Befunde doch deutlich relativiert werden. Das mag damit zusammenhängen, dass auch die männliche Anorexie als »ethnische Störung« (vgl. Kap. 2.3) angesehen werden muss. So zeigten sich z. B. in der Studie von Lindblad et al. (2006) weniger psychische Komorbidität bei männlicher als bei weiblicher Anorexie. Wie ihr weibliches Pendant lebten auch sie häufiger noch bei ihren Eltern als Gleichaltrige der Allgemeinbevölkerung und seltener ist ein Zusammenleben mit Partner(in) und Kind. Bezüglich der Krankheit zeigte sich ein weniger schwerer Verlauf bei der männlichen als bei der weiblichen Anorexie. Eine männliche Anorexie scheint kein Hinderungsgrund für eine erfolgreiche Behandlung zu sein. In der Funen Anorexia Nervosa Study (FANS, Støving et al., 2010) war bei den untersuchten Männern mit Anorexie der Zeitraum vom Beginn bis zur Remission im Durchschnitt deutlich kürzer als bei den Frauen (drei Jahre versus sieben), der Anteil der remittierten Männer nach fünf Jahren Erkrankung deutlich höher (59% vs. 39%).

Bezüglich der *Familiendynamik* (vgl. Reich, 2003a, b; Cierpka u. Reich, 2010) wird für männliche Anorexien eine familiäre Häufung von ganz oder teilweise ausgeprägten anorektischen Essstörungen sowie von psychischen Erkrankungen überhaupt berichtet. Die Kernfamilie sowie die Großmütter mütterlicherseits haben oft einen höheren Bildungsstatus.

Oft besteht eine enge, durch Kontrolle bestimmte Bindung an die Mutter bei unterschwelliger Ablehnung durch diese. Dabei findet eine Entmutigung von Autonomieschritten statt. Die Väter befinden sich in einer entwerteten Position. Deren männliche Identität wird als gestört beschrieben. Die Väter lehnen die Söhne ab, z. B. wegen der Nähe zur Mutter, wegen »weiblicher« Züge oder wegen »Verwöhnung« (siehe auch Mester, 1981). Die Beziehung erscheint als durch Rivalität *und* Neid geprägt. Gleichzeitig werden an den Patienten »Männlichkeits«-Anforderungen durch Mutter und Vater gestellt.

Bei den Patienten bestehen oft Gefühle von Machtlosigkeit und Ineffektivität. Sie entwickeln ein perfektionistisches Über-Ich und eine übermäßige Selbstkontrolle, sind auf Bestätigung und Ermunterung angewiesen. Die immer zu findende Körperunzufriedenheit ist nicht selten durch eine Vorgeschichte von Übergewicht mit entsprechenden Entwertungen und Demütigungen mitbedingt. Es werden eine Störung der sexuellen »Kern-Identität« (kann und/oder darf sexuell empfunden werden?) und eine »Asexualität« postuliert. Offen bleibt, inwieweit dies auch Folge des Hungerns ist und eher eine generelle Angst vor Unkontrolliertheit besteht. Auslösend für die Anorexie sind auch hier oft Autonomieschritte bzw. Versuchungssituationen, in denen die Patienten zu unkontrolliert sein könnten.

Roland, ein 22-jähriger Elektrotechniker, zurzeit in Vorbereitungskursen für den Besuch einer entsprechenden Fachhochschule, wird von seinem Vater zur Behandlung angemeldet. Dieser begleitet ihn nicht nur zum ersten Gespräch, sondern bleibt, da der Patient keine Einwände erhebt, die ganze Zeit dabei, wobei er ihm mehrfach ins Wort fällt.

Auf die Bemerkung des Therapeuten, dass der Patient ja einen engagierten Fürsprecher habe, reagiert der Vater unwirsch: »Mein Sohn ist oft ein bisschen langsam und umständlich. Ich möchte, dass Sie rasch im Bilde sind und schnell etwas passiert, vielleicht auch mit Sonden-Ernährung. Dr. Markussen hat auch gesagt, dass das gefährlich werden kann.«

Der Patient ist der zweitjüngste von vier Geschwistern. Die neun Jahre ältere Schwester lebt nach ihrer Scheidung mit ihren zwei Kindern wieder bei den Eltern auf einem Resthof. Der alleinstehende sieben Jahre ältere Bruder ist bei dem zweiten juristischen Staatsexamen zwei Mal durchgefallen und befindet sich in einer Ausbildung zum Steuerberater in einer benachbarten Stadt. Die drei Jahre jüngere Schwester steht kurz vor ihrem Fachabitur. Die Mutter arbeitet halbtags als Laborantin, der Vater ist im Autoersatzteilhandel tätig. Roland möchte Elektrotechnik studieren.

Nach zwei Einzelgesprächen mit ihm finden drei diagnostische Familiengespräche statt, an denen allerdings neben den Eltern nur die jüngere Schwester Laura teilnimmt. Die ältere Schwester Thekla müsse sich um ihre Kinder kümmern, der ältere Bruder Johannes müsse sich auf Prüfungen vorbereiten, so die Erläuterung der Mutter. In den Gesprächen zeigt sich eine sehr kühle, rationale Familienatmosphäre, die Eltern und die Schwester halten sich »bedeckt«. Der Vater ist deutlich adipös, möchte »hierzu keine näheren Angaben machen«. Die ältere Schwester und der Bruder sind dies ebenfalls. Mutter und jüngere Schwester sind auffallend hager. Beide gehen regelmäßig ins Fitnessstudio, ebenso Roland, der gerne »Muskeln aufbauen« möchte. Der Patient wuchs sehr eingeengt auf. Die Mutter: »Bei unseren Älteren haben wir Fehler gemacht. Da haben wir die Zügel zu locker gelassen. Das Ergebnis sieht man jetzt, leider. Thekla hat keine richtige Ausbildung und sitzt nun wieder bei uns. Johannes hat das Studium wohl schleifen lassen. So genau wollen wir das gar nicht wissen.« Zwischen den Zeilen wird deutlich und später auch bestätigt, dass der Bruder ein erhebliches Alkoholproblem hat. Roland durfte erst ab sechs Jahren mit dem Fahrrad fahren, musste noch mit 17 Jahren um 21.30 Uhr zu Hause sein, unterlief dies mithilfe eines Freundes. Auch jetzt wohnt er wieder zu Hause. Der Vater litt und leidet an Depressionen, wird medikamentös behandelt, hatte eine recht gute Stellung als Einkäufer in einem Industriebetrieb verloren und mithilfe der Familie der Mutter seine jetzige Stelle gefunden, bei der er häufiger wegen körperlicher Erkrankungen oder seiner Depression fehlt. Mithilfe der mütterlichen Familie, insbesondere des handwerklich anscheinend recht begabten Großvaters, der ein florierendes Baugeschäft besaß, und deren massiver finanzieller Unterstützung hatte die Familie einen sehr renovierungsbedürftigen Resthof gekauft und mit viel Energie, vor allem vonseiten der Mutter, über die Jahre ausgebaut. Die Mutter: »Das war mein Traum, weg vom Stadtgetümmel, so ganz für uns. Ist natürlich auch ein bisschen umständlich, so weiter vom Schuss.« Sie verbringt sehr viel Zeit in Haus und Garten. »Das ist mein Ding. Selbstgezogenes Gemüse. Alles Bio. Ich lebe vegan. Laura auch. Für meinen Mann ist das nichts. In meiner Familie sind eigentlich alle dünn. Bei meinem Mann ist das anders. Da sind alle gut im Futter, wie man so sagt. Roland hat sich wohl noch nicht so ganz entschieden. Bis vor fünf Jahren Übergewicht, jetzt das andere Extrem.« Es stellt sich heraus, dass eine Schwester der Mutter lange Zeit an einer Anorexie litt und vor allem die Großmutter mütterlicherseits, die eine Boutique betrieb (»hobbymäßig, war finanziell eigentlich nicht nötig«) immer wieder abwertende Kommentare über die Figur von Personen innerhalb und außerhalb der Familie machte, insbesondere gern über die Familie des Vaters herzog, und sehr auf »gesundes Essen« achtete. Auch Roland war hiervon nicht verschont geblieben. Dieser hatte das Gymnasium wegen »Mobbing« abgebrochen, war von einer Jungenclique systematisch ausgegrenzt worden. Der Vater versuchte immer wieder, aus ihm einen »Fußballer« zu machen. Er schleppte ihn in einen Verein zum Training. Roland entwickelte hier allerdings keine besondere Begabung, konnte das auf Fernsehen und Wetten sowie sporadische Stadionbesuche bezogene Sportinteresse von Vater und Bruder nicht recht teilen. Er war eher zurückgezogen, neben den technischen und mathematischen Fähigkeiten auch musisch und zeichnerisch begabt, spielte Keyboard, dabei hauptsächlich E-Piano, was der mütterlichen Familie gefiel, und zeichnete mit dem Bleistift, aber auch am Computer.

Als 16-Jähriger entschloss er sich, an Gewicht abzunehmen, aß kontrolliert und trainierte regelmäßig, durch Joggen und Schwimmen, oft bis zu drei Stunden am Tag. Auf der Realschule gewann er einige Freunde, mit deren Hilfe er die strikte elterliche Kontrolle immer wieder unterlief. Mädchenfreundschaften scheiterten bisher.

Seine Körperwahrnehmung war verzerrt. Mit einem BMI von knapp 16 fühlte er sich zu dick, wollte es mit seiner Mangelernährung schaffen, »Muskeln aufzubauen«, einen »Sixpack« zu bekommen, was ihm nicht gelang. Dies kreidete er seinem »Versagen« an. Als endgültige auslösende Situation für seine Anorexie wurde ein Lehrjahr in einer entfernteren Großstadt deutlich. Er fühlte sich dort und auch in der Firma sehr einsam. Eigentlich wollte er »endlich mal weg vom Resthof und aus dem Kuhkaff. Aber da war ich noch mehr alleine. Mit meinem WG-Partner wurde ich nicht warm. Der kiffte dauernd, machte immer Party. Das konnte ich mir nicht leisten. Nachts konnte ich wegen dem Techno-Lärm oft nicht schlafen. Ich sagte aber nichts. In der Firma kam ich mit einem älteren Lehrling und meinem Meister nicht zurecht. Die mochten mich nicht. Ich bekam immer die Dreckarbeit, wurde oft nicht informiert. Wenn ich dann mal etwas nicht gemacht hatte, weil ich es einfach nicht wusste, wurde ich fertiggemacht. Die anderen bekamen das mit. Sagten mir auch manchmal, dass sie das eine Schweinerei finden, sagten aber sonst nichts. In der Schule war ich sehr gut, der Beste. Das hat meine Konkurrenten nur noch mehr angestachelt.«

Therapeut: »Und Sie haben auch nichts gesagt? Wieder so eine Ausgrenzungssituation wie damals in der Schule.«

Roland: »Ich dachte, das musst Du durchhalten. Jetzt aufhören und wieder nach Hause, das ist die Niederlage. Dann kommst Du nie weg.«

Therapeut: »Und das Essen haben Sie auch eingeschränkt, wie damals. Sich nichts mehr gegönnt? Waren Sie nicht auch fürchterlich enttäuscht und zornig, haben Sie sich nicht auch allein gefühlt?«

Roland: »Das wollte ich wohl nicht wahrhaben. Zum Schluss habe ich nur noch abends gegessen, jeden Bissen gezählt.«

Therapeut: »Und so Ihre Gefühle betäubt?«

Roland: »Ja. Schließlich haben meine Eltern doch etwas bemerkt. Meine Mutter holte mich nach Hause. Dann hab ich die Lehre hier zu Ende gemacht.«

Therapeut: »Aber auch nicht mehr gegessen. Wer nicht durchhält, hat das Essen nicht verdient?«
Roland: »Kann sein. Weiß ich nicht.«

In den folgenden Stunden wird noch deutlicher, wie wichtig dem Patienten das Durchhalten ist. In der Schulzeit hat er hiermit sein Übergewicht überwunden. Er vergleicht sich mit seinen älteren Geschwistern und dem Vater. Die drei sind übergewichtig und mit ihren beruflichen Ambitionen gescheitert. Der Vater ist immer wieder manifest depressiv. Bei dem Bruder vermutet Roland auch ein Alkoholproblem. Mutter und jüngere Schwester sind schlank bis untergewichtig, wie die insgesamt relativ erfolgreiche mütterliche Familie. Mithilfe eines Essprotokolls (siehe Kap. 7) wird an der Gewichtszunahme und an den auf den Körper bezogenen Ängsten gearbeitet. Als er ca. zwei Kilo zugenommen hat, fürchtet er, dies könne unbegrenzt weiter gehen, er könne die Kontrolle verlieren, so »dick wie früher« werden. Gewichtszunahme bedeutet, sich nicht »im Griff« zu haben, zu versacken, im Übergewicht, aber auch in der Depression, seine Ziele nicht zu erreichen. Dass er mit Mangelernährung keine Muskeln aufbauen kann, wie eigentlich gewünscht, leuchtet ihm zwar rational ein, emotional erreicht es ihn nicht. Die Massivität dieser Angst wird erst mit der Gewichtssteigerung spürbar. Auf einer tieferen Ebene wird eine Identifizierung mit dem Vater und der väterlichen Familie abgewehrt. Von Vater und älterem Bruder fühlt sich der Patient wegen seiner Interessen nicht akzeptiert. »Na, klimperst Du wieder?« oder »Machst Du wieder den Beethoven?«, »Das ist ja Katzenmusik«, hieß es von beiden. Wegen seiner Zeichnungen wurde er mit »unser Picasso« vorgestellt, was die beiden ebenfalls abwertend meinten. Wegen seines geringen Interesses an Fußball sei er kein »richtiger Mann«. Der Patient war zudem sehr sparsam, fiel immer wieder durch real sehr abgetragene Kleidung, nicht »used wear«, auf. Er wollte nach den Einführungskursen und der Aufnahmeprüfung für die Fachhochschule noch eine Weile »work and travel« in Neuseeland machen. Hierfür sparte er. Seine älteren Geschwister und auch sein Vater liehen immer wieder Geld von ihm, auch größere Summen, was die Mutter nicht wissen durfte. Bisher hatte er von den mehreren hundert Euro nichts zurückbekommen. Ihn ärgert das, zumal dies von den anderen nie thematisiert wurde. Der Vater wollte mit dem Geld unter anderem neue Winterreifen kaufen. »Dann frage ich mich, wieso meine Mutter das nicht wissen soll. Ich vermute, das ist im Beate Uhse Laden gelandet.« Er traut sich kaum, dies offen auszusprechen, ist im Loyalitätskonflikt. Schließlich spricht er Vater und Geschwister auf die Schulden an. Das Fordern verursacht heftige Schuldgefühle. Einen großen Teil des Geldes bekommt er tatsächlich nach einigem Zögern wieder, was wiederum heftige Schuldgefühle und den Impuls, den Rest »verfallen zu lassen«, hervorruft. Er kauft sich von der Rückzahlung einen Anorak und einen Rucksack für die geplante Reise. Als deutlicher wird, dass er diese mithilfe der Therapie mit hoher Wahrscheinlichkeit antreten würde, äußert die Mutter zunehmend Bedenken, verweist auf seine schlechten Erfahrungen an der ersten Lehrstelle. Beide Eltern stellen auch seinen Plan, eine Fachhochschule in einer entfernteren Stadt zu besuchen, infrage. »Such Dir doch was in der Nähe, dann kannst Du jedenfalls am Wochenende nach Hause kommen.« Roland wünscht ein weiteres Familiengespräch, um dies zu klären. Hier kritisiert er die Eltern erstmals offen. Diese verweisen zunächst auf das Scheitern des älteren Bruders. Schließlich wird eine massive Trennungsangst in der mütterlichen Familie deutlich. Diese hält äußerst engen Kontakt. Die Mutter und ihre Schwestern telefonieren täglich, sehen sich fast jede Woche. Auch der Kontakt zu den Großeltern ist eng. Nun stellt sich heraus, dass die Großmutter vor der Geburt der Töchter mindestens eine Fehlgeburt hatte, die lange verschwiegen wurde. Ein älterer Bruder der Mutter war als Kleinkind an einer anscheinend wenig bekannten Viruserkrankung mit heftigen Durchfällen, die zunächst falsch eingeschätzt wurden, verstorben. Seitdem war die Großmutter »auf dem Ernährungstrip«. Zudem verstarb in der Kindheit der Mutter ein in der Nachbarschaft lebender Cousin als Jugendlicher bei einer Segeltour, als seine Jolle, mit der er allein unterwegs war, plötzlich in der Ostsee in einen Sturm kam. »Der war auch so abenteuerlustig, wohl auch musikalisch, so wie Roland. Das Unglück hatte die ganze Familie nicht verwunden.« Danach sei das Motto gewesen: »Wer sich zu weit von der Herde entfernt, den holt der Wolf.« Insgesamt war die Familie anscheinend im Trauerprozess erstarrt. Die weiteren Gründe hierfür blieben unklar. Die Mutter des Cousins wurde anscheinend schwer depressiv, sei auch mehrfach in »Nervenheilanstalten« gewesen. Im Grunde stellte es sich die Mutter mit ihrer Familie so vor, dass sich alle wieder auf dem Resthof versammelten, die Kinder dort mit Partnern und eigenen Kindern einzögen. Dann wäre sie auch nicht mit ihrem Mann allein. Sie signalisiert allerdings deutlich, dass sie an die ehelichen Spannungen nicht »ran« möchte. Auf das Deutlichwerden dieser Zusammenhänge reagiert Roland überrascht und erleichtert. »Ich gehe trotzdem.« Tatsächlich tritt er seine Reise nach einem Jahr Therapie an, mit dem Gewicht noch im unteren, aber nicht mehr im Magersuchtsbereich. Die väterliche Familie bleibt während der Gespräche insgesamt eher blass. Die Beziehungen werden als eher oberflächlich, distanziert geschildert, »jeder für sich«. Der Patient und seine Geschwister haben zu dieser Familie wenig Kontakt. Er selbst erlebt die Großeltern als emotional karg, die Atmosphäre im Haus als »düster«. Es werde wenig gesprochen. So gab und gibt es kein wirkliches männliches »Gegengewicht« zu der mütterlichen Familie. Die ambivalenten und unangemessenen Versuche des Vaters, bei dem Patienten »Männlichkeit« zu fördern, waren gleichzeitig so von Entwertung begleitet, dass sich der Patient hier nur zum Selbstschutz abgrenzen konnte. Der männliche Therapeut war hier erstmals ein triangulierendes Objekt, das ihm einige Individuationsschritte ermöglichte.

7 Störungsorientierte psychodynamische Therapie der Anorexie

7.1 Vorbemerkung

Psychodynamische Therapie muss sich zunehmend dem Vergleich mit anderen Therapieverfahren stellen, insbesondere dem mit der kognitiven Verhaltenstherapie. Fonagy und Mitarbeiterinnen (2005) führen hierzu aus, dass mit psychodynamischer Psychotherapie Ergebnisse erzielt werden können, die denen der kognitiven Verhaltenstherapie (CBT) vergleichbar sind, wenn die psychodynamische Psychotherapie für die spezielle Symptomatik und den jeweiligen klinischen Kontext modifiziert wird. Unspezifische psychodynamische Therapie ist der CBT unterlegen. In der psychodynamischen Psychotherapie verhindert die Idealisierung theoretischer Annahmen entsprechende Modifikationen. Dies beruht auf einer mangelnden Untersuchung und Berücksichtigung der tatsächlichen klinischen Praxis. Verhaltenstherapeuten tun sich hier leichter. Die Autoren fordern u. a., dass psychodynamische Konstrukte vom Globalen zum Spezifischen weiterentwickelt werden müssen, ebenso, dass die psychischen Mechanismen, die für Veränderung verantwortlich sind, spezifiziert werden und dass erfolgreiche psychotherapeutische Interventionen aus anderen Disziplinen in einen psychodynamischen Ansatz integriert werden. Psychodynamische Therapeuten müssten zudem eine wissenschaftliche Haltung entwickeln, die den Wert der Replikation von Beobachtungen stärker als deren Einzigartigkeit schätzt (Fonagy et al., a. a. O.). Diese Problematik zeigt sich auch in der Behandlung von Essstörungen. Hier konnte durch die ANTOP-Studie (Friederich et al., 2014) gezeigt werden, dass psychodynamische Psychotherapie genauso effektiv ist wie kognitive Verhaltenstherapie, wenn sie störungsorientiert durchgeführt wird. Das Vorgehen in der psychodynamischen Psychotherapie dieser Studie ähnelt dem hier dargestellten sehr stark.

7.2 Zwei Extreme in der Behandlung der Anorexie

In der Behandlung von Patientinnen und Patienten mit Essstörungen sind immer wieder zwei Extreme zu beobachten:

- das völlige oder weitgehende Ausklammern der Symptomatik und
- die völlige oder weitgehende Konzentration auf diese.

Beides führt in Sackgassen.

Wird die Symptomatik ausgeklammert, wird gleichzeitig ein wesentlicher Erlebens- und Konfliktbereich der Patientinnen aus der Therapie weggelassen. Findet eine völlige oder weitgehende Konzentration auf die Symptomatik statt, wird der Kontext ihrer Entstehung und Aufrechterhaltung nicht zureichend berücksichtigt. Hierzu gehört auch das forcierte Wiederauffüttern von Anorektikerinnen ohne z. B. die gleichzeitige Bearbeitung ihrer Körperängste.

Bevor die störungsorientierte psychodynamische Therapie bei Anorexie beispielhaft skizziert wird, sollen zu der eingangs genannten Problematik einige grundlegende Überlegungen dargestellt werden.

Der Kern des Problems, nicht nur in Bezug auf die Behandlung von Essstörungen, sondern in Bezug auf jede Störung, wird unseres Erachtens bereits von Freud in seinen »Vorlesungen zur Einführung in die Psychoanalyse« im 19. Kapitel unter dem Titel »Widerstand und Verdrängung« angesprochen:

> »Man trifft kaum einen Kranken, der nicht den Versuch machte, irgendein Gebiet für sich zu reservieren, um der Kur den Zutritt zu demselben zu verwehren. Einer, den ich zu den Höchstintelligenten zählen mußte, verschwieg so wochenlang eine intime Liebesbeziehung und verteidigte sich, wegen der Verletzung der heiligen Regeln zur Rede gestellt, mit dem Argument, er habe geglaubt, diese eine Geschichte sei Privatsache. Natürlich verträgt die analytische Kur ein solches Asylrecht nicht. Man versuche es etwa, in einer Stadt wie Wien für einen Platz wie der Hohe Markt oder für die Stephanskirche die Ausnahme zuzulassen, daß dort keine Verhaftungen stattfinden dürfen. Und mühe sich dann ab, einen bestimmten Missetäter einzufangen. Er wird an keiner anderen Stelle als an dem Asyl zu finden sein« (Freud GW XI, S. 298).

Eine psychodynamische Therapie verträgt das Aussparen wesentlicher Lebensbereiche nicht, und eine Anorexie ist zum wesentlichen, zentralen Lebensbereich der Patientinnen geworden. Hat sich eine Essstörung entwickelt, werden alle wesentlichen Gedanken, Gefühle und Konflikte hier »untergebracht«. Wie bei einem Drogenabhängigen kreisen sie um das Essen, das Nichtessen, die Figur, das Erbrechen. Man kann dies mit einem immer enger werdenden Trichter vergleichen. Die Gedanken, Gefühle und das Handeln werden fortwährend stärker auf diese Themen eingeengt. Für Spannungszustände scheint es keine andere Lösung als diese zu geben. Es kommt zu einem fortschreitenden Rückzug aus sozialen Kontakten und zu zunehmenden, stereotyp ablaufenden Konflikten in den Familien. So entsteht eine ständig anwachsende Spaltung. Nach außen hin scheint die Patientin »normal« zu funktionieren, im Inneren ist sie vollauf, sozusagen Tag und Nacht, mit ihrer Anorexie beschäftigt, ohne dass dies nach außen dringt, ähnlich wie bei einem Heroinabhängigen, der im Inneren mit dem nächsten »Schuss« beschäftigt ist, nach außen aber mit seinen täglichen Aufgaben beschäftigt zu sein scheint. Die Eigendynamik der Anorexie wird in der Regel unterschätzt. In der Therapie kommt es darauf an, den sich verengenden Trichter wieder zu erweitern, wobei eine aktive Rolle der Therapeutin oder des Therapeuten, eine Balance zwischen Takt und Konfrontation gefragt ist, sodass die Symptomatik zurückübersetzt werden kann in Beziehungskonflikte, innere Konflikte und Regulationsprobleme. Bei jeder Übersetzung bewegen wir uns in zwei Sprachen. Bei den eingangs skizzierten Einseitigkeiten wird so getan, als gäbe es nur eine Sprache, entweder die der Konflikte und Affekte oder die des Symptoms.

Störungsorientierte Modifizierungen der analytischen Technik sind eigentlich nichts Neues. Dies wird leider oft vergessen, aus den oben von Fonagy et al. (2005) genannten Gründen. Im Gegenteil, seit ihren ersten Anwendungen wurde das behandlungstechnische Vorgehen in der Psychoanalyse und den psychodynamischen Psychotherapien immer wieder den jeweiligen Störungsbildern, dem Behandlungsprozess und den äußeren Lebensumständen von Patienten angepasst (Beutel et al., 2010). Freud selbst war hier flexibel und formulierte, »dass die verschiedenen Krankheitsformen, die wir behandeln, nicht durch dieselbe Technik erledigt werden können« (Freud, GW XII, S. 191). Dies bezog er z. B. auf Patienten, »die so haltlos und existenzunfähig sind, dass man bei ihnen die analytische Beeinflussung mit erzieherischen vereinigen muss« (Freud, a. a. O., S. 190). Er wies darauf hin, dass Patienten mit verschiedenen Störungsbildern unterschiedliche Widerstände in der analytischen Situation entwickeln, Angsthysteriker z. B. Einfälle produzieren, »die so weit vom Gesuchten entfernt sind, dass sie für die Analyse keinen Ertrag bringen« (Freud, GW XI, S. 299), die freie Assoziation kein »Selbstläufer« ist. Und zur Behandlung der Phobien führt Freud (1917) aus:

> »Unsere Technik ist an der Behandlung der Hysterie erwachsen und noch immer auf diese Affektion ausgerichtet. Aber schon die Phobien nötigen uns, über unser bisheriges Verhalten hinauszugehen. Man wird kaum einer Phobie Herr, wenn man abwartet, bis sich der Kranke durch die Analyse bewegen lässt, sie aufzugeben. [...] Bei diesen letzteren (den Agoraphobikern) hat man nur dann Erfolg, wenn man sie durch den Einfluss der Analyse bewegen kann, sich wieder wie Phobiker ersten Grades zu benehmen, also auf die Straße zu gehen und während dieses Versuches mit der Angst zu kämpfen« (Freud, 1917 GW XII, S. 191).

»Exposition« ist also keinesfalls eine Erfindung von Verhaltenstherapeuten, sondern in der Regel auch für psychodynamische Therapien von Phobien wichtig (vgl. Leichsenring et al., 2015). Fenichel führte (1982 [1945]) im Anschluss an die oben skizzierten Überlegungen von Freud aus, dass

> »der Analytiker [bei Angststörungen] aktiv intervenieren [muss], um seinen Patienten zu einer ersten Anstrengung zu veranlassen, seine Phobie zu überwinden. Er muß den Patienten dahin bringen, sich den angstauslösenden Erfahrungen auszusetzen, *um die ganze Kraft des neurotischen Konfliktes nach oben dringen zu lassen*« (Fenichel, a. a. O., S. 38, kursiv GR, AvB).

Das Vermeiden muss also aktiv angegangen werden, damit der neurotische Konflikt wirklich bearbeitbar wird.

Das lässt sich auf viele Störungen übertragen. Fenichel (1982 [1938]) beschrieb zudem Störungen, bei denen *»das Ich das Symptom in sich selbst aufnimmt und so seine eigene Natur verändert«* (a. a. O., S. 129, kursiv GR), z. B. Suchterkrankungen, dies gilt unseres Erachtens auch für Essstörungen. Bei diesen Störungen müssten die Voraussetzungen für eine analytische Therapie erst *»durch eine pädagogische Vorbereitungsphase geschaffen* werden« (a. a. O., S. 132, kursiv GR, AvB). Er empfahl hier Abweichungen von der Regel, dass der Patient den Gegenstand der Sitzung bestimme. Durch »dynamische Deutung« müssten *auch die Dinge angesprochen werden, »die der Patient spontan nicht erwähnt«* (a. a. O., S. 134, kursiv GR, AvB).

In den letzten Jahren ist der aktive Betrag des Therapeuten zur Entwicklung der therapeutischen Beziehung, der Übertragung und des Behandlungsverlaufes wieder in den Vordergrund gerückt (siehe Thomä u. Kächele, 2006). Dies gilt auch für den Symptombezug. Die Nichtbeschäftigung mit der Symptomatik ist ebenso ein Beitrag zur therapeutischen Situation wie die Beschäftigung damit. Beides sind Botschaften an die Patientin.

7.3 Die notwendige Aktivität des Therapeuten

Essstörungssymptome werden oft nicht automatisch in die Therapie gebracht. Das konkrete Sprechen über die hiermit verbundenen konkreten Handlungen, Gefühle und Fantasien wird vermieden, auch wenn, und nicht selten auch gerade, weil sie bewusst sind. Eine Anorektikerin spricht nicht über ihre körperlichen Fehlwahrnehmungen und Missempfindungen, so wie jemand, der Alkohol missbraucht, nicht gern über die Menge des Getrunkenen spricht und ein Zwangsneurotiker nicht gern konkret über seine Zwangshandlungen und -gedanken und die Gefühle und Fantasien, die ihn dabei begleiten.

Da bei Essstörungen, wie oben ausgeführt, alle wesentlichen Konflikte und Emotionen in der Essstörungssymptomatik verarbeitet werden, kommen diese in der Regel nicht in die Therapie, wenn die Symptome ausgeklammert werden. Die Patientinnen zeigen dann alle möglichen Einsichten, diese bleiben oft eher rational und oberflächlich, aber an den Symptomen verändern sie nichts. Die Symptome schützen sie vor Veränderung, zum Beispiel vor dem Wahrnehmen tieferer Konflikte und deren emotionaler Verarbeitung, und sie schützen die Symptome wiederum vor Veränderung. Die Konflikte finden, um mit Freud zu sprechen, »Asyl im Symptom«.

Ein wesentlicher Widerstand in allen psychodynamischen Psychotherapien ist der Veränderungswiderstand. Dieser ist besonders ausgeprägt, wenn sich Symptome verselbstständigt haben, sich selbst verstärken und aufrechterhalten, wie bei Essstörungen. Diese verändern sich nicht automatisch, wenn die Konflikte der Patientinnen angesprochen sind und die Konflikte können nicht wirkungsvoll angesprochen werden, weil die wesentlichen Affekte weiterhin im Symptom untergebracht werden können. Bekanntlich ist, um wieder mit Freud (1895, GW I, S. 85) zu sprechen, Erinnern ohne Affekt therapeutisch wertlos. Das gilt auch für Einsichten.

Hilde Bruch, eine der Pionierinnen in der Therapie von Essstörungen führt zu dem Glauben, dass eine Magersucht automatisch verschwinde, wenn die Ursachen erkannt seien, aus:

> »Ein solcher Optimismus ist nicht nur Zeitverschwendung, sondern kann sogar schädlich, wenn nicht lebensbedrohend sein. Mit einem Patienten, der hungert, kann man keine sinnvolle therapeutische Arbeit leisten. Ich setze Patienten [...] davon in Kenntnis, daß ich über ihre psychische Verfassung keinerlei stichhaltiges Urteil abgeben kann, solange sich die Ernährungsweise nicht bis zu einem gewissen Grade gebessert hat« (Bruch, 1980, S. 145).

Anorektikerinnen befinden sich in einem sich selbst verstärkenden Teufelskreis, aus dem sie nicht mehr herausfinden. Sie benötigen Unterstützung dabei, diesen schrittweise zu durchbrechen. Sie kennen oft nur noch Entweder-oder-Lösungen, entweder ich esse zu viel oder ich hungere, entweder ich bin fett oder ich bin völlig abgemagert, entweder ich bin in Beziehungen und muss mich aufgeben, oder ich bin für mich, dann habe ich keine Beziehungen. Wesentlicher Bestandteil einer Therapie ist es daher auch, ihnen dabei zu helfen, allmählich wieder ein Gefühl von Kompetenz bezüglich ihres Essverhaltens und ihrer körperlichen Entwicklung zu erlangen. Gerade dies fehlt ihnen in ihren primären Beziehungen häufig.

Wegen der Eigendynamik der Erkrankung ist es wesentlich, von vornherein und oft während der ganzen Therapie, direkt an der Essstörung und dem Essverhalten zu arbeiten, die Gewichtsabnahme zu stoppen und eine Gewichtszunahme einzuleiten. Eine Zentrierung auf die Symptomatik ist geboten und mit der Bearbeitung der wesentlichen Entwicklungskonflikte zu verbinden (vgl. Reich, 2010b, 2003b; Friederichs et al., 2014).

Hiermit wird zugleich der Punkt, an dem sich die Konflikte der Patientin um Grenzen und Kontrolle kristallisieren, in die Behandlung hineingeholt. Bei vielen Anorektikerinnen zeigt sich im Verlauf von Behandlungen, dass sie auch ihrer Anorexie ambivalenter gegenüberstehen, als sie es sich und ihrem Gegenüber zunächst eingestehen. Eine klare und konfrontative Haltung hilft ihnen, sich selbst mit ihrem Zwangssystem, das sie zunächst als »völlig normal« ansehen, auseinanderzusetzen. Lässt man das Symptom »draußen«, bleiben wesentliche Konflikte sowie die damit oft verbundene heftige Aggression außerhalb der Behandlung. Diese verläuft dann oft im Sande. Die Verschiebung der Konflikte durch die Anorexie wird auf diese Weise perpetuiert. Die aggressiven Impulse werden dann weiterhin gegen das eigene Selbst und gegen die sich sorgende, oft auch hilflose Umgebung gerichtet. Das offene Ansprechen dieser Aggression, zunächst seitens des Therapeuten, kann zu einer Erleichterung führen, da diese Empfindungen in der Familie oft tabuisiert sind. Gelingt es, aggressives Erleben in die Behandlung zu bringen und mit der Symptomatik zu verbinden, erweitert dies die Behandlungsmöglichkeiten insgesamt. Natürlich ist es ebenso problematisch, nur auf die Symptomatik zu zentrieren. Auf diese Weise werden die anderen Lebensbereiche nicht exploriert und man kann keine Verbindungen zwischen der Symptomatik und den intrapsychischen und interpersonellen Konflikten herstellen.

In Behandlungen von Anorektikerinnen kommt man um Konflikte um Macht und Kontrolle und entsprechende Übertragungs-Gegenübertragungskonstellationen nicht herum. Diese müssen explizit und oft auch sehr heftig ausgefochten werden. Ein Ausklammern der Symptomatik klammert diese Konflikte aus. Ein ausschließliches Zentrieren auf die Symptomatik forciert sie in einseitiger Weise, ohne dass der Hintergrund und damit die Beziehungsdynamik deutlicher werden kann. Das Ignorieren des Symptoms führt dazu, dass viele dieser Patientinnen für »nicht analysierbar« erklärt oder »zum Verhaltenstherapeuten« geschickt werden.

7.4 Ablehnung von Psychotherapie durch die Patientinnen

Anorektikerinnen stehen Psychotherapie anfangs in aller Regel ablehnend gegenüber. Sie verleugnen die Krankhaftigkeit ihres Verhaltens bzw. bestreiten und bagatellisieren diese. Sie betonen, dass ihr Verhalten und ihr körperlicher Zustand eigentlich »normal« seien, lediglich ein Variante des üblichen Verhaltens. »Manche Leute sind eben dicker, manche sind dünner. Was regt Ihr Euch eigentlich so auf? Mein Freundinnen sagen alle, ich sehe gut aus.« Auch seelische oder interpersonelle Konflikte werden verleugnet, bestritten oder bagatellisiert. »Wenn meine Eltern nicht so einen Stress wegen dem Essen machen würden, wäre eigentlich alles in Ordnung. Ich wüsste nicht, wo ich sonst Schwierigkeiten haben sollte. Das müssten Sie mir schon erklären.« Das Zugestehen der Krankhaftigkeit der Anorexie, von Leiden oder von Konflikten wäre für die meisten Patientinnen eine Niederlage in ihrem Kampf um Autonomie und Besonderheit. Von daher ist es nachvollziehbar, dass sie genau dies am Anfang einer Behandlung nicht einräumen. Zudem kann dies erhebliche Loyalitätskonflikte mit der Familie mit sich bringen, deren verstrickte Bindungen und Vermeidungsstrategien ebenfalls infrage gestellt werden müssten. Hier könnten innere und äußere Trennungsschritte drohen.

Hat sich die Anorexie entwickelt, entfaltet sich auch ein sich selbst verstärkender Kreislauf, der unter anderem durch Omnipotenzgefühle gespeist wird. Die Patientin hat den Eindruck, sich durch ihren Willen von äußeren und inneren Einflüssen unabhängig machen und diese vollständig kontrollieren zu können. Hieran möchte sie festhalten. Anorexie ist in der Regel mit zunehmendem sozialem Rückzug verbunden, hierdurch entwickeln sich sekundäre sozialphobische Züge oder bereits vorher bestehende verstärken sich. Die anorektische Symptomatik und Haltung werden als sicherer Rückzugsort erlebt, an dem die Patientin »für sich« ist. Eine Veränderung würde sie wieder stärkerer Angst aussetzen. Hinzu kommt in einer Reihe von Fällen ein sekundärer Krankheitsgewinn. Die Patientin erlebt Zuwendung und Interesse und fühlt sich in einer sicheren »Kind-Position«.

Neben der körperlichen, physiologischen Eigendynamik macht dies die Anorexie zu einer schnell chronifizierenden, hartnäckigen Erkrankung, deren Behandlung sehr viel Beharrlichkeit und Geduld erfordert. Oft sind mehrere Versuche nötig, bevor eine Behandlung »greift«. Dies gehört zum Krankheitsbild und ist in der Regel kein persönliches Versagen des jeweiligen Behandlers.

7.5 Der erste Schritt: Erläuterung des Störungsmodells und des Vorgehens. Die Anfänge des Arbeitsbündnisses

Anorektikerinnen werden in der Regel in die Therapie »geschleppt«, von Eltern, Freundinnen, Lehrern, manchmal sogar Vorgesetzten. Sie zeigen, zumindest vordergründig und auch während einer Therapie, die durchaus »erfolgreich« sein kann, lange Zeit keine »Krankheitseinsicht«. Sie haben den Eindruck, durch ihre Erkrankung etwas »Besonderes« zu sein. Dies stimmt in gewisser Weise auch: Sie bringen eine extreme Willenskraft auf, um gegen das Hungergefühl anzugehen, geben diesem nicht wie andere nach, und erbringen trotz extremen Untergewichtes oft noch »erstaunliche« Leistungen, was viele andere nicht schaffen, fallen zudem bereits durch ihr Äußeres auf. Dass mit ihnen etwas »nicht stimmt«, dass nicht sie die Abmagerung beherrschen, sondern diese sie, dass sich in ihrem Leben also die »Herrschaftsverhältnisse« völlig umgedreht haben, räumen sie in der Regel erst später ein. Dies ist ein Akt der Selbstbehauptung und der Selbstwertstabilisierung. Lange Diskussionen hierum bringen in der Regel nichts.

Sollten Therapeuten deshalb gar nichts zu der Anorexie und ihren Folgen sagen? Keinesfalls. Ein klarer Standpunkt und deutliche Informationen über Anorexie und deren Folgen, auch wiederholt geäußert, sind in der Behandlung unabdingbar.

Wir informieren unsere Patientinnen und auch die Angehörigen (siehe Kap. 9) regelhaft über die körperlichen und seelischen Folgen von Mangelernährung, z. B. die Gefahren durch Störungen des Elektrolythaushaltes, mögliche Veränderungen in der Hirnsubstanz und bezüglich der Neurotransmitter, Osteoporose, und die Verzerrungen in der Körperwahrnehmung, auch über die Langzeitfolgen, z. B. bei Patientinnen mit chronischer Anorexie, und die damit verbundene hohe Sterblichkeit. Zugleich konfrontieren wir mit den Verleugnungstendenzen (die immer wieder auch bei den Angehörigen zu finden sind). Wie im Folgenden noch ausgeführt wird, erwarten wir dementsprechend auch regelmäßige ärztliche Untersuchungen, ein »Labor« und oft ein EKG.

»Jetzt habe ich Ihnen einige Informationen gegeben und meine Sicht der Entwicklung erläutert. Sie werden vermutlich denken: ›Der redet ja wie meine Eltern.‹ Oder: ›Der will mir nur Angst einjagen.‹ Vielleicht denken Sie auch: ›Hier nicke ich einfach alles ab. Wenn ich wieder draußen bin, mach ich sowieso weiter, wie ich will. Hier rein, da raus.‹ Sie können sicher sein, dass ich es ernst meine und dass ich mir Sorgen um Sie mache. Magersucht ist immer nur die Spitze des Eisbergs. Aber sie hat eine Eigenentwicklung, die man unterbrechen muss; man kommt nicht von allein da raus. Diese Eigenentwicklung ist gefährlich und verselbstständigt sich zunehmend. Zuerst haben die Betreffenden das Gefühl, sie beherrschen das Hungern und ihren Körper. Dann hat die Magersucht sie im Griff. Das wollen Sie im Moment nicht wahrhaben. Auch wenn Sie es so fühlen, würden Sie es jetzt nicht mitteilen. Was allerdings noch wichtiger ist: Magersucht ist, wie gesagt, die Spitze des Eisbergs. Sie muss direkt angegangen werden. Aber es kann hier nicht darum gehen, dass Sie nur wieder mehr essen und an Gewicht zunehmen. Magersucht hat seelische Gründe und Gründe im zwischenmenschlichen Bereich. Wir sind auch hier, damit wir dies gemeinsam verstehen und, wenn möglich, auch verändern. Es geht also nicht darum, Sie hier zu mästen, und dann ist gut. Wenn Sie zugenommen haben, ist noch lange nicht alles gut. Ohne dass Sie Ihr Essverhalten ändern und an Gewicht zunehmen, geht es nicht, aber das ist nur die eine Hälfte. Die andere Hälfte sind die ungelösten Fragen, die Ihre Entwicklung betreffen. Denen müssen wir uns hier gemeinsam widmen. Das alles geht nur mit Ihrer Mitarbeit. Ohne Sie läuft hier gar nichts. Sie werden diesbezüglich gespalten sein, zum Teil eventuell wollen, zum Teil nicht. Das wird immer wieder Thema sein. Zunächst müssen wir uns Ihr Essverhalten und Ihre Einstellung zu Körper und Gewicht genau ansehen, dann auch Ihre Entwicklung und Ihre Beziehungen. Mit der Zeit werden wir genauer sehen, woran wir da arbeiten müssen.«

So oder ähnlich intervenieren wir vor allem in der Anfangsphase; in der Regel nicht in dieser Länge, sondern in »kleineren Portionen«. Allerdings sollten alle Aspekte zur Sprache kommen, in jeweils individueller Gewichtung. Mit Anorektikerinnen stellt sich ein Arbeitsbündnis erst im Laufe der Zeit her; mehr zu erwarten, wäre eine Überforderung, weil es der Dynamik der Erkrankung nicht gerecht würde.

Dabei sollte der Therapeut immer deutlich seine eigene Position beziehen, gleichzeitig zu verstehen geben, dass er nicht erwartet, dass die Patientin diese teilt. Unterschiede, Differenzen, Konflikte sind da und dürfen sein. Wichtig ist, dass beide als abgegrenzte eigene Personen wahrgenommen werden. Dies wirkt bereits therapeutisch, denn Grenzziehung und Individuation sind zentrale Themen dieser Erkrankung.

7.6 Der zweite Schritt: Störungsorientierte Diagnostik

Hierzu gehört zunächst die Abklärung der Symptomatik im engeren Sinne, also

- *das Basis-Essverhalten:* Wie viel isst die Patientin über den Tag verteilt? Welchen Essrhythmus hat sie? Rechnet sie nach, wie viel sie noch essen darf, wenn sie eine bestimmte Menge gegessen hat? Woran bemisst sie das? Welche Nahrungsmittel bevorzugt sie? Welche Nahrungsmittel meidet sie? Aus welchen Gründen? Anorektikerinnen erscheinen oft zunächst als »Expertinnen« bezüglich Ernährung und »Gesundheit«. Sie können bei jeder Joghurt-Sorte im Supermarkt sagen, wie viele Kalorien und welche Nährstoffe sie enthalten. Bei näherem Hinsehen stellt man fest, dass viele der »Informationen« verzerrt und äußerst einseitig sind und dass die Patientinnen vielfach von einem magischen Denken über Essen, Ernährung und Gewicht beherrscht sind. Viele Essgestörte meiden Kohlenhydrate, weil sie fürchten, hiervon »dick« zu werden. Dass Kohlenhydrate eine wesentliche Funktion für den Energiehaushalt haben, wird dabei »übersehen«. Ebenso werden Fette gemieden, auch solche, die für die Ernährung wertvoll sind, weil sie erst die Aufnahme von Vitaminen möglich machen (vgl. hierzu auch Pudel, 2010; Reich u. Kröger, 2015). Lässt man das konkrete Essverhalten »einfach aus« oder wartet, bis einem alles »spontan« mitgeteilt wird, erfährt man dies in der Regel nie.
- *die Methoden der Gewichtskontrolle:* Anorektikerinnen kontrollieren ihr Gewicht in der Regel zwanghaft und häufig, meistens durch Wiegen, oft mehrfach täglich. Kleine Gewichtsveränderungen »nach oben« können sie in Panik versetzen. Oft besteht die Angst, das Gewicht doch nicht »unter Kontrolle« zu haben. Dann wird heftig »gegengesteuert« durch verstärktes Fasten, exzessive Bewegung, Missbrauch von Abführ- oder Entwässerungsmitteln, Erbrechen oder eine Kombination mehrerer oder aller dieser »Maßnahmen«. Manche benutzen auch bestimmte Kleidungsstücke, etwa enge Jeans (Zero-Größe) als Kontrollmaß. Andere überprüfen bestimmte Körperregionen, kneifen z. B. die Haut an der Hüftgegend zusammen und prüfen so, ob sie »fett« sind. Eine Patientin betastete regelmäßig ihre Wan-

genknochen. Wenn sich darüber nach ihrem Eindruck ein »Pölsterchen« gebildet hatte, bekam sie Angst und verstärkte ihr restriktives Essverhalten.

- *die Körperwahrnehmung:* Diese ist bei Anorektikerinnen gestört. Die »Körperschema-Störung« wurde erstmals von Hilde Bruch (1962) als eines von deren Kernmerkmalen beschrieben. Dies zielt auf die Verzerrung der Wahrnehmung des Körperumfangs und der Körpergröße. Heute werden neben der perzeptiven Komponente bei der Störung des Körperbildes die kognitive, die affektive und die behaviorale Komponente unterschieden, z. B. die zwanghafte Kontrolle des Gewichts und bestimmter Körperpartien (siehe oben). In vielen Fällen wird nicht der gesamte Körper verzerrt eingeschätzt und schlecht bewertet, sondern bestimmte Körperpartien, etwa die Hüften, die Oberschenkel, manchmal auch die Oberarme, oder, wie bereits oben erwähnt, die Wangen. Auch das zwanghafte Vermeiden, den Körper bzw. bestimmte Körperpartien zu berühren oder diese im Spiegel anzusehen, gehört hierzu. Anorektikerinnen zeigen eine größere Unzufriedenheit mit dem Körper und stärkere Wahrnehmungsverzerrungen als Frauen ohne Essstörungen (Reich u. Cierpka, 2010). Klinisch kann man immer wieder beobachten, dass die Angst vor Gewichtszunahme und die Fehleinschätzung zunehmen, je abgemagerter die Patientinnen sind. Dies hat eventuell sogar physiologische Gründe. Durch die Anorexie kommt es zu Atrophien in verschiedenen Hirnregionen. Einige Untersuchungen legen nahe, dass auch die Regionen betroffen sind, in denen die Körperwahrnehmung verarbeitet wird. Die graue Substanz ist bei Anorektikerinnen anscheinend in der Extrastriate Body Area (EBA) und im oberen hinteren Teil des Schläfenlappens reduziert. Inwieweit die Hirnatrophien reversibel sind, ist offen. Klar ist aber, dass eine erst einmal etablierte Körperbildstörung eines der hartnäckigsten Symptome bei Anorexie ist. Wenn sich die Einstellung zum Körper nicht verändert, bleibt das Rückfallrisiko für Anorexie hoch. Die Therapie muss deswegen die Körperschema-Störung aktiv einbeziehen (Cash u. Deagle, 1997; Vocks u. Legenbauer, 2005). Häufig haben Anorektikerinnen auch hier magische Vorstellungen, die erst bei genauer, kleinschrittiger Exploration zutage treten. So gab die oben bereits erwähnte Patientin an: »Ich spüre genau, wenn ich ein halbes Käsebrötchen gegessen habe, wie neulich, da schwollen sofort die Wangenpölsterchen an. Das konnte ich direkt fühlen.« Andere merken »sofort an den Hüften« oder an anderen Körperpartien, wenn sie »etwas« oder gar »zu viel« oder »Kohlenhydrate«, etwa ein Viertel Vollkornbrötchen gegessen oder den Salat mit einem Esslöffel Öl zubereitet haben. Anorektikerinnen berichten immer wieder, dass ihr »Bauch« zu sehr hervortritt. Sie bedenken dabei nicht, dass bei erheblicher Abmagerung der Unterleib in der Regel immer hervortritt. Und sie können sich nicht vorstellen, dass der »Bauch« weniger hervortritt, wenn sie an Gewicht zunehmen und sich ihre Figur normalisiert.

- *mit der Symptomatik unmittelbar verbundene Affektzustände und Konflikte:* Deren Exploration führt ebenso wie die des Körperbildes sehr direkt in die anorektische Konfliktproblematik und eventuelle Ich-strukturelle Problem hinein. Was empfindet die Patientin, wenn sie etwas gegessen hat? Wie reagiert sie auf unterschiedliche Nahrungsmittel? Was empfindet sie, wenn sie länger nichts gegessen hat? Bei einer Reihe von Patientinnen sind die Angaben hierzu global. Wenn sie etwas gegessen haben, fühlen sie sich »voll«, »schwer« oder »schlecht«. Manche können ihre Affekte differenzierter erfassen. Sie fühlen sich »eklig«, »schuldig« oder empfinden Angst. Wenn sie länger nichts gegessen haben, fühlen sie sich eventuell »leicht«, »frei«, »unbeschwert«, manchmal tatsächlich auch »schwach« oder »unkonzentriert«. Beim Essen wird das Problem der Kontrolle, auch das der Kontrolle der Affekte, am deutlichsten. Auch hier ist oft eine kleinschrittige Exploration notwendig. Zudem müssen die Patientinnen dabei unterstützt werden, zunächst nur global wahrgenommene Affekte zu differenzieren. Hier sind die Methoden der psychoanalytisch-interaktionellen Methode (Streeck u. Leichsenring, 2014) oder der mentalisierungsbasierten Psychotherapie (Bateman u. Fonagy, 2008) hilfreich (siehe unten).
- *die Exploration weiterer Symptome:* Anorexien sind oft mit anderen Symptomatiken verbunden, sogenannten Komorbiditäten. Dieser Begriff ist, gelinde gesagt, unglücklich, weil er suggeriert, dass Symptomatiken nebeneinander bestehen. Symptomatiken sind in einem psychodynamischen Verständnis miteinander verbunden und bedingen einander auf der Basis der zugrundeliegenden Konflikte und Ich-strukturellen Einschränkungen. Am häufigsten sind bei Anorexien depressive Störungen und Angststörungen zu finden (vgl. Reich u. Cierpka, 2010). Diese Störungen können der Anorexie vorausgehen. Die Anorexie kann dazu eingesetzt werden, depressive Stimmungen zurückzudrängen, allein schon durch die euphorisierende Wirkung, die das Fasten durch die Freisetzung körpereigener Opiate mit sich bringt. Ebenso können das Hungern und die damit verbundene Gewichtsabnahme dazu eingesetzt werden, soziale Ängste zu bewältigen. Die Betreffende fühlt sich nicht mehr dick und wird für ihre Gewichtsabnahme vielleicht zunächst bewundert. Beide Symptome können sich auch zeitgleich gemeinsam mit der Anorexie entwickeln oder, wie Studien, u. a.

die oben zitierte Minnesota-Studie (Kap. 2.5) zeigen, Folge der Anorexie sein. So werden bei einer fortgeschrittenen Anorexie zu wenige Neurotransmitter wie z. B. Serotonin produziert. Von daher wirken auch SSRIs nicht mehr. Das veränderte Aussehen kann zudem soziale Ängste hervorrufen oder steigern, wenn z. B. die Abmagerung negative Kommentare oder das Gefühl, dauernd abwertend angesehen zu werden, hervorruft. Häufig mit der Anorexie verbunden sind auch zwanghafte Symptome oder Charakterzüge, seltener Substanzmissbrauch oder posttraumatische Belastungsstörungen (Reich et al., 2012). Als Persönlichkeitsstörung ist oft die ängstlich-vermeidende zu finden (Reich u. Cierpka, 2010).

➢ *die körperliche Untersuchung:* Diese muss bei Anorexie regelmäßig von einem Arzt durchgeführt werden. Hierzu gehören neben der Kontrolle des Gewichtes (nüchtern, in Unterwäsche) ein regelmäßiges Labor, durch das insbesondere die Elektrolytwerte erfasst werden, in vielen Fällen auch ein EKG. Die Haupttodesursache bei Anorexie ist nach wie vor der Herzstillstand durch Elektrolytmangel. Der untersuchende Arzt sollte sich mit dem Krankheitsbild auskennen. Nach wie vor kennen Ärzte das Krankheitsbild der Anorexie nicht und unterschätzen die dramatischen Folgen von Untergewicht. Auch wird immer wieder unterschätzt, dass sich bei starker Abmagerung Elektrolytwerte rasch verschieben können. Zudem wird in diesen Zuständen bei Infekten oft kein Fieber mehr entwickelt.

Wir empfehlen, zur Diagnostik über das Gespräch hinaus auch Hilfsmittel einzusetzen, um die Schwere und Ausprägung der Erkrankung erfassen zu können. Hierzu gehören

➢ *Fragebögen:* z. B. der Eating Disorder Examination (EDE), der die Essstörungssymptomatik (bisher nach DSM IV) erfasst, sowie der Eating Disorder Inventory (EDI), der Einstellungs- und emotionale Aspekte von Essstörungen erfasst.

➢ *Esstagebuch oder Essprotokoll:* Diese haben sich zur Erfassung des konkreten Essverhaltens sowie der begleitenden Emotionen und Ereignisse bewährt (vgl. Benninghoven, 2010). Mithilfe der Protokolle bekommen Therapeuten einen Überblick über das konkrete Essverhalten und durch das konkrete Besprechen auch einen Eindruck von den Fehlwahrnehmungen, Ängsten und Abwehrmanövern der Patientinnen. Natürlich wird hierdurch, wie auch durch die regelmäßige ärztliche Untersuchung ein Parameter in die Behandlung der Anorexie eingeführt. Das »Kontrollthema« ist also auch hierdurch in der Behandlung. Dies sollte offen benannt werden. Wir fragen unsere Patientinnen regelmäßig danach, wie sie dies erleben: »Wie geht es Ihnen jetzt damit, wenn ich mir genau anschaue, was Sie in den letzten Tagen gegessen haben? Ich kann mir vorstellen, dass es Sie stört, wenn Ihnen jemand so genau auf den Teller schaut. Ich kann mir auch vorstellen, dass Sie Ihren Ärger darüber unterdrücken.« Patientin: »Ich muss hier ja wohl mitmachen. Also: Warum soll mich das stören. Es nützt ja eh nichts, wenn ich etwas dagegen sage.« »Auch wenn ich weiter auf dem Protokoll bestehe, interessiert es mich, was Sie daran stört. Man kann sich ja zudem auch über Dinge ärgern, gegen die man nichts machen kann. Außerdem: Vielleicht gibt es ja einen besseren Weg, auf dem wir konkret über Ihr Essverhalten sprechen als den, den ich jetzt eingeschlagen habe.«

Wesentlich ist also auch hier der flexible Umgang mit dem Protokoll. Dieses ist ein Hilfsmittel, nicht mehr und nicht weniger.

Wie beim Wiegen, so wird auch hier manchmal eingewandt, dass Anorektikerinnen bekanntlich sowieso schummeln, vor dem Wiegen Wasser trinken oder beim Essprotokoll zuviel aufschreiben. Hierzu ist anzumerken, dass nicht alle Patientinnen schummeln; manche tun es, manche nicht. Zudem sind hier, wie immer, Gelassenheit und Konsequenz geboten. Man kann nicht dauerhaft durch Trinken von Wasser an Gewicht zunehmen. Und wenn dauernd Essensmengen aufgeschrieben werden, die mit der Gewichtsentwicklung nicht in Einklang zu bringen sind, dann merken wir es früher oder später und konfrontieren die Patientin damit.

7.7 Weitere zentrale Aspekte der Diagnostik

Die Diagnostik der Anorexie erschöpft sich natürlich nicht in der Abklärung der wesentlichen Aspekte der Symptomatik. In der Probatorik ist sie um folgende Aspekte zu erweitern, die vertieft auf die Bearbeitung der wesentlichen Entwicklungskonflikte hinführen. Wegen der ausgeprägten Konfliktabwehr und der Abwehr gegen die Wahrnehmung von Affekten und Konflikten insgesamt müssen Anorektikerinnen zu einem rudimentären Verständnis von intrapsychischen und interpersonellen Konflikten, durchaus im Sinne einer »pädagogischen Vorbereitung« sensu Fenichel erst hingeführt werden. Zentral hierzu gehören

- *die Auslösende Situation und Entwicklung der Symptomatik:* Dies sind oft Trennungssituationen und/oder Versuchungssituationen, in denen die Patientinnen »unkontrolliert« sein könnten, z. B. sexuelle Situationen und/oder solche, in denen sie sich etwas »nehmen«, z. B. für sich in Anspruch nehmen könnten. Die Schilderungen in den ersten Gesprächen bleiben oft blande. Der Therapeut wird nicht selten mit allgemeinen Floskeln oder rationalisierenden Pseudo-Erklärungen »abgespeist«. »Also mit der Magersucht, das fing in Spanien an. Da war es so heiß und da hatte ich wenig Appetit und da hab ich dann abgenommen. Das gefiel mir und dann hab ich weiter gemacht. Dann hat mich meine Mutter zum Arzt geschickt. Der hat gesagt, ich soll mal aufschreiben, was ich so esse. Das hab ich dann gemacht. Durch das Aufschreiben hab ich dann gemerkt, dass ich immer noch so Einiges esse; da hab ich dann weiter abgenommen, bis ich mit 32 Kilo in die Klinik kam, Notaufnahme.« Folgt man dieser Darstellung, gibt es zwei Ursachen für die Magersucht: Spanien und den Arzt. Nun werden vermutlich einige von uns auch Personen kennen, die im Spanienurlaub zugenommen haben, und andere, die eine Weile aufgeschrieben haben, was sie gegessen haben, ohne dass sie mit einem BMI von 13 und einem Kreislaufzusammenbruch in die Klinik gekommen sind. Derartige Rationalisierungen werden oft auch von den Angehörigen genannt. Dies natürlich wird verstärkt durch Meinungen, die davon ausgehen, dass Magersucht nichts mit Konflikten zu tun hat und dass eigentlich jeder eine solche Erkrankung entwickeln kann. Bei der eben zitierten Patientin stellte sich im Verlauf der Behandlung heraus, dass sie vor der Anorexie bereits einen Waschzwang entwickelt hatte. Dies wurde auch von ihrer Familie nicht erwähnt. Den Waschzwang wiederum hatte sie entwickelt, nachdem sie mit einem gleichaltrigen Nachbarsjungen im Internet auf ihrem Computer pornografische Filme angesehen und sich in einer Pose aus einem solchen Film mit der Webcam hatte fotografieren lassen. Sie hatte es dann noch geschafft, das Bild wieder zu löschen, war sich aber unsicher, ob dies auch »nachhaltig« war. In der Folge entwickelte sie heftige Schuld- und Schamgefühle und eine Angst, schwanger zu werden und dann bei dem genannten Urlaub, den die Familie gemeinsam mit der befreundeten Nachbarsfamilie machte, die Anorexie. Durch blande Schilderungen sollte man sich also nicht davon abhalten lassen, auf Weiteres zu warten. »Wo Rauch ist, ist auch Feuer«, gilt auch hier.

- *die Entwicklung des Körperbildes:* Diese ist für die Anorexie, wie bereits mehrfach dargestellt, zentral. Allerdings wird auch hier die Entwicklung zunächst eher blande beschrieben, eben als »ganz normal«. Manche Patientinnen haben bereits gelesen, dass Magersucht etwas damit zu tun haben könnte, dass sie »nicht Frau werden wollen« und verneinen dies vehement. Hier gilt das zu dem vorhergehenden Aspekt Gesagte. Die tieferen

Körperängste und damit verbundenen Fantasien kommen erst während der Behandlung allmählich ins Gespräch, und zwar dann, wenn die Patientin ihre Essensmengen steigert und allmählich zunimmt, sich ihr Körper zum Normalgewicht hin verändert.

- *die Erfahrungen in Sexualität und Partnerschaft:* Anorektikerinnen haben (im Gegensatz zu Bulimikerinnen) oft keine Partnerschaften (Cierpka u. Reich, 2010; Reich u. Rutz, 2007; Reich, 2010). Sie vermeiden sexuelle Beziehungen, fürchten hier insbesondere das »Unkontrollierte«. Oft werden auch das direkte Berühren der Genitalien oder Masturbation vermieden. So berührten sich mehrere unserer Patientinnen im Bereich der Scheide oder auch an den Brustwarzen nur mit dem Waschlappen, vermieden den direkten Kontakt.
- *die Einstellung zu Essen, Diät, Gewicht und Aussehen in der Familie:* Diese ist häufig gestört. Oft ist die Nahrungsaufnahme wenig lustvoll oder ritualisiert, dabei durchaus »ästhetisch«. Die Beschäftigung mit Diäten, Gewicht, Körperform und Aussehen ist hier oft zu finden. Hier sind, wie bei den anderen Aspekten, genaue Schilderungen wichtig. Viele der familiären Gewohnheiten und Eigenarten sind Ich-synton und kommen erst bei detaillierter Exploration ins Gespräch. So notierte ein Vater stets die Verfallsdaten der von ihm eingekauften Lebensmittel und bestand darauf, dass sie genau in dieser Reihenfolge zu verzehren waren.
- *Essstörungen, Depressionen und andere seelische Erkrankungen:* Sie sind in den Familien anorektischer Patientinnen ebenfalls häufig zu finden, Substanzmissbrauch oder Sucht eher seltener, z. B. seltener als in Familien bulimischer Patientinnen. So zeigten sich als zunächst beiläufig erwähnte »Nebenbefunde« in einem Familiengespräch eine schwere, bislang unbehandelte depressive und Zwangsstörung des Vaters, eine behandelte depressive Störung des Bruders sowie eine Angststörung der Schwester.
- *der Umgang mit interpersonellen Grenzen:* Dieser ist in den Familien ebenfalls gestört. Grenzenstörungen sind ein ubiquitäres Phänomen bei psychischen Erkrankungen. Auch diese Störungen sind oft Ich-synton. Wir lassen uns deshalb sehr genau schildern, wie in der Familie mit der Privatsphäre der einzelnen Mitglieder umgegangen wird, z. B. mit dem eigenen Raum der Patientin, aber auch Smartphone, Internet und E-Mail. Manches »Störende« wird zunächst nur vorsichtig deutlich. »Meine Mutter will immer noch mit mir zusammen jede Woche ins Fitnessstudio gehen. Früher fand ich das ganz gut. Aber seit ich 13 bin, stört mich das irgendwie. Ich weiß gar nicht, weshalb. Sie findet das toll, so Mutter und Tochter gemeinsam beim

Workout, wir zwei. Sie kommentiert dann immer gern, was ich mache. Ich finde das aber nicht mehr so. Aber irgendwie hab ich Angst, das zu sagen. Sie könnte sich ja zurückgewiesen fühlen.«

»Wir machen im Urlaub immer alles zu dritt zusammen. Da gibt es regelmäßig schlechte Laune. Trotzdem bleibt es dabei. Mein Vater mag keine Stadtbummel. In Athen wollte meine Mutter aber unbedingt bummeln, obwohl es fast 40 Grad hatte. Ich wollte auch lieber im Hotel am Pool bleiben. Mein Vater wollte endlich mal wieder Zeitung lesen. Die gab es vorher auf der Insel nicht. Auf dem Smartphone könnte er das auch, mag er aber nicht. Dann sind wir alle drei durch die Hitze gelaufen. Mein Vater wurde immer stinkiger. Das habe ich schon gemerkt. Schließlich hatten wir alle drei komplett schlechte Laune. Meine Mutter sagte dann: ›Immer müsst Ihr mir den Urlaub versauen. Könnt Ihr Euch nicht mal einen Tag zusammenreißen, damit wir schön was zusammen machen.‹ Fast hätte ich gesagt: ›Nein, können wir nicht.‹ Das hab ich mir noch mal verkniffen.« Therapeut: »Schade.«

- *der Umgang mit Konflikten:* Konfliktvermeidung spielt in vielen Familien anorektischer Patientinnen eine große Rolle. Dies ist nicht spezifisch, aber »typisch«. Oft gibt es »Dauerbrenner«, die nicht benannt werden, oder Konflikte, die immer wieder spürbar werden, ohne dass es zu einer Klärung oder gar Lösung kommt, wie in dem eben erwähnten Beispiel. Jeder hatte schlechte Laune, der Zwang zur »Harmonie« führte zu dem genauen Gegenteil, ohne dass dies offen ausgesprochen wurde. Die Patientinnen wehren insbesondere aggressive und abgrenzende Impulse ab, nicht nur in der Familie, auch in sonstigen Konfliktsituationen, fürchten, zu viel zu fordern. So traute sich eine unserer Patientinnen lange Zeit nicht, in ihrer WG anzumahnen, dass andere auch mal den Müll entsorgen. Sie wollte nicht »spießig« sein und »aufrechnen«; das tat sie allerdings die ganze Zeit, nur zeigte sie es nicht.
- *die affektive Resonanz:* Diese ist in der Regel ebenfalls gestört, insbesondere bezüglich aggressiver oder abgrenzender Impulse. Gefühlsäußerungen werden oft nicht angemessen validiert. Die Patientinnen wirken oft emotionslos, »alexithym«, ein psychischer »Binnenraum« scheint zu fehlen. Wichtig ist es, von Beginn an die möglichen begleitenden Affekte bei den Schilderungen anzusprechen oder zu benennen. Zudem sollten sich die Therapeuten von Beginn an als emotional resonante Gegenüber zur Verfügung stellen.
- *die Werte und Ideale:* Patientinnen und ihre Familien legen häufig großen Wert auf Leistung, Kontrolle, Verzicht und Aufopferung. Oft wird

> dies nicht so sehr durch direkte Bemerkungen oder direkten Tadel vermittelt, sondern indirekt, durch Bemerkungen über andere oder das Handeln. »Mein Vater hat mich nie wegen meiner Schulnoten kritisiert. Ich war eben guter Durchschnitt. Aber er kann es nicht leiden, wenn meine Tante, die Schwester meiner Mutter, zu Besuch kommt. Er kann die nicht leiden. Deshalb kommt die meistens, wenn er auf Dienstreise in Fernost ist. Meine Mutter meint, ich soll ihm das nicht sagen. Meine Tante lebt meistens in Spanien, da hat sie ein Haus, von ihrem Mann geerbt. Der ist vor ein paar Jahren gestorben, war stinkreich. Das hat sie auch geerbt. Mein Vater findet sie faul. Er hat hart arbeiten müssen, um Geschäftsführer zu werden. Deshalb können wir uns jetzt auch etwas leisten. Meine Tante war Laborantin, bevor sie ihren Mann heiratete, der war Klinikchef. Mein Vater sagt immer, sie war »bloß Karbolmäuschen«. Ich kannte den Ausdruck nicht. Hat wohl was mit Labor zu tun. Jetzt hat sie ein faules Leben. Das findet mein Vater unverdient. Das kann er wohl nicht leiden, dass sie faul ist. Das sagt er auch öfter. Er selbst arbeitet zumeist das Wochenende durch.« »Und wie wirkt das auf Sie?« »Naja, manchmal habe ich auch Angst, ich könnte faul sein.«

Wenn diese Bereiche aktiv exploriert werden, fragen die Patientinnen nicht selten: »Wozu wollen Sie das eigentlich wissen? Was hat das mit meiner Magersucht zu tun?« Wenn wir den Eindruck haben, dass die Patientinnen sich das fragen und aus diesem Grunde eventuell sehr zögernd antworten, haben wir uns angewöhnt zu sagen: »Sie werden sich vielleicht fragen: ›Wozu will die das eigentlich wissen? Was hat das mit meiner Magersucht zu tun?‹ Dazu kann ich zunächst nur sagen: ›Das weiß ich nicht.‹ Manchmal ist es so, dass Magersucht auch dazu dient, sich abzugrenzen, wenn man das Gefühl hat, in der Familie oder mit anderen werden die Grenzen nicht gewahrt, wird auf die persönlichen Belange keine Rücksicht genommen. Manchmal werden durch das Hungern Gefühle zum Ausdruck gebracht, die die Betreffende anders nicht ausdrücken kann. Manchmal wird Magersucht als besondere Leistung empfunden, die einem keine andere nachmachen kann, als Alleinstellungsmerkmal sozusagen. Wie das genau bei Ihnen ist, können wir gemeinsam herausfinden. Mir ist es wichtig, von diesen Bereichen einen Eindruck zu bekommen. Vielleicht ergibt sich etwas.«

Manchmal benutzen wir auch eine medizinische Metapher: »Wenn ein Arzt mit einer Krankheit konfrontiert ist, untersucht er ja verschiedene Bereiche. Er befragt die Patientin, lässt das Blut untersuchen, macht eine Röntgenaufnahme oder ein EKG, einen Ultraschall oder eine Magenspiegelung. Wenn alles zusammen ist, kann er sich eventuell ein Gesamtbild machen. Eventuell auch noch nicht, dann muss der weitere Verlauf abgewartet werden. So ist es auch hier. Wir haben verschiedene Eindrücke und Befunde, andere fehlen noch. Wir können den Problemen nur allmählich näherkommen.«

Zentral ist schon in dieser Phase, den »verengten Trichter«, von dem oben die Rede war, allmählich zu erweitern. Verbindungen zwischen Essverhalten, Abmagerung, Gefühlen und Konflikten als Möglichkeiten deutlicher werden zu lassen, aber nicht vorzeitig wieder zu schließen, indem zu rasch »gedeutet« wird. Deutungen werden oft rational aufgenommen und »abgenickt«, bestätigen in der Anfangsphase oft die Angst der Patientin, dass eine andere Person genau zu wissen glaubt, was in ihr vorgeht.

Wenn Patientinnen hier sehr skeptisch sind, nehmen wir diese Abwehr durchaus auf: »Das Ganze, meine Fragen, die Themen, die ich anspreche, kommen Ihnen merkwürdig vor. Sie scheinen sich zu fragen: ›Was hat das alles mit mir zu tun?‹ Die Frage ist berechtigt. Hierauf können wir im Moment keine schlüssige Antwort geben. In der Psychosomatik gibt es nichts, was es nicht gibt. Das gibt uns viele Rätsel auf, die wir meistens leider nicht schnell lösen können. Manchmal gar nicht. Wir kochen auch immer nur mit Wasser. Vielleicht hat Ihre Magersucht gar nichts mit irgendwelchen Konflikten und Problemen zu tun. Das gibt es eventuell auch. Wer weiß. Jeder Krankheitsfall ist anders. Das müssen wir gemeinsam herausfinden.«

7.8 Die Stabilisierung

Besonders in dieser Phase ist eine schwierige Gratwanderung zwischen Konsequenz und Flexibilität erforderlich. Dabei ist es schwierig bis unmöglich, die »Mitte« einzuhalten. In der Regel »rutschen« Behandler in dieser Phase mehr in die eine oder die andere Richtung ab. Bereits in den ersten Stunden sollten Schritte zur Stabilisierung des Essverhaltens und des Gewichtes eingeleitet werden. Der Gewichtsverlust muss in den ersten Stunden gestoppt werden. Mit der Patientin, eventuell auch mit den Angehörigen, ist eine Vereinbarung über ein zu haltendes Mindestgewicht zu treffen. Wenn keine Vereinbarung möglich ist, was immer wieder der Fall ist, muss der Behandler ein Mindestgewicht setzen, das in der ambulanten Therapie nicht unterschritten werden darf. Dies liegt in der Regel bei einem BMI von 14,5. Darunter ist eine stationäre Behandlung indiziert und sollte energisch angesteuert werden. Dies ist oft nur durch wiederholte klare Konfrontation möglich.

Ebenso wird von der Patientin erwartet, dass sie während der ambulanten Behandlung zunimmt. Wir erwarten eine Gewichtszunahme von 500 g pro Woche, bis ein unteres Normalgewicht erreicht ist (BMI 19). Diese Erwartung wird formuliert und gesetzt. Manche Patientinnen stimmen dem, widerwillig, zu, andere geben eher äußerlich dem Drängen nach, indem sie nicht abbrechen. Werden die Schritte nicht eingehalten, ist die Patientin hiermit zu konfrontieren und die Gründe sind zu untersuchen. Keinesfalls kann man erwarten, dass die Zunahmeschritte linear eingehalten werden. Das ist nicht die Regel. Allerdings ergeben sich ohne den Druck durch die Setzung zu viele Ausweichmöglichkeiten.

Bei allen Schwankungen sollte in den ersten drei Monaten einer ambulanten Behandlung eine signifikante Gewichtssteigerung stattfinden. Wenn dies nicht der Fall ist, sollte eine alternative Behandlung in Erwägung gezogen und mit der Patientin und ihren Angehörigen besprochen werden.

In der Regel kommen die Patientinnen mit dem Wiegezettel vom Arzt zu uns in die Stunde. Dieser liegt auf dem Tisch, ebenso wird vor der Stunde ein Essprotokoll abgegeben und ausgewertet. Die Auswertung liegt ebenfalls auf dem Tisch.

> »Wie geht es Ihnen jetzt mit fast einem Kilo Gewichtszunahme? Spüren Sie das an Ihrem Körper? Wo? Was empfinden Sie dabei? Wie hoch ist der Anteil, den ich durch die Setzung an der Veränderung habe, also der des Druckes? Wie viel hätten Sie von sich aus zugenommen? Oder hätten Sie eher abgenommen? Löst die Zunahme Angst aus? Oder Ärger? Oder beides? Oder andere Gefühle? Was empfanden Sie, als die Arzthelferin Sie wegen der Zunahme gelobt hat? Ich finde es auch gut, dass Sie zugenommen haben, aber ich vermute, dass es Ihnen sehr schwer fällt und dass Sie sich auch über mich ärgern.«
>
> »Wie kommt es, dass Sie nicht zu-, sondern abgenommen haben? Auf den Essprotokollen ist zu sehen, dass Sie weniger gegessen haben, sogar weniger Obst. Ich frage mich, was Sie dazu bewogen haben mag. Hat Sie die Gewichtszunahme in der vorletzten Woche erschreckt, sodass Sie jetzt auf die Bremse getreten haben? Möchten Sie mir zeigen, dass Sie hier nicht nach meiner Pfeife tanzen, sondern selbstständig sind? Gibt es eventuell andere Gründe? Wie fühlen Sie sich in Ihrem Körper, wenn das Gewicht gleich bleibt?«
>
> »Wenn ich Ihnen jetzt empfehle, mehr Kohlenhydrate zu sich zu nehmen, was empfinden Sie dann? Druck? Denken Sie vielleicht: ›Am liebsten würde ich hier abbrechen.‹ Oder: ›Ich nicke das hier einfach ab, zeige mich einsichtig; zu Hause mach ich dann doch, was ich will.‹ Bekommen Sie

Angst, dass Sie am Bauch zunehmen könnten, oder an den Hüften, wenn Sie am Tag eine Scheibe Vollkornbrot mehr essen? Fühlen Sie sich eventuell eklig? Wie ist es, wenn Sie andere beim Essen beobachten?«

Diese und ähnliche Fragen stellen wir immer wieder. Wesentlich ist dabei, dass im Zusammenhang mit dem konkreten Verhalten die Affekte und die therapeutische Beziehung angesprochen werden. Die Gestaltung des Essverhaltens und die Mahlzeitenstruktur sind mit der Patientin immer wieder zu besprechen. Insbesondere sollten zu lange Lücken zwischen Mahlzeiten bzw. Zwischenmahlzeiten vermieden werden. Konkrete Vorschläge hierzu finden sich in Reich und Kröger (2015).

Zur Stabilisierung gehören auch Information über Gewichtsschwankungen und die Folgen von Untergewicht. Essgestörte sind bereits durch leichte Gewichtsschwankungen irritierbar oder reagieren verängstigt. Dabei sind Gewichtsschwankungen zwischen einem und drei Kilogramm durchaus normal und durch besondere Vorkommnisse oder Veränderungen oft nicht zu erklären. Die Gewichtskontrolle sollte ein Mal, bei kritischem Untergewicht zwei Mal in der Woche beim Arzt stattfinden. Ansonsten sollte die Waage aus dem Leben verbannt werden. Zu den psychoedukativen Maßnahmen gehören auch Information über Laxanzien und ähnliche Medikamente, über die Folgen von Erbrechen und von exzessiver Bewegung. Laxanzien entziehen in der Regel nur Flüssigkeit und schwächen die Darmtätigkeit, beim Erbrechen verbleiben 20 bis 30% des Gegessenen im Magen. Erbrechen führt zu Störungen im Elektrolythaushalt und kann, neben anderen Folgen wie Schädigungen des Zahnschmelzes und der Speiseröhre, auch Kreislaufstörungen oder -zusammenbrüche verursachen. Exzessive Bewegung führt oft zu Überdehnungen oder Überbelastungen einzelner Gelenke, z.B. der Knie, zudem ebenfalls zu Kreislaufproblemen oder körperlichen Zusammenbrüchen bei Untergewicht.

Mit der Patientin und ihren Angehörigen ist entsprechend den obigen Ausführungen eine Kontrolle möglichst bei einem Arzt des Vertrauens der Patientin, der sich mit dem Krankheitsbild auskennt, zu vereinbaren. Zudem sollte eine gegenseitige Entbindung von der Schweigepflicht bei Arzt und Psychotherapeut durch die Patientin bzw. ihre Eltern vorliegen.

Wenn eine derartige Behandlungsvereinbarung nicht sofort zustande kommt, kann man mit der Patientin sicherlich noch einige Stunden über das Für und Wider verhandeln. Manchmal kommt dann doch eine tragbare Vereinbarung zustande. Manchmal ist eventuell zunächst ein anderer Behandlungsansatz sinnvoll. Wenn keine Vereinbarung zustandekommt, ist in der Regel eine stationäre Behandlung indiziert. Bei einem BMI unter 13 ist eine sinnvolle stationäre psychotherapeutische Arbeit im engeren Sinne nicht mehr möglich. Hier ist eine internistisch-psychosomatische Behandlung indiziert.

Indikations-Kriterien für eine stationäre Behandlung sind:

- ein BMI unter 14,5,
- keine Veränderung des Essverhaltens und des Gewichtes in den ersten drei Monaten einer ambulanten Behandlung,
- tägliches oder mehrfach tägliches Erbrechen, Abusus von Laxanzien, Diuretika, Schilddrüsenpräparaten und anderen Medikamenten,
- rascher Gewichtsverlust trotz ambulanter Behandlung mit entsprechender Zentrierung auf die Essproblematik,
- ausgeprägte Komorbidität mit affektiven, Angst- oder Zwangssymptomen,
- ausgeprägte bulimische Symptomatik im Sinne eines »Mischbildes« (Bulimische Anorexie) sowie
- festgefahrene familiäre oder partnerschaftliche Interaktionen um die Essstörung herum.

Diese Kriterien sind sorgfältig und in ihrem Zusammenspiel einzuschätzen. Die Option eines Klinikaufenthaltes sollte bei der ersten Diagnose der Anorexie von Beginn an mit erwogen werden. Es ist wichtig, die Kriterien für die Patientinnen und ihre Angehörigen transparent zu machen, auch um die Gefahr zu verringern, dass ein Aufgreifen dieses Themas als Bestrafung oder Drohung empfunden wird. Dies kann je nach der psychodynamischen Situation dennoch passieren. Auch dann hilft der klare Rahmen bei der Bearbeitung dieser Abwehr- bzw. Übertragungssituation.

Direkte Behandlung des Essverhaltens in der Psychotherapie oder »Auslagerung« in die Ernährungsberatung?

Wir plädieren dafür, zumindest in der ersten Phase der Psychotherapie die konkrete Arbeit an der Symptomatik direkt durchzuführen. Wenn kein sehr guter, engmaschiger Austausch mit der Ernährungsberatung besteht, kann es sonst rasch zu einer Spaltung kommen. Die Ernährungsberatung widmet sich dem Essverhalten, die Psychotherapie den »eigentlichen Problemen«. Genau das führt in die Sackgasse. Symptomatik, Affekte und Konflikte müssen miteinander verbunden werden. Von daher sind bei der Anorexie-Behandlung die genannten Parameter einzuführen. Essverhalten, körperbezogene Ängste und Konflikte sowie die weiteren Konflikte der Patientin gehören zusammen. Ernährungsberatung kann hier flankierend wirken oder hilfreich sein, wenn spezielle Ernährungsfragen zu klären sind, z. B. wenn tatsächliche und nicht nur vermutete Lebensmittelunverträglichkeiten vorliegen (zu diesen Fragen siehe auch Reich u. Kröger, 2015).

Wie ist es mit dem Sport?

Unter einem BMI von 16,5 sollte in der Regel kein Sport getrieben werden. Ab dann ist moderater Sport möglich, z. B. zwei Stunden Schulsport. Der Vorteil hier ist, dass dieser begleitet ist. Schwimmen ist eine weitere Möglichkeit, zumal hier fast alle Körperpartien bewegt werden können, auch der »Bauch«. So kann z. B. der Angst der Patientin entgegengewirkt werden, der Bauch könne sich quasi endlos weiter ausdehnen. Eine Erweiterung der Sportmöglichkeiten muss auch dann von der Gewichtsentwicklung und der gesamten körperlichen Verfassung abhängig gemacht werden. Manchen Patientinnen hilft es sehr, Sport zu treiben, weil, wie im eben genannten Beispiel, die Körperängste während der Gewichtszunahme beruhigt werden und es leichter wird, sich zu »erlauben« mehr zu essen. Anderen fällt es schwer, die nötige Nahrungsmenge zu sich zu nehmen, die wegen des stärkeren Kalorienverbrauchs aufgenommen werden muss. Diese Fragen sollten sorgfältig mit der Patientin und gegebenenfalls auch mit ihren Angehörigen geklärt werden. Eine Empfehlung »für alle« gibt es hier nicht. Vielen Patientinnen ist »ihr Sport« sehr wichtig. Das Sprechen über die Vor- und Nachteile und die Konsequenzen dient der Realitätsprüfung und berührt die Frage der Autonomie, der Selbstwirksamkeit oft sogar zentral.

7.9 Die vertiefte Bearbeitung der Abwehrmuster und der Konflikte

Von Beginn an müssen die Gespräche mit der anorektischen Patientin auf eine Stärkung des beobachtenden und vor allem des erlebenden Ichs zentriert werden. Hier ist die zentrale Intervention die *Klarifizierung*. Die Patientin wird aufgefordert, ihr Erleben, ihr Verhalten, Situationen, Vorstellungen und Gedanken so konkret wie möglich zu schildern. Dabei muss aufgrund der Abwehrstruktur vor allem das affektive Erleben gefördert werden. Nicht selten müssen Möglichkeiten des affektiven Erlebens vom Therapeuten benannt und differenziert werden.

> »Sie schilderten gerade, dass Sie sich in der Situation mit Ihrer Mitschülerin Katja unwohl fühlten. Ich würde mir das gern noch etwas genauer

> vorstellen können. Waren Sie da enttäuscht oder traurig, oder vielleicht beides, oder spielte noch ein anderes Gefühl eine Rolle?«
>
> »Als sie mir den Wiegezettel überreichten, verzogen Sie das Gesicht ein wenig. Ich hatte den Eindruck, Sie waren etwas entsetzt, dass Sie zugenommen hatten. Ist das so? Oder empfanden Sie sogar etwas Ekel?«
>
> »Sie erzählen jetzt gerade so ganz neutral, als ob es etwas ganz Gewöhnliches wäre, dass Ihre Mutter einfach Ihr Zimmer aufgeräumt hat, ohne Sie zu fragen. Sie sagten, es habe Sie etwas gestört. Dabei klopften Sie unruhig auf den Tisch. Insgesamt wirken Sie heute etwas gereizt. Ich frage mich, ob ›gestört‹ eventuell untertrieben ist. Vielleicht hat es Sie ja geärgert oder gar wütend gemacht? Vielleicht wäre es Ihnen auch unangenehm, wenn Sie solche Gefühle hätten?«

Hiermit ist auch die Abwehr der Patientin angesprochen, deren Motive dann weiter zu explorieren sind.

Ohne die Bearbeitung zentraler Abwehrmuster werden die Konflikte der Patientinnen nicht ausreichend deutlich und spürbar, sodass dies auch nicht zu Veränderungen führt. Die Isolierung ist einer der wesentlichen Mechanismen und in der Regel als erstes anzugehen, z. B. in der oben beschriebenen Weise. Prominent ist immer wieder die Isolierung vom Affekt. Wesentliches Erleben wird oft affektlos geschildert. Wie bereits Freud (1895) ausführte, sind Erinnerungen ohne Affekt therapeutisch wertlos. Dies gilt für alle anderen Schilderungen auch. Zu dieser Form der Isolierung kommt bei Anoretikerinnen oft die Isolierung von Inhalten. Zusammengehöriges wird nicht als solches erlebt, nicht miteinander verbunden. Die Fakten werden zwar erinnert, eventuell auch berichtet. Die Patientin behandelt sie so, als hätten sie »nichts miteinander zu tun«.

> Eine Patientin, die im Verlaufe einer längeren Therapie eine Weile, wenn auch mit Unterbrechungen und Einbrüchen, zugenommen hatte, nahm innerhalb von zwei Wochen drei Kilo ab.

Patientin: »Das kam einfach so. Ich kann mir das gar nicht erklären.«

Therapeut: »Auf Ihrem Essprotokoll ist ja auch weniger verzeichnet. Das haben Sie doch vermutlich auch schon bemerkt.«

Patientin: »Irgendwie hab ich da nicht so genau hingesehen, hatte wohl weniger Appetit.«

Therapeut: »Einfach so?«

Patientin: »Irgendwie ja.«

Therapeut: »Gab es denn etwas in den letzten Wochen?«
Patientin: »Alles normal. Nichts Besonderes.«

> Dem Therapeuten fiel in diesem Moment auch nichts ein. Er fühlte sich wie vor den Kopf gestoßen, etwas dumpf, ideenlos. Er dachte sogar: ›Hoffentlich ist die Stunde bald vorbei. Das ist ja total öde‹, schaute dabei verstohlen auf seine Uhr. Er dachte dann an seine neue Bruce-Springsteen-CD und, dass er mal bei Youtube reinschauen wollte, am besten gleich nach der Stunde. Dabei fiel ihm etwas ein, was die Patientin vor einigen Wochen berichtet hatte. Die Schüler-Rockband, in der sie Bassgitarre spielte, sollte für eine Schulfeier proben.

Therapeut: »Wie geht es eigentlich in Ihrer Band? Vorletztes Mal erzählten Sie davon. Es hat ja auch Terminschwierigkeiten gegeben. Hat sich das gelegt? Die Schulfeier ist ja wohl bald, wenn ich es richtig erinnere.«
Patientin: »Naja, wir kommen so allmählich in Gang. Langsam wird es knapp. Unser Keyboarder hatte zwei Termine verschwitzt, und unser zweiter Gitarrist hatte drei Mal nicht geübt. Jetzt ist ziemlich Druck da.«
Therapeut: »Und wie ist das für Sie? Waren Sie jedes Mal da und hatten Ihren Part drauf?«
Patientin: »Ja, ich kam mir richtig spießig vor. Die anderen so locker. Natürlich hatte ich wieder alles parat.«
Therapeut: »Sie kamen sich spießig vor?«
Patientin: »Etwas geärgert hat es mich schon. Das hab ich auch gesagt. Unser Keyboarder meinte, ich soll mich nicht so haben. Gute Bands improvisieren auch. Das merkt doch keiner. Entspann Dich. Ich seh das anders. Tut mir leid. Ich kann nicht locker sein, wenn ich die Sachen nicht beherrsche.«
Therapeut: »Also Druck, Anspannung, Ärger …«
Patientin: »Ja, ich hab ein bisschen gemeckert, es aber nicht so rausgelassen. Wollte ich auch nicht.«
Therapeut: »Nicht spießig sein. Nicht zu sehr die eigene Meinung sagen? Stattdessen: Kontrolle beim Essen? Sicher ist sicher?«
Patientin: »Das ist wohl so passiert.«
Therapeut: »Sie haben es so gemacht.«

Wie in dieser Szene überträgt sich die Abwehr von Patientinnen immer wieder auch auf den Therapeuten (»mir fällt nichts ein«). Auch dieser bringt potenziell

Zusammengehörendes innerlich nicht zusammen. Verdrängt sind hier nicht die »Sachverhalte«, sondern die mögliche Verbindung zwischen ihnen ist es. Diese Form der Isolierung, die bereits Freud (1926, GW XIV) beschrieb, ist bei Anorektikerinnen und in ihren Familien sehr häufig zu finden.

Hinzu kommen oft Rationalisierungen und Pseudo-Einsichten. Aus diesem Grunde ist mit Deutungen in der Anfangsphase der Behandlung vorsichtig umzugehen. Anorektikerinnen greifen diese gern auf, ohne dass der subjektive affektive Gehalt deutlich wird. So teilte eine Patientin im Erstgespräch mit: »Ja ich weiß schon, ich habe einen Autonomie-Abhängigkeitskonflikt. Das hat man mir auch schon in der Klinik gesagt.« Diese weiterhin äußerst eng an ihre Ursprungsfamilie gebundene junge Frau hatte den Begriff aufgeschnappt, vielleicht auch rational verstanden, spürte dabei aber nichts, weder ihre Abhängigkeit noch einen Autonomiewunsch. Die Gefahr besteht darin, Rationalisierungen fälschlicherweise als »echte Einsichten« zu verstehen.

Eng mit der Tendenz zur Isolierung und Rationalisierung ist immer wieder ein »Selbst-Sezieren« verbunden, das masochistische Züge annehmen kann. In dem obigen Beispiel grübelte die Patientin immer wieder nach, ob sie etwas sagen sollte oder nicht. »Ist es richtig, die eigene Meinung zu vertreten oder ist es zu wenig locker, zu spießig. Bin ich zu wenig durchsetzungsfähig oder bin ich unentspannt …?« So ging es ihr vor dem zitierten Gespräch manche Nacht.

Durch Reaktionsbildung drehen anorektische Patientinnen Selbstbehauptungs- und aggressive Impulse in Unterwürfigkeit, Anpassung und Folgsamkeit um. Altruistische Abtretung ist dementsprechend regelhaft zu finden. Statt zu fordern, verzichten die Patientinnen auf eigene Interessen. So räumte die oben zitierte Patientin ihren Band-Kollegen bereitwillig Termine »auf den letzten Drücker« ein, obwohl sie bei einem dieser Termine eigentlich einen Kinobesuch mit einer Freundin, bei einem anderen einen Wochenendbesuch in einer anderen Stadt mit einem Konzert einer von ihr sehr geschätzten Band geplant hatte. Anorektikerinnen neigen in solchen Situationen, in denen sie eigentlich fordern könnten und auch möchten, dazu, das Essen einzuschränken, um paradigmatisch hierüber die Kontrolle über sich und ihre mobilisierten Affekte wiederzugewinnen.

Zugleich spielt hier die Wendung gegen das Selbst eine wichtige Rolle. Explorative, selbstbehauptende, haptische und aggressive Impulse werden selbst bestrafend, durch »Essensentzug«, durch verschärfte Leistungserwartungen in Sport, Schule oder Universität oder durch forcierten Verzicht auf »Vergnügungen«, z. B. einen Kinobesuch, verarbeitet. Hier identifizieren sich die Patientinnen mit dem Aggressor.

Anoretikerinnen sind zudem große Vermeiderinnen. Oft entsprechend dem kollektiven Abwehrmuster ihrer Familien vermeiden sie das Ansprechen von Konflikthaftem, weichen diesem in möglichst allen Situationen, natürlich auch in der Therapie und in der Übertragung, aus. Sie ziehen sich eher aus Beziehungen zurück, als dass sie Konflikte klären. Dies gilt auch für die Behandlung. Sobald hier aversive Gefühle in irgendeiner Form auftreten, spielen sie mit dem Gedanken, die Therapie abzubrechen oder tun dies tatsächlich.

Wir haben uns angewöhnt, dies an passender Stelle in der Anfangsphase der Therapie anzusprechen.

Therapeut: »Und wenn Ihnen hier etwas nicht passt, z. B. das mit Wiegezettel, oder wenn Sie sich sonst hier über mich ärgern, würden Sie das offen ansprechen? Mir das offen sagen?«
Patientin: »Naja, wohl eher nicht so.«
Therapeut: »Sondern?«
Patientin: »Naja, ich würde das dann zu Hause sagen, meiner Mutter zum Beispiel.«
Therapeut: »Also der R. ist ja blöde. Der hat ja heute nur Mist geredet.«
Patientin (lachend): »Ja so ähnlich, vielleicht nicht so krass. Oder doch. Ich sage nie direkt, wenn ich mich ärgere. Das ist bei uns so.«
Therapeut: »Immer bei Dritten und hinter dem Rücken?«
Patientin: »Das ist krass gesagt. Ich will hier ja meine Familie nicht anschwärzen.«
Therapeut: »Nicht hinter deren Rücken schlecht reden.«

Für die Patientinnen ist dies oft die Regel: Konflikte, Beurteilungen, Abwertungen und Entwertungen werden hinter dem Rücken der Betreffenden angesprochen, nicht direkt.

Ebenso kommt es immer wieder zum Verschweigen von Einfällen, Gedanken, Ideen, Ereignissen, weil diese als »unpassend« angesehen und auch entwertet werden. Hierdurch entsteht der Eindruck von »Fantasie-Armut«. Dieser ist in den meisten Fällen irreführend. Außenstehende können sich das Ausmaß der Abwehr schwer vorstellen, sodass der Eindruck entsteht, Anorektikerinnen hätten keinen »psychischen Binnenraum«, würden lediglich auf einer konkretistischen Ebene funktionieren. Dieser Eindruck ist in der Regel falsch. Die Patientinnen haben in der Regel ein reichhaltiges »Innenleben«. Nur ist der Zugang dazu versperrt. Sie haben Angst hiervor.

Wenn die Abwehr etwas bearbeitet ist und die Affekte deutlicher spürbar sind, können zunehmend die zentralen Ängste und Konflikte herausgearbeitet und durchgearbeitet werden. Zentral ist die Angst vor dem Verlust der Kontrolle, vor einer Auflösung der Grenze nach außen und nach innen. So geben die Patientinnen dem Therapeuten eine ganze Weile zu verstehen: »›*Es gibt nichts, was ich nicht kenne und nicht besser verstehe als Du.*‹ Konfrontationen oder gar Deutungen werden dann zurückgewiesen oder antizipiert. Manche betonen, dass sie bereits wussten, was der Therapeut sagen würde« (Hogan, 1985d; Reich, 2004; zit. n. Reich, 2010, S. 105). Die Angst besteht davor, dass ein mächtiges Objekt Zugriff auf das Innere der Patientin bekommen, im Außen oder im Inneren oder in beidem übermächtig werden könnte. Von daher wird der Zugang zum inneren Erleben abgewehrt, insbesondere Gefühle von Neid, Gier und Rivalität sind bei den Patientinnen sehr mächtig wirksam und werden als bedrohlich erlebt. Neid ist ein sehr verpönter, mit Scham- und Schuldgefühlen verbundener Affekt (Wurmser u. Jarass, 2008). Dies gilt insbesondere für Anorektikerinnen. Sie verbieten sich Neidgefühle. Sie sind ihnen unheimlich, weil sie in ihnen so mächtig sind. Anorektikerinnen essen z. B. eigentlich gern, sind neidisch auf die, die mit Genuss und auch mal unkontrolliert »reinhauen«.

> »Ich esse ja eigentlich gern, und ich beneide meine Freundin Sylvia auch um ihre weibliche Figur. Eigentlich mag ich das gern, mehr Rundungen. Nicht nur wegen der Jungen, einfach so. Aber ich gönne es mir nicht. Neulich hat Sylvia Schokolade gegessen. Das wollte ich auch. Dann wollte ich es wieder nicht, habe es gelassen.«

Sie sind insgesamt neidisch auf andere, die unkontrollierter sind, mal »fünfe gerade sein lassen« können, unbeschwerter durchs Leben gehen, auch mal »improvisieren«, spielerischer mit Forderungen und Anforderungen umgehen, nicht nur Pflichten, sondern auch mal Lust erleben, einfach sagen, wie ihnen zumute ist, sich insgesamt freier bewegen. Dies langsam zu spüren, fällt den Patientinnen schwer, ebenso wenn sie gierige Impulse verspüren, oder mit anderen rivalisieren. Ödipale Konflikte scheinen dabei oft am stärksten abgewehrt zu sein. Autonomiekonflikte sind moralisch weniger »verpönt«.

Unkontrolliertheit widerspricht dem strengen Ich-Ideal von Leistung, Stärke und Autarkie. Die Patientin unterwirft sich hohen Leistungsanforderungen, die sie trotz des Verzichts auf Nahrung meistert, beweist durch ihr Hungern außerordentliche Stärke und Willenskraft und fühlt sich auf diese Weise autark. Dies gibt ihr ein Gefühl von »omnipotenter Kontrolle« (Hogan, 1985d), von moralischer Überlegenheit und völliger Unabhängigkeit von der äußeren und inneren Realität. Sie erreicht so einen auf andere Weise nicht realisierbaren

Einklang von Wünschen, Ideal und Gewissen. Dieses narzisstische Hochgefühl wird ihr nun durch die Therapie genommen. Von daher ist die Behandlung tatsächlich mit einem bedrohlichen Verlust verbunden. Was die Patientin mühsam, durch Aufbringen außerordentlicher Willensstärke erreicht hat, soll sie nun wieder aufgeben.

> »Vor meiner Magersucht war ich immer nur die graue Maus. Ich konnte zwar gut Klavier spielen. Das zählte nur bei Schulfeiern. Ich saß immer bei den Dicken und den Spießern. Als ich abnahm, gehörte ich endlich zu den Coolen. Ich war anerkannt. Ich fühlte mich auch total gut. Auch zu Hause. Die anderen essen, ich muss nichts essen. Das hab ich nicht nötig. Die anderen betrinken sich. Ich bleib nüchtern und habe den Durchblick. Ich kann jetzt Größe zero trage. Das kann meine Schwester nicht. Wenn ich jetzt in der Aula am Klavier sitze, gucken alle. Wenn ich das aufgebe, werde ich wieder die graue Maus. Dann guckt keiner mehr.«

Das Über-Ich der Patientinnen ist, wie bereits mehrfach hervorgehoben, äußerst streng, die Patientin von Schuldkonflikten, selbst bei »kleinsten Regungen«, beherrscht. Da Verzicht, Opfertum und außerordentliche Leistungsbereitschaft in der Familie groß geschrieben werden, folgt die Patientin diesem Muster. Zudem wird hier häufig über die Induktion von Schuldgefühlen manipuliert. Die Patientin fürchtet daher auch die Manipulation durch die Therapie oder den Therapeuten. Es besteht immer die Angst, dass mit »verdeckten Karten« gespielt wird. Interventionen des Therapeuten sollten daher so weit irgend möglich keine Anklage oder Verurteilung enthalten. Dennoch können Deutungen oder andere Interventionen immer wieder als Anschuldigungen, Hinweise als »Versäumnisse« oder »Fehler«, somit als manipulativ, und nicht als Versuche einer Klärung erlebt werden. Dies ist entsprechend zu bearbeiten (Hogan, 1985c; Reich, 2010b).

> »Sie haben meine Bemerkung, dass Sie sich den Pullover nicht gekauft haben, um nicht das Gefühl zu haben, sich zu viel zu nehmen, dass Sie stattdessen sogar weniger von der Marmelade eingekauft haben, die Sie am liebsten mögen, nicht als einen Hinweis auf einen möglichen Zusammenhang, sondern als Anschuldigung erlebt, Sie hätten einen Fehler gemacht. ›Wieder mal etwas falsch gemacht.‹ So erleben Sie mich anscheinend immer wieder als jemanden, der Sie zurechtweisen möchte, eventuell sogar verdeckt seine Überlegenheit zeigen möchte. Es scheint also immer wieder darum zu gehen, irgendwie Recht zu haben, und darum, wer das Richtige

> tut, denkt oder sieht, um den anderen zu belehren und so seine Überlegenheit zu zeigen.«

Umgekehrt versuchen auch die Patientinnen, durch subtile oder offene Schuldzuweisungen zu manipulieren. Dies betrifft zum Beispiel den Rahmen der Therapie. Dieser kann dann als »zu hart« erscheinen oder gar als die Krankheit induzierend, verstärkend oder aufrechterhaltend »diffamiert« werden. Dies kann auch zu Spaltungsprozessen unter Therapeuten oder in einem Behandlungsteam führen.

> »Durch das Essprotokoll (das Wiegen beim Arzt, den Wiegezettel, das Ansprechen des Hungerns bzw. Essens etc.) werde ich doch immer wieder auf die Magersucht gestoßen. Ich fühle mich auf Krankheit reduziert, als ob es nicht anderes gäbe.«
>
> »Durch das Aufschreiben und durch Ihre Fragen hier bin ich erst so richtig magersüchtig geworden ... Jetzt hab ich wirklich das Gefühl, ich bin nicht normal. Vorher ging es mir besser.«
>
> »Wenn Sie jetzt sagen, dass ich wohl stationär behandelt werden sollte, fühle ich mich ja noch kränker ...«

Als der Therapeut die oben erwähnte Patientin, die Konflikte mit ihrer Band und ihrer Selbstbehauptung hatte, in anderem Zusammenhang fragte, ob sie einer Mitschülerin ihren Ärger mitgeteilt hätte, reagierte sie ganz empört: »Hätte ich sie etwa anschreien sollen? Das hätte es dann gebracht? Soll ich nur noch rumtoben?« Der Therapeut hatte »Anschreien« oder »Rumtoben« überhaupt nicht erwähnt. Er entwickelte, durch die Patientin überrascht, zunächst ein ihn lähmendes Schuldgefühl, die Patientin zu unkontrollierter Aggression angestiftet zu haben. Er sagte dann schließlich: »Das habe ich weder gesagt noch gemeint. Sie bauen hier eine Scheinalternative auf: entweder gar nichts sagen, wie bisher, oder Herumschreien. Vielleicht ist es bei Ihnen so, dass Ihnen andere Möglichkeiten gar nicht in den Sinn kommen.«

Scheinalternativen, eingeleitet mit »Soll ich etwa (nur noch) ...?« oder in der Familie mit »Sollen wir etwa ...?« werden oft zur manipulativen Schuldinduktion eingesetzt. Damit wird zugleich Verantwortung abgewälzt. Dies kann auch durch exzessive masochistische Selbstverurteilung geschehen. Auch hierdurch wird versucht, dem Gegenüber »den Wind aus den Segeln zu nehmen«, es handlungsunfähig zu machen. In der Regel werden dann als Reaktionen Beruhigungen und Beschwichtigungen erwartet, die den Konflikt verwässern.

»Ja, ich weiß schon, ich bin wieder an allem schuld …« »Da hab ich wohl wieder alles falsch gemacht …« »Da war ich wohl wieder … zu aggressiv, zu fordernd, zu zurückhaltend …«

Therapeut: »Diese globale Beschuldigung wirkt sehr lähmend, so, als ob man dazu am besten gar nichts mehr sagt. Schauen wir uns doch mal gemeinsam genau an, was schief gelaufen, was Ihre Beteiligung daran ist, wie Sie das beurteilen und wie man das eventuell noch sehen könnte.«

Auch aggressive Impulse werden oft nicht direkt, sondern als moralische Verurteilungen geäußert; hiermit können Schuldgefühle vermieden und das Gefühl moralischer Überlegenheit erhalten bleiben. Die Position als Richterin kann so zur projektiven Abwehr genutzt werden (Hogan, 1985c; Reich, 2010b).

Lügen oder Stehlen, ebenso wie unkontrolliertes Essen, sogar »objektive« Essanfälle oder unkontrolliertes Kaufen können zu Komplikationen in Behandlungen führen. Lügen und auch die anderen genannten Handlungen können aus einer Identifikation mit dem gestörten Über-Ich der Eltern resultieren. Sie können aber auch die Provokation einer Bestrafung sein, also ein masochistisches Bedürfnis befriedigen. Sie können auch auf eine Lockerung der Abwehr und der Über-Ich-Strenge und damit der bisherigen Formen der Impulssteuerung hindeuten, die noch nicht durch andere ersetzt werden konnten. Wie alle Formen des Agierens sind diese Handlungen einerseits gegen das Verstehen der Impulse und Konflikte gerichtet, andererseits ermöglichen sie es oft erst, da die Konflikte zunächst nur so zutage treten (vgl. auch Reich, 2010b, S. 106).

> »Eine wesentliche Form des Widerstandes ist das Vermeiden von weiteren Gewichtssteigerungen im Verlaufe der Behandlung. Manche Patientinnen gehen über ein mittleres anorektisches Niveau[5] nicht hinaus. Auch wenn es oft unproduktiv ist, bei einem ansonsten in Gang gekommenen therapeutischen Prozess mit sich vertiefenden emotionalen Auseinandersetzungen ständig das Gewicht in den Mittelpunkt zu stellen, ist das Nichtansprechen des Gewichts über längere Zeit ebenso ein kollusiver Widerstand von Patientinnen und Therapeuten. Eine stagnierende Gewichtsentwicklung ist ein schwerwiegender Veränderungswiderstand. Sie muss als solcher konsequent bearbeitet werden, auch mit Vorschlägen zur Gewichtssteigerung« (Reich, 2010b, S. 106).

Eine ganze Reihe von Patientinnen hat eine innere »magische Grenze«, über die hinaus eine Gewichtssteigerung als äußerst bedrohlich erlebt wird. Oft sind

5 Hiermit ist ein BMI von ca. 16 gemeint.

es 50 Kilo. Die ängstigende Fantasie besteht darin, dass mit Überschreiten dieser Grenze ein endgültiger, bisher gerade noch kontrollierbarer »Dammbruch« stattfindet, die Patientin unwiderruflich »fett« wird, völlig die Herrschaft über sich und ihren Körper verliert.

Bei einigen Patientinnen hat sich bei dieser Problematik eine zum Teil »paradoxe« Intervention bewährt: »Probieren Sie doch, über die 50-Kilo-Grenze zu gehen und das Gewicht dort 14 Tage zu halten. Danach können Sie wieder unter 50 Kilogramm gehen. Sie wissen ja, wie das geht. Wenn Sie 14 Tage darunter waren, können Sie probieren, wieder darüber zu gehen. Wir werden darüber sprechen, wie sich das jeweils anfühlt, welche Gedanken und Gefühle bei Ihnen jeweils hochkommen.«

Häufig kommen bei Gewichtssteigerung über die »magische Grenze« hinaus bislang zurückgehaltene negative Übertragungsaspekte

> »und die hiermit verbundene Aggression in die therapeutische Beziehung. Die Autonomiekonflikte können in ihrer ganzen Wucht bearbeitet werden. Dies fördert die Möglichkeiten zur angestrebten Entwicklung neuer Formen der Autonomie und zu einem durchlässigeren Umgang mit Impulsen, Affekten und Phantasien« (Reich, 2010b, S. 106).

Wichtig ist es, alle genannten Aspekte immer wieder in der therapeutischen Beziehung herauszuarbeiten und einen Zusammenhang zum Essverhalten, zur Gewichtsentwicklung und zum Körpergefühl herzustellen. »Wann immer das Material es erlaubt, sollte aufgezeigt werden, wie mit den Symptomen Gefühle vermieden werden [...] Mit dem Fortschreiten der Behandlung rückt die Verschiebung von Gefühlen immer stärker in den Mittelpunkt der Arbeit« (Hogan, 1985d, S. 203, eigene Übersetzung).

7.10 Abschluss

Ziel der Therapie ist die Entwicklung von neuer Autonomie und durchlässigerem Umgang mit Impulsen im Zusammenhang mit der Veränderung der anorektischen Symptomatik. Dies kann nur in einem steten Wechselwirkungsprozess geschehen, nicht in einem Nacheinander: Erst der Konflikt bzw. die Ich-strukturelle Problematik, dann die Symptomatik oder umgekehrt.

Psychotherapie ist immer eine begrenzte Hilfestellung, letztlich »Hilfe zur Selbsthilfe«. Auf die Begrenzung sollte immer wieder hingewiesen werden. Gerade bei tiefenpsychologisch fundierten Therapien nach den Psychotherapie-Richtlinien sollte von Beginn an auch das Ende im Auge behalten und insbesondere die Schlussphase rechtzeitig thematisiert werden. Zudem sollte von Zeit zu Zeit gemeinsam mit der Patientin reflektiert werden, wo sie in der Behandlung steht, welche Probleme bearbeitet und welche noch zu bearbeiten sind. Dabei sollte der Transfer von der Therapie in den Alltag (König, 2007) immer wieder ins Gespräch kommen.

In der Schlussphase der Behandlung sind die Hauptkonfliktlinien und Ich-strukturellen Probleme mit dem Essverhalten, dem Körpergefühl und der Gewichtsentwicklung sowie den weiteren psychischen Symptomen und körperlichen Veränderungen zusammenzuführen. In der Bilanzierung ist gemeinsam zu prüfen, inwieweit die Patientin ihre Einstellung zum Essen, zum Körper und zur weiblichen Identität verstehen und verändern konnte. Auch das in der Behandlung nicht Erreichte oder nur unzureichend Angesprochene sollte zur Sprache kommen. Keine Therapie kann alle Probleme bearbeiten und Therapien sind nicht »perfekt«. Dies gibt die wertvolle Möglichkeit, sich noch einmal mit dem Ideal von Perfektion und Kontrolle auseinanderzusetzen. Die Erfahrung, dass der Therapeut »auch nur mit Wasser kocht« und dazu stehen kann, eigene Fehlleistungen, z. B. Verwechseln oder Vergessen von Terminen, nicht verleugnet, Kritik aushält, trotzdem die positiven Aspekte sehen und benennen kann, diese festhält, kann hierbei eine wichtige Erfahrung sein.

Prospektiv sind weitere mögliche Entwicklungsschritte und -krisen zu besprechen. Welche Entwicklungsschritte liegen vor der Patientin? Wird sie demnächst die Schule abschließen? Eine Ausbildung beginnen? Ist sie eine Partnerschaft eingegangen? Wird sie demnächst das Elternhaus verlassen? Steht ein Schüleraustausch bevor? Beginnt sie ein Studium? Will sie das Fach wechseln? All dies können Situationen sein, in denen wieder »Sicherheit« bei der Anorexie gesucht wird. Was könnte die Patientin in diesen Situationen empfinden? Welche positiven Aspekte und Möglichkeiten haben diese Situationen? Was könnte sie überfordern? Wie könnte sie damit umgehen? Vorhergehende Veränderungen und Trennungserfahrungen sowie deren Verarbeitung, z. B. durch verstärkte Selbstkontrolle, sollten eventuell (noch ein Mal) thematisiert werden.

Die Auseinandersetzung mit perfektionistischen Über-Ich-Forderungen, mit Schuldgefühlen sowie mit Trennungskonflikten und Autonomieängsten spielt hier ebenfalls eine bedeutende Rolle.

Das Erleben von Abhängigkeit und Verlust gehört für Anorektikerinnen, aber auch für Jugendliche und junge Erwachsene insgesamt nicht zu dem angestrebten Erleben. In dieser Lebensphase, in der die Betreffenden eventuell durch die Therapie in eine gewisse Aufbruchs- und Veränderungsstimmung gekommen sind, möchten sie eher Schritte nach vorn gehen, das frühere Selbst gern hinter sich lassen oder vergessen (»Anorexie war gestern«). Von daher sind Therapeuten, insbesondere wenn die Therapien schlussendlich gut verlaufen sind, manchmal eher mit Trauer und Abschied beschäftigt als die Patientinnen. Wenn diese solche Gefühle möglichst umgehen wollen, sollte es ihnen nicht in erster Linie »als Abwehr angekreidet« werden, obwohl es natürlich eine ist. Abwehr ist immer auch ein alters- und situationsspezifischer Schutz.

In einer insgesamt recht gut verlaufenen Therapie wollte der Vater die Patientin drängen, sich doch mit ihrer Therapeutin aus der vorbehandelnden Klinik und den dort gemachten Erfahrungen noch einmal »intensiv und gründlich« auseinanderzusetzen. »Ich glaube, da ist noch ein Rest. Ich fürchte, den schleppst Du dann weiter mit Dir herum. Das musst Du noch aufarbeiten.« Die Patientin hatte in der Klinik gemischte Erfahrungen gemacht, bezüglich ihrer bedrohlichen Ausgangssymptomatik deutlich profitiert, den Aufenthalt dann aber etwas frühzeitig abgebrochen und die Behandlung ambulant fortgeführt. In den Familien- und Einzelgesprächen konnten verschiedene zentrale Konflikte so weit geklärt werden, dass sie innerlich und äußerlich deutlich mehr Freiräume hatte. Sie wehrte sich nun vehement dagegen, sich noch einmal mit der Klinik in Verbindung zu setzen. Sicherlich kann man sagen, dass sie auch der Auseinandersetzung mit einer negativen Übertragung auswich. Zugleich setzte sie aber auch eine Grenze zum Vater. Dieser argwöhnt immer mal wieder, dass »da noch etwas ist«, womit er ja Recht hatte, »irgendetwas« ist immer. Für die selbst sehr perfektionistische Patientin war in diesem Moment allerdings die Erfahrung wichtiger, auch mal etwas »liegenzulassen«, nicht alles immer und sofort lösen zu müssen.

Zu den Problemen in der *Übertragungs-Gegenübertragungsdynamik* wurden bereits vielerlei Ausführungen gemacht. Die Übertragung des kontrollierenden, intrusiven Objektes bzw. entsprechender Über-Ich-Anteile auf den Therapeuten lassen sich nicht vermeiden. »Dies gehört zur Behandlung dazu, weil hiermit der – in der Regel – zentrale Konflikt berührt wird. Der Konflikt um die Kontrolle in der therapeutischen Beziehung muss im Verlaufe der Therapie oft mehrfach benannt und durchgearbeitet werden« (Reich, 2010b, S. 106).

Die Übertragung der Abwehr (vgl. auch Wurmser, 1987) ist zudem ein zentraler und oft zu wenig beachteter Aspekt dieser Behandlungen. Die Macht der aus dem zwanghaften Bereich stammenden Abwehrmechanismen wird, in Zusammenhang mit dem magischen Denken und der Tendenz zur regressiven Konkretisierung, der »Verdinglichung« von Konflikten und Affekten in der Nahrung und im Erleben und der Wahrnehmung des Körpers, oft unterschätzt.

Ebenso unterschätzt werden die Unerbittlichkeit des Über-Ichs und die Langwierigkeit, hier nachhaltige Veränderungen zu erreichen. Dies geht oft mit einer Unterschätzung der bei Anorexie ausgeprägten Wechselwirkung zwischen körperlichen und psychischen Prozessen einher.

8 Eine kombinierte Einzel- und Familienbehandlung einer Jugendlichen mit Anorexie

Familie M. wird in unserer Ambulanz durch die Mutter angemeldet. Zur Familie gehören der Vater Herr M., die Mutter Frau M. und die 16-jährige Clara.

Die Behandlung umfasst mehrere Phasen:

- eine familientherapeutische Phase zum Auftakt mit insgesamt acht Familiensitzungen;
- eine Unterbrechung der ambulanten Therapie durch eine viermonatige stationäre Behandlung;
- zwei Familiensitzungen zur Klärung des weiteren Vorgehens;
- eine Phase paralleler Einzelgespräche mit der Indexpatientin (insgesamt 60) und Elterngesprächen (insgesamt fünf);
- ein abschließendes Familiengespräch.

Die Behandlung wird in Co-Therapie von einer Therapeutin und einem Therapeuten durchgeführt. Der zeitliche Ablauf der Therapie und die jeweilige Settingwahl wird nach dem Verlauf der Erkrankung bzw. der Besserung sowie der Entwicklung Claras und der Familie insgesamt gestaltet. Zunächst wird die Familie gemeinsam gesehen. In dieser etwa sechsmonatigen Phase finden acht Gespräche statt. Nach dem stationären Aufenthalt finden zwei weitere Familiengespräche mit einem Rückblick auf die vergangenen Monate sowie der weiteren Behandlungsplanung mit der Familie statt. Claras deutlicher Wunsch nach Abgrenzung und Individuation stellt sich in dieser Phase unter anderem darin dar, dass sie sich eine Einzeltherapie gut vorstellen kann und an den Familiengesprächen fortan nicht mehr teilnehmen will. So wird vereinbart, dass etwa einmal im Quartal ein Elterngespräch geführt wird und Clara bei der Therapeutin eine Einzeltherapie beginnt. Die Therapeutin nimmt an den Elterngesprächen teil, geführt werden diese aber vom Therapeuten. Es wird klargestellt, dass die Inhalte der Einzelgespräche der Schweigepflicht (den Eltern gegenüber) unterliegen, ebenfalls wird geklärt, dass ein etwaiger erneuter Gewichtsverlust oder eine generelle Verschlechterung den Eltern mitgeteilt wird. Die Einzeltherapeutin sagt Clara zu, dass sie Mitteilungen an die Eltern aus der Therapie vorher mit ihr thematisieren werde.

Drei Monate vor der Beendigung der Einzeltherapie veranlassen wir Therapeuten ein letztes Familiengespräch. Den Therapeuten ist es wichtig, noch einmal alle zusammen zu erleben und das Ende der Behandlung mit allen gemeinsam zu antizipieren, den Kreis vom Anfang sozusagen zu schließen. Clara kann dies nach anfänglichen Zweifeln annehmen, die Eltern empfinden das abschließende Familiengespräch als »Abrundung« und »Abschluss der Zeit mit der Magersucht«.

Es werden im Folgenden dargestellt:

- das erste Familiengespräch mit entsprechenden Vereinbarungen;
- eine Zusammenfassung der Genese der Eltern und der Indexpatientin;
- psychodynamische Überlegungen zu Rollenbildern, Autonomieentwicklung, Konkurrenz- und Schuldgefühlen sowie der Funktion des Essens;
- das zweite und dritte Familiengespräch sowie der weitere Verlauf bis zum stationären Aufenthalt;
- die Phase der parallelen Einzeltherapie und der Elterngespräche;
- der Abschluss.

Die erste Therapiephase: Familiengespräche: »Ja« sagen, »Nein« tun

Clara geht in die zehnte Klasse eines Gymnasiums, Herr M. ist Rechtsanwalt in eigener Kanzlei und Ortsbürgermeister in einer kleinen Stadt. Frau M. ist Fremdsprachenkorrespondentin und bearbeitet von Zeit zu Zeit kleinere Übersetzungsarbeiten für einen am Ort ansässigen Betrieb. Schwerpunktmäßig hatte sie sich um Familie und Haushalt gekümmert, seit Clara auf die Welt gekommen war.

Anmeldung

Im ungewöhnlich langen Anmeldetelefonat schildert die Mutter, dass Clara im letzten halben Jahr zwölf Kilogramm abgenommen habe. Große Aufregung, Angespanntheit und Verzweiflung prägen die Anmeldesituation. Hinzu kommt ausgeprägte Scham darüber, therapeutische Hilfe zu benötigen. Frau M. ist überaus gut über das Krankheitsbild Anorexie informiert, bereits am Telefon wird dies deutlich. Im Erstgespräch spielen Aufregung und Schamabwehr ebenfalls eine große Rolle.

Clara wiegt zu diesem Zeitpunkt 54 Kilogramm bei einer Körpergröße von 1,77 Metern, dies entspricht einem Body-Mass-Index von 17,2 (vor der Gewichtsabnahme waren es 66 Kilo, dies entsprach einem BMI von 21).

Erstgespräch im Familiensetting

Zum Erstgespräch erscheinen Vater, Mutter und Indexpatientin. Alle drei sind sportlich-schick gekleidet, die Atmosphäre zwischen den Familienmitgliedern wirkt zunächst vertraut-freundlich. Mutter und Tochter sitzen sich gegenüber, der Vater dazwischen. Therapeut und Therapeutin sitzen nebeneinander, der Familie gegenüber. Nach Eröffnung des Gesprächs durch die Therapeuten beginnt die Mutter:

Frau M.: »Ja, also, ich bin wirklich froh, dass wir jetzt hier sind. Claras Krankheit ist uns lange verborgen geblieben, wir haben das nicht erkannt. Nun, da es so weit vorangeschritten ist, fügen sich alle Teile zusammen – unvorstellbar, dass uns das nicht früher aufgefallen ist. Am Aschermittwoch ist Clara aus der Schule gekommen und hat verkündet, dass sie nun fasten wird, bis Ostern keine Süßigkeiten. Wir fanden das gut, Clara wirkte so entschlossen. Sie aß immer gerne Süßigkeiten, wir haben das nicht gut reglementiert bekommen, und sie hatte auch – naja, man hat es auch gesehen, also, nicht dass sie dick war, wirklich nicht, aber sie hatte … ein gutes Gewicht …«

Clara schaut zu Boden. Als die Mutter sagt, dass sie nicht dick war, rollt eine Träne über ihre Wange, die sie zornig wegwischt.

Frau M.: »Clara fühlte sich schon lange zu dick, wir haben auch immer wieder darüber gesprochen, dass das vielen Mädchen so geht, dass jedes Mädchen anders ist und dass sich bestimmte Körperpartien während des Erwachsenwerdens noch verändern … und dass sie gut so ist, wie sie ist, aber das war für sie schwer zu akzeptieren. Vor allem ihre Beine, besonders die Oberschenkel und die Halspartie, damit konnte sie sich nie anfreunden. Aber dass das mal solche Auswirkungen haben würde …

Clara hat immer mehr Nahrungsmittel weggelassen, es blieb nicht bei den Süßigkeiten – Fleisch wollte sie nicht mehr, dann bestand sie darauf, dass nur noch Vollkornbrot gekauft wurde, später hat sie Brot gar nicht mehr gegessen. Wir haben das auf die Pubertät geschoben. Clara war immer sehr aktiv, hat Musik gemacht, auch viel Sport, da dachten wir, das ist so eine Phase, vielleicht will sie nun ganz gesund leben, es gibt da so eine Lehrerin an der Schule, die wirbt sehr für Vegetarismus und so was ... mit Magersucht haben wir das nicht in Verbindung gebracht. Wir haben schon gesehen, dass sie abnimmt, aber das war ja am Anfang nicht so extrem und sie schien so glücklich darüber zu sein ... (Frau M. weint.) Dann blieb ihre Regel aus. Ich ging mit ihr zur Frauenärztin, die sprach uns dann auf Claras Gewicht an und fragte nach dem Essverhalten. Da ging mir ein Licht auf. Inzwischen ist es absolut offensichtlich. Wir essen immer gemeinsam, müssen Sie wissen, außer morgens, da schaffen wir das nicht. Aber mittags und abends, da versuchen wir, die Mahlzeiten gemeinsam einzunehmen, und da fällt uns das auf. Clara betastet beim Essen immer ihren Hals und die Kinnpartie, auch schaut sie oft auf ihren Bauch und ihre Beine. Es kommt immer öfter vor, dass sie abends sagt, sie hat keinen Hunger oder sie hätte schon bei einer Freundin gegessen. Sie sitzt dann bei uns, guckt uns beim Essen zu, das ist kaum auszuhalten. Sie hat doch immer gern gegessen ...«

Frau M. weint wieder, Clara guckt durchgehend auf den Boden, manchmal rollt sie mit den Augen. Der Vater »übernimmt«:

Herr M.: »Clara ist ein tolles Mädchen, in vieler Hinsicht sehr begabt. Die Schule fällt ihr leicht, sie hätte eine Klasse überspringen können, wir haben uns aber dagegen entschieden, damit sie nicht aus ihrem normalen Umfeld und von ihren Freundinnen weg musste. Sie spielt in einer Jazzband Saxofon, da kann sie ihre ganze Power ausleben. Die Power, die hat sie schon immer gehabt. Im Sport teilen wir das auch, ich habe früher in einer Auswahl Volleyball gespielt, heute mach ich das noch hobbymäßig. Clara ist ein As im Schwimmen, sie hat schon viele Erfolge erzielt. Wir haben ihr immer erklärt, dass sie genug essen muss, wenn sie so aktiv ist, das viele Training, Ausdauertraining, Krafttraining, das verbraucht ja 'ne Menge ... und die eher robuste Veranlagung kam ihr bisher zugute, gucken Sie sich mal Schwimmer an, das sind keine Leichtmatrosen ...

ich weiß aber gar nicht, wie das jetzt für Clara ist, für Dich – (schaut Clara an, die nicht reagiert) – wenn wir hier so über Dich reden, Du hast ja auch gesagt, dass Du lieber alleine hergehen würdest, ja, also, wir sind wirklich sehr besorgt.«

Frau M.: »Als die Einladung von Ihnen kam und darauf stand, dass wir alle drei kommen sollen, das war erst sehr schwierig für Clara. Aber sie ist nun mitgekommen und hat gesagt, es ist ok, sie guckt es sich an.«

Herr M.: »Ich frage mich eigentlich auch die ganze Zeit, ob das wirklich alles so schlimm ist, wie wir denken. Vielleicht ist das auch einfach eine etwas extremere Entwicklung als Sportlerin in der Pubertät, ich meine, das machen doch viele junge Mädchen durch. Clara war doch immer willensstark, jetzt lebt sie das vielleicht mal in Richtung Essen aus. Da hätten wir gern Ihre Einschätzung als Fachleute. Vielleicht renkt sich das alles auch wieder ein.«

Die Szene ist sehr eindrücklich: Die Mutter mit einem sehr langen Redeanteil und großer Besorgnis, der Vater, der sich beruhigend bzw. bagatellisierend einschaltet und die Tochter, die zwar beteiligt wirkt, aber sich ausklinkt. Wir fragen Clara, was sie vom Gesagten hält. Clara schweigt kurz, scheint sich dann einen Ruck zu geben und beginnt:

Clara: »Ja, naja, ist schon ok, keine Ahnung. Ich finde das anstrengend mit meinen Eltern, die machen sich so viele Sorgen, dabei sind andere Mädchen auch dünn. Ich fühle mich viel besser so, wie ich jetzt bin und ich nehme auch nicht weiter ab. Ich bin ja nicht bescheuert, ich will ja meinen Sport nicht riskieren. Ich schwimm gerade wirklich gute Zeiten. Aber dieses Reden hier in dieser Runde – weiß nicht, ob ich das will.«

Im weiteren Verlauf werden die Unterschiede im Umgang mit der Situation weiter deutlich: die Mutter ist nervös und körperlich angespannt, mit großen, erwartungsvollen Augen sieht sie den Fragen der Therapeuten entgegen, meistens fällt sie ihnen dann aber ins Wort, kann es nicht abwarten, bis die Frage ganz ausgesprochen ist. Es scheint für die Mutter in dieser Situation wenig Möglichkeit zu geben, nachzudenken, abzuwarten, durchzuatmen. Der Vater dagegen wirkt entspannt und beinahe »lässig«, ein amüsierter Zug umspielt seine Mundwinkel, in manchen Momenten wirkt er selbst wie ein Jugendlicher. Insgesamt wird gut vorstellbar, dass er eine »öffentliche Person« ist, für die ein souveräner Auftritt eine gut eingeübte Sache ist. Für die Sorgen seiner Frau scheint er Sympathie zu empfinden, wirklich nach- oder mitzufühlen scheint er sie nicht. Seine Haltung wirkt wie: »Wird schon wieder.« Er erscheint als nicht sonderlich beteiligt.

Clara, die Indexpatientin, erscheint im Erstgespräch überwiegend zornig-trotzig. Sie sitzt mit verschränkten Armen da, erweckt den Anschein der Unbeteiligten, die »nur hierher geschleppt wurde, dabei ist doch nix«, ist aber äußerst wachsam und reguliert das Gespräch durch scharf formulierte Zwischenbemerkungen. In den wenigen Momenten, in denen sie den Kopf hebt, sieht man ihre zornigen Augen blitzen. Die ganze Situation ärgert sie maßlos: »Andere Mädchen sind auch dünn«; dass ihr die Rolle der »Coolen« nicht gelingen will, scheint sie zusätzlich aufzubringen. Die emotional aufgewühlte Mutter wird von ihr nicht geschont, von ihr scheint die Patientin durchgehend genervt zu sein. Wenn der Vater spricht, mit seinem diplomatischeren, unaufgeregten Ton, bleibt die Patientin meistens still.

Die Therapeuten bekommen den Eindruck, dass die Rollen der Eltern ungünstig scharf getrennt verteilt sind: die ewig besorgte, aufgeregte Mutter als Trägerin der Gefühle, die »nervt«, aber immer da ist, auf der anderen Seite der entspannte »Dad«, der gut durchdachte Sätze spricht, ruhig und besonnen agiert, aber auch vieles nicht mitbekommt. Den Therapeuten bleibt zunächst unklar, welche Form die Eltern wohl für sich gefunden haben, über die Belange der Tochter zu sprechen. Im Gespräch wirkt es seltsam unverbunden, beinahe so, als würden zwei verschiedene Geschichten erzählt. Bei anderen Themen, die z. B. gemeinsame Aktivitäten des Paares betreffen, ist der Eindruck ein ganz anderer, hier scheint es eine gute gemeinsame Basis zu geben. Dass die Mutter Ausflüge allein mit ihrem Mann denen zu dritt vorzieht, wird zwar nicht explizit ausgesprochen, zwischen den Zeilen aber sehr deutlich. Clara wird in diesen Momenten motorisch unruhig: Sie scharrt mit den Füßen, wackelt mit den Knien. Wenn es um die Eigenwilligkeit und die Willensstärke von Clara geht, gegen die ihre Mutter nie wirklich ankam, huscht ein triumphierendes Lächeln über Claras Gesicht.

Die Gegenübertragungsgefühle der Therapeuten unterscheiden sich deutlich: Während sich die Therapeutin eingeengt von der besorgten Mutter fühlt und dem Vater gegenüber aggressive Impulse entwickelt, die im Gegensatz zu dessen demonstrierter Entspanntheit stehen, formuliert der Therapeut vor allem beunruhigte, aber auch wütende Gefühle gegenüber dem abgemagerten Mädchen. Vor allem das Trotzig-Triumphierende löst Ärger in ihm aus. Als die Therapeutin in der Nachbesprechung ihre Sympathie gegenüber Clara und ihrer Entschlusskraft äußert, bemerkt der Therapeut: »Mir ist sie zu dünn!« Die Therapeutin ist also eher mit der Tochter der Familie, der Therapeut mit der Elternposition identifiziert.

Gewichtsvereinbarung am Ende des ersten Gesprächs

Wir vereinbaren mit der Familie als Bedingung für eine ambulante Behandlung eine langsame, dabei kontinuierliche Gewichtszunahme von ca. 500g pro Woche sowie regelmäßige Gewichtskontrollen beim Hausarzt. Als erste Etappe nennen wir das notwendige Erreichen eines unteren Normalgewichts, das bei einem BMI von 19 liegt, dies entspricht bei Claras Körpergröße einem Gewicht von 60 Kilogramm.

Es wird klar besprochen, dass bei einer weiteren Gewichtsabnahme eine stationäre Behandlung unumgänglich wird. Die Grenze wird bei einem BMI von 16 gesetzt, dies entspricht einem Gewicht von 50 Kilo. In der Regel ist der »Grenzwert« für eine Klinikeinweisung eher niedriger, meistens bei einem BMI von 14,5. Da die Therapeuten aber aufgrund der rapiden Gewichtsabnahme und ihres Gesamtzustandes recht besorgt sind und Clara verdeutlichen wollen (und müssen), dass ihr Gesundheitszustand schnell bedrohlich werden kann, entscheiden sie sich für dieses Vorgehen.

Zur Genese

Clara wuchs als Einzelkind ihrer Eltern in einem mittelgroßen Ort auf. Ihre Eltern waren bei ihrer Geburt bereits 15 Jahre lang ein Paar. Kennengelernt hatten sie sich auf einer Studentenfete, Herr M. war Erstsemester, Frau M. damals noch Schülerin. Beide wohnten noch bei ihren Eltern. Während Herr M. eine enge Verbindung zu seinen Eltern hatte und insbesondere die Interessen und das politische Engagement seiner Mutter teilte, träumte Frau M. davon, zu Hause »rauszukommen« und etwas zu erleben. Als mittleres Kind einer Handwerkerfamilie, in der der Betrieb oft an erster Stelle stand, fühlte sie sich häufig nicht richtig wahrgenommen. Ihr älterer Bruder sollte den Betrieb übernehmen, ihre jüngere Schwester war eine begabte Tänzerin. Einzig für sie schien es keinen richtigen Platz zu geben. Nach der mittleren Reife entschied sie sich, die Schule zu verlassen und kein Abitur zu machen. Von einer Ausbildung erhoffte sie sich raschere Unabhängigkeit vom Elternhaus. Außerdem lebte sie in dem Gefühl, dass die Eltern eine umfassende Bildung nicht so hoch schätzten und ihre mittelmäßigen Schulleistungen als Grund angesehen wurden, die Schule besser zu verlassen. Als sie nach Jahren erfuhr, dass ihr Vater es gern gesehen hätte, wenn sie studiert hätte, war sie sehr verwundert und irritiert, auch fühlte sie sich um ihre Möglichkeiten betrogen. Sie machte eine Ausbildung als Fremdsprachenkorrespondentin für Englisch und Französisch.

Herr M. wuchs in einer akademisch geprägten Familie auf. Beide Eltern hatten studiert. Der Vater hatte sich nach einer Karriere als Jurist frühberenten lassen und ging vielfältigen Interessen nach. Die Mutter engagierte sich als Bürgermeisterin für die Belange im Ort. Herrn M. schien vieles leicht zu fallen, er strengte sich in der Schule nicht besonders an, kam aber immer gut mit. Das Jurastudium nahm er mit der Idee auf, ebenfalls politisch aktiv zu sein. Er war Mitglied in der Jugendorganisation der Partei, in der auch die Mutter aktiv war. Später wurde er Bürgermeister des Ortes, er wurde gewählt. Es fühlte sich aber »für alle eher wie geerbt« an. Sein Vater, der Großvater von Clara, hatte zu diesem Zeitpunkt die Familie verlassen und lebte mit einer jüngeren Frau zusammen. Die Fantasie von Herrn M. darüber ist, dass seine Mutter für seinen Vater zu erfolgreich und zu selbstständig wurde und dass er von seiner neuen Frau mehr bewundert worden sei. Der Kontakt brach fast vollständig ab, Herr M. blieb der Mutter gegenüber »loyal«. Die Parallele zu seiner Partnerwahl ist Herrn M. nicht bewusst. Er hat sich für eine Frau entschieden, die keine ausgeprägten beruflichen Ambitionen zeigte und ihm unter Umständen dadurch treu und verlässlich erschien. Der enge Kontakt zu seiner Mutter ermöglichte ihm gleichzeitig den »Zugang« zu einer willensstarken und engagierten Frau.

Clara wuchs als Einzelkind, sehr behütet von ihrer Mutter und verwöhnt von ihrem Vater auf.

»Sehr süß« sei sie gewesen, dabei »von Anfang an extrem eigenwillig«, schon das Stillen habe sie selbst geregelt, da »habe ich gar nichts bestimmen können«, so die Mutter.

Herr M. war viel beschäftigt, die Kanzlei erforderte einen hohen Einsatz, seine politischen Funktionen wurden zeitgleich immer verantwortungsvoller. Die Mutter versorgte also die Tochter, ging ganz in dieser anstrengenden Aufgabe mit dem eigenwilligen Kind auf, fühlte sich aber auch sehr alleingelassen. In dem Ort fühlte sie sich wenig heimisch, mit der Schwiegermutter konnte sie es nicht aufnehmen, auch vermittelte ihr diese, dass sie nicht genug aus ihrem Leben mache. Clara war ganz auf ihre Mutter bezogen, in der Regel schlief sie mit ihr in einem Bett. Herr M. kam meist nach Hause, wenn Clara schon schlief. Kam er früher, tollte er abends mit ihr herum, sodass sie aufgedreht war und nicht einschlafen konnte, sehr zum Missfallen von Frau M.

Andere Personen als ihre Mutter konnten sie kaum ins Bett bringen, so war es äußerst schwierig, dass die Eltern einmal als Paar abends etwas unternehmen konnten. Die Versuche wurden bald eingestellt. Frau M. begleitete außerdem ihren Mann äußerst selten zu einem der vielen Termine, die er als Lokalpolitiker wahrnehmen musste. Auch später, als Clara größer war, blieb es dabei, dass Herr M. allein ging. Irgendwie hatten sich alle damit arrangiert, obwohl es eigentlich üblich war, dass die Politiker in Begleitung ihrer Ehefrauen kamen. Wie sehr sich Frau M. immer weiter zurückgezogen hatte und wie vielfältig die Vermeidungsstrategien wurden, blieb unter der Deckung »Ich muss beim Kind sein« beinahe unbemerkt. Frau M. entwickelte eine im klinisch relevanten Sinne Soziale Phobie, fuhr nicht mehr selber Auto und bildete eine Generalisierte Angststörung aus. War ihr Mann bei ihr, linderten sich die Symptome. Mit ihm gemeinsam konnte sie reisen und die kreisenden Sorgen ließen etwas nach.

Clara entwickelte sich zu einem anhänglichen Kind, das es gewohnt war, seine Mutter immer in Reichweite zu haben. Bei der Großmutter blieb sie nicht allein, auch das Spielen mit anderen Kindern fand ausschließlich im Haus der Familie M. statt. Zu anderen Kindern zum Spielen zu gehen, entdeckte Clara erst mit acht oder neun Jahren. Vorher sei sie nur gegangen, wenn ihre Mutter hätte mitkommen können. Diese ging aber nicht gern aus dem Haus und überschüttete die Tochter mit Befürchtungen über die Gefahren (Straßenverkehr, Sonnenbrand, Ertrinken im Schwimmbad ...), dass diese bei aufkommenden Wünschen, sich zu verselbstständigen, schließlich auch zurückzuckte. Das temperamentvolle Kind, das eigentlich so gern seinen Radius vergrößert hätte, fühlte sich verunsichert und blieb eng gebunden an seine Mutter.

Was sich früh abzeichnete, war die hohe Begabung Claras. Sie saugte alles nur so in sich hinein, so schien es, lernte mit vier Jahren Lesen und erschloss sich fortan vieles aus Büchern. Besonders gern las sie morgens ihrem Vater aus der Zeitung vor. Der Kindergartenbesuch scheiterte an der Angst vor der Trennung von Mutter und Tochter. Wessen Angst hier im Vordergrund stand, konnte nicht mehr auseinandergehalten werden. Schnell wurden die Versuche, Clara in den Kindergarten zu bringen, aufgegeben: »Ich bin ja eh zu Hause, da kann ich mich auch um sie kümmern.« Herr M. hatte nichts dagegen, das müsse seine Frau wissen, wie sie es machen wolle. Die emanzipiertere Großmutter fühlte sich in ihrer Ansicht bestätigt, dass Frau M. sich nicht gegen ihre Tochter durchsetzen könne, dass sie eine Ausrede brauche, um nicht arbeiten zu gehen.

Die Einschulung bedeutete für Clara und ihre Mutter daher die erste wirkliche Trennungsaufgabe. Während Clara sich schnell eingewöhnte und es genoss, für ihre rasche Auffassungsgabe »Futter« zu bekommen, verstärkten sich bei der Mutter die phobischen Züge, außerdem entwickelte sie eine depressive Symptomatik. Der »Eigensinn« Claras sorgte in dieser Zeit der Veränderung in Kombination mit der depressiven Verstimmung der Mutter für dramatische und nervenaufreibende Szenen.

Als Herr M. für das Bürgermeisteramt kandidierte, stand für Clara der Wechsel ins Gymnasium an. Im Wahlkampf war nun häufig sie es, die ihren Vater begleitete. Es kam bei den Wählern gut an, dass die Familientradition offenbar weiter Bestand hatte, nachdem sich die Großmutter aus dem politischen Leben zurückgezogen hatte. Für Clara bedeutete dies, dass sie selbst in gewisser Weise zu einer »öffentlichen Person« wurde, mehr noch als zuvor. Sie unterstützte ihren Vater gern bei der Kandidatur, war bei Empfängen und politischen Runden dabei. Clara war stolz, dass er sie mitnahm und froh über die Anerkennung und die Nähe zum Vater. Dass es eigentlich der Platz und die Aufgabe ihrer Mutter gewesen wäre, schien keinem aufzufallen bzw. es wurde darüber nicht gesprochen. Ein stillschweigendes Arrangement.

Psychodynamische Überlegungen

Unterschiedliche Erwartungen und Rollenbilder

Clara wurde in eine Ehe hineingeboren, die schon lange bestand. Für die Mutter scheint es eher ein Verlust gewesen zu sein, die Zweisamkeit mit ihrem Mann aufzugeben. Vielleicht begab sich Frau M. in ihrem inneren Erleben mit dem Mutterwerden zurück in ihre eigene Familie, in der es für sie nicht viel zu gewinnen gab. Die hohe Ambivalenz eigenen Kindern gegenüber zeigte sich in dem langen Zögern vor der Zeugung von Clara wie auch darin, dass sie sich nicht zu einem weiteren Kind entschließen konnte. Dem Vater von Clara fiel der Schritt in die Elternschaft leichter, für ihn stellte er eine Erweiterung und Bereicherung dar. Er hätte gern weitere Kinder gehabt und war unterschwellig gereizt von seiner »überempfindlichen« Frau. Andererseits gefiel ihm die Anhänglichkeit seiner Frau, er wusste die Tochter gut versorgt und konnte sich in Gegenwart seiner Frau immer als stark und hilfreich erleben, fühlte sie sich doch in seiner Gegenwart stets sicherer und besser. Er betonte auch, wie gut es ihm tue und wie sehr er zu Hause auftanke für seine aufreibenden Aufgaben in der Berufswelt wie im politischen Geschäft. Mit seiner Mutter in vielen Aspekten identifiziert, hatte er doch auch das Scheitern der elterlichen Ehe vor Augen und war daher erleichtert, dass seine Frau keine Machtposition anstrebte. Insgeheim machte er der Mutter den Vorwurf, den Vater nicht »gehalten zu haben«, weil sie sich mehr für ihren eigenen Erfolg als für die Unterstützung des Vaters interessierte.

Clara war also mit ganz unterschiedlichen weiblichen Rollenbildern konfrontiert. Hier die emanzipierte, erfolgreiche Großmutter, die »ihr Ding« durchzieht, schließlich aber im Erleben der Familie mit dem Scheitern der Ehe »dafür bezahlen« musste. Dort die eigene Mutter, die Clara als fürsorglich, immer für sie da – und als ängstlich, zurückgezogen, traurig erlebte. In Gegenwart des Vaters allerdings konnte sie aufblühen ...

Was in der Behandlung nicht explizit wird, uns Therapeuten aber immer wieder einfällt: Claras zweiter Vorname ist der einer Mädchenfigur aus einem Kinderbuch, das Widersprüche in sich vereint: zunächst adrett und brav, den Eltern eine Freude – im Laufe der Geschichte wird das Mädchen aber in ein Abenteuer verwickelt, in dem es eine wildere und sehr mutige Seite in sich entdeckt. Den Eltern, besonders der Mutter, will diese Veränderung nicht gefallen, diese sorgt sich über die Maßen, jammert aber auch sehr, weil sie ein »braves« Kind vorzieht. Die Abenteuer vollziehen sich ausschließlich in Abwesenheit der Eltern, ist die Kinderbuchfigur wieder zu Hause, fügt sie sich schnell wieder in die Rolle der Tochter mit den weißen Kniestrümpfen. Über die ausgestandenen Gefahren wird nicht gesprochen, weder wird sie für ihren Mut gelobt noch für ihren Leichtsinn gescholten. Ein ähnliches Gefühl stellt sich für uns Therapeuten auch bei der Familie ein und die Therapeutin fühlt sich mit dem abgewehrten, »rebellischen« Mädchen-Anteil, das sich im zweiten Vornamen verbirgt, identifiziert bzw. solidarisiert sich innerlich mit ihm. Rückblickend scheint die positive Entwicklung der Arbeitsbeziehung (mit der zunächst sehr widerwilligen Clara) auch damit zusammenzuhängen, dass die Einzeltherapeutin eine große Sympathie für die rebellische Seite empfand, für die Clara ein »Ventil« in der Magersucht gefunden hatte. Gleichzeitig nahm der männliche Familientherapeut eher die elterliche Position ein und trug so erheblich zur Balancierung zwischen den Generationen bei und wirkte einer Verstrickung der Einzeltherapeutin mit Clara wohltuend entgegen.

Clara verbrachte die ersten Lebensjahre bis zur Einschulung in dichtester Nähe zu ihrer Mutter. Diese wurde dringend benötigt und trotzig bekämpft. Das ständige Umsorgen durch die Mutter gab Sicherheit und Geborgenheit, hohe narzisstische Zufuhr und auch ein Gefühl der Macht und Kontrolle: wenn ich will, kann ich im Bett der Mutter schlafen, wenn ich nicht will, muss ich nicht in den Kindergarten etc. Die Kehrseite der Nähe war die eingeschränkte Autonomie, die mangelnde Freiheit, eigene Erfahrungen zu machen, auch mal die »abenteuerliche« Seite (wie im Kinderbuch) zu entdecken. Vor allem aber war es durch die symbiotische Nähe enorm erschwert, die eigene Grenze zu spüren und zu bestimmen. Durch die übermäßige Vorsicht und Ängstlichkeit der Mutter war dies auch in besonderem Maße für die Zuordnung der Gefühle wirksam, wie es sich z. B. beim Kindergartenbesuch zeigte.

Autonomieentwicklung und Explorationsbedürfnis, Wiederannäherung und Triangulierung

Zu einer gesunden Autonomieentwicklung gehört, dass die sichere Basis verlassen werden kann – und dass auf diese »Verlass« ist. Sich sicher zu sein, freundlich wieder aufgenommen zu werden, ermöglicht das Entdecken und Sich-Entfernen.

Für Clara war dies durch die Unsicherheit der Mutter erschwert. Es schien im psychischen Erleben der Mutter nur absolute Nähe oder große Entfernung zu geben. Der Vater schien für eine triangulierende und damit entlastende Position keinen Sinn zu haben, jedenfalls in den ersten Lebensjahren Claras. Unter Umständen konnte er aus der Unabgegrenztheit zwischen seiner Ehefrau und seiner Tochter auch für sich eine gewisse Beruhigung ziehen, auf die er aufgrund seiner eigenen Geschichte angewiesen war. Die Entfernung von der Mutter musste Clara also vermeiden, konnte dadurch nur sehr schwer die verschieden getönten Affekte ihr gegenüber integrieren. Der Lern- und Reifungsprozess, der durch häufig wiederholte Trennungen und Annäherungen in den frühen Jahren einsetzen kann, blieb weitgehend aus. Auf diese Weise könnten sich die wiederholt auftretenden Verweigerungen des Schulbesuches erklären; auch die schwere Krise nach dem Klinikaufenthalt kann im Sinne einer Wiederannäherungskrise verstanden werden.

Konkurrenz- und Schuldgefühle

In der frühen Fähigkeit zu lesen, die Clara näher an die Welt des Vaters brachte, erlebte sie der Mutter gegenüber Triumphgefühle. Diese wurden durch die Erfolge in der Schule erweitert, aber auch schuldhaft erlebt. Schließlich ging es ihrer Mutter seit der Einschulung schlechter. Die (unbewusst) erlebte Annäherung an die Großmutter, aber auch den Vater (wer gut in der Schule ist, kann später studieren und »aus seinem Leben etwas machen«) bedeutete implizit einen Verrat an der Mutter: Dann ist sie allein und traurig, sie, die sich immer so aufopferungsvoll um mich gekümmert hat (und die ich früher schon durch meine Eigenwilligkeit quälte). Zudem gab es die Verknüpfung zur Geschichte der

Großeltern väterlicherseits: Eine erfolgreiche Frau mit eigenen Zielen verliert ihren Mann, der zurückgezogenen Frau bleibt er erhalten.

Das Dilemma der Frage, wer sie ist bzw. sein oder werden wollte, erlebt so gesehen seinen Höhepunkt in der Magersucht. Diese entwickelt sich mit dem Beginn der Pubertät. Clara war innerhalb kurzer Zeit ein ganzes Stück gewachsen.

»Ich war plötzlich so groß wie Mama und brauchte neue Kleider.«

Besonders für die öffentlichen Auftritte und politischen Veranstaltungen mit ihrem Vater galt es, gut angezogen zu sein. Durch die einsetzende Weiblichkeitsentwicklung hatte sich ihre Figur verändert, das Knabenhafte war gewichen. Als ihre Mutter in übergriffiger, grenzverletzender Weise darauf bestand, dass Clara fortan einen BH zu tragen habe, und viel Energie darauf verwendete, »sportliche und dennoch hübsche Modelle« zu finden, kam für die Jugendliche vieles ins Schwanken. Plötzlich fühlte sie überscharf, dass ihre Mutter eine ihrer Grenzen verletzte. Sie fühlte sich bloßgestellt, zum Beispiel vor Verkäuferinnen, und beschämt. Sie wollte selbst entscheiden, wann sie einen BH brauchte. Durch die erlebte Übermacht der Mutter kristallisierte sich der Konflikt auf den BH. Hieß »so groß sein wie Mama« auch »so sein wie Mama«, mit allem, was damit zusammenhing? Clara begann zu hungern …

Das Essen als Symbol der Versorgung, der Nähe und des Genusses

Herr M. schwärmt in den Familiengesprächen von großen Runden beim Essen, etwa wie es in Frankreich üblich ist, verbindet diese Art der Mahlzeiten mit Lebensart und Gemütlichkeit. Gutes Essen und guter Wein stehen unter Umständen für den Wunsch nach einer großen Familie, der sich nicht erfüllt hat.

Die Mehrgenerationen-Perspektive lenkt den Blick auf die Großelterngeneration. Der Großvater mütterlicherseits kam ausgezehrt aus dem Krieg zurück und starb an den Folgen der Mangelernährung. Darüber wurde in der Familie der Mutter kaum gesprochen. Es war aber für die Mutter allgegenwärtig, da einerseits die Schlankheit in ihrer Familie für wichtig befunden, andererseits peinlich darauf geachtet wurde, dass niemand »vom Fleisch fiel«.

Frau M. war in der Pubertät selbst anorektisch. Dies wird im Erstgespräch das erste Mal wieder erinnert. Es war vollständig verschüttet. Der Vater und Clara hören davon das erste Mal. Frau M. tut es zunächst ab, es sei nicht so dramatisch gewesen, das könne sie sich nicht vorstellen. Bei Nachforschungen (von denen im späteren Verlauf der Familientherapiephase berichtet werden wird) stellt sich heraus, dass es durchaus dramatisch war und dass Frau M. mehrere Wochen nicht zur Schule gehen konnte. Frau M. ist sehr irritiert darüber, dass sie diese Zeit fast vollständig vergessen hat.

Nach Auftauchen der Erinnerung scheint sie Clara besser zuhören zu können, unterbricht sie nicht mehr dauernd, es entsteht »mehr Luft«. Clara hingegen ist nicht nur erstaunt über die Geschichte ihrer Mutter, sondern regelrecht verstimmt. So tut sie es zunächst wütend-bagatellisierend ab: »Was hat das mit mir zu tun? Ist mir doch egal!« Später in der Therapie kann sie spüren, wie sehr sie sich damals bedroht gefühlt hat. Das Gefühl, ihre Mutter »stiehlt mir die Show«, drängt sich in den Vordergrund. Die Wut auf die depressiv-ängstliche Seite der Mutter, die dazu führte, dass unklar war, wer eigentlich für wen sorgen muss, wächst an. »Jetzt klaut sie mir auch noch das Symptom.« Hier kann etwas durchgearbeitet werden, das in der Phase der Familienbehandlung intensiv erlebt, aber nicht verstanden werden konnte, weil es kaum besprechbar war: Als die Mutter vor lauter Sorge um die rapide Gewichtsabnahme der Tochter ebenfalls kaum noch essen kann (oder will?), rast Clara vor Zorn. Ihre Mutter solle sie in Ruhe lassen, sie solle aufhören, sie nachzumachen, mit ihr zu wetteifern: »Ich gewinne ja doch.« Das Hungern dient ihr offensichtlich als Abgrenzung, als »Wahrung der Grenze«.

Der Verlauf der Behandlung

Das zweite Gespräch im Familiensetting

Frau M. eröffnet die Sitzung: »Also, wir sind sehr in Sorge, also Clara isst unserer Ansicht weiterhin nicht genug, es ist wirklich schwierig …«

Sie schaut Hilfe suchend zu ihrem Mann, der nichts sagt.

Sie spricht weiter: »Ich versuche wirklich alles, aber es endet immer nur im Streit. Mein Mann hört mir zwar abends zu, wenn ich vom Tag erzähle, aber während der Mahlzeiten ist er entweder nicht da oder er hat keine Lust auf die Diskussionen. Ich kann das schon verstehen, den ganzen Tag in der Kanzlei, und dann abends dieses Theater, aber … Clara, Du musst das doch einsehen, dass Du einfach von Dir aus mehr essen musst, Du musst das wollen!«

Clara: »Du isst doch selbst nicht mehr! Du kannst mir gar nichts sagen, wenn Du selbst kaum isst!«

Therapeutin (erstaunt): »Was heißt das denn, sehen Sie das auch so, dass Sie nicht viel essen?«

Frau M. (verlegen): »Nein, also, ja – bei all dem Streit dauernd, das schlägt mir natürlich auf den Magen. Manchmal kann ich einfach nichts mehr essen. Und wenn ich dann Clara da sitzen sehe, vor ein bisschen Salat … dann sehe ich es gar nicht ein, vor ihr zu essen.«

Therapeut: »Sie sehen es nicht ein?«

Frau M.: »Nein, das war jetzt falsch formuliert. Ich … sag Du doch auch mal was!« (an ihren Mann gerichtet)

Herr M.: »Ich halte mich da raus, was die beiden da veranstalten.«

Clara (zu ihrer Mutter): »Du willst mich doch nur bestrafen, indem Du selbst nichts isst. Außerdem bist Du neidisch, dass ich das durchhalte und Du nicht. Das ist so peinlich, dass Du jetzt auch nichts mehr isst …«

Es wird deutlich, welche malignen Züge der Clinch zwischen Mutter und Clara bezüglich des Essens inzwischen angenommen hatte. Der Vater hält sich raus, bezieht keine Position. Niemandem scheint das aufzufallen. In der nächsten Sitzung greifen die Therapeuten das Thema auf.

Die dritte Familiensitzung

Frau M.: »Es ist alles so wie beim letzten Mal … Clara …«

Sie beginnt zu weinen. Clara schaut auf den Boden, ist scheinbar unbeteiligt.

Herr M.: »Also ich hab das Gefühl, es entspannt sich alles langsam. Ja, gut, es gibt Spannungen zwischen den beiden, aber wenn ich mit Clara rede, geht es eigentlich ganz gut, ich glaube, sie kriegt jetzt die Kurve, das wird schon. Muss man alles nicht so groß werden lassen.«

Therapeut: »Sie sehen das entspannter?«

Herr M.: »Ja, schon … ich meine, ich bin auch viel weg, aber ich denke schon, dass wir weiterkommen …«

Therapeutin: »Wie ist denn das Gewicht von Clara?«

Clara schnaubt, der Vater zuckt mit den Achseln, die Mutter guckt vorwurfsvoll und sagt: »Also das vereinbarte Zunehmen hat nicht geklappt … willst Du es sagen, Clara?«

Clara schüttelt stumm den Kopf.

Im weiteren Verlauf der Sitzung wird der Eindruck einer für Clara schwer auszuhaltenden Verstrickung mit ihrer Mutter bestätigt und sogar verstärkt. Der Vater entschärft durch seine unaufgeregte Art das Geschehen ein wenig, durch seine fehlende Initiative kann er aber wenig Hilfreiches für Clara tun. Daher schlagen die Therapeuten in der Schlussintervention dieser Sitzung vor, dass es die Aufgabe des Vaters sein soll, z. B. dafür zu sorgen, dass Clara frühstückt und eine ausreichende Menge zum Abendbrot zu sich nimmt. Die Mutter soll sich aus diesen Fragen heraushalten. Eine Herausforderung für alle drei! Nach einigen Überlegungen, wie sich die Aufgabe umsetzen lasse, lassen sich Vater und Mutter darauf ein – nicht ohne darauf hinzuweisen, dass es »rein praktisch« nicht ganz einfach werden wird. Clara wirkt besänftigt, beruhigt und – interessiert.

Weiterer Verlauf der Familiensitzungen

In der Folge beginnt Clara, in den Sitzungen mitzuarbeiten, sieht anscheinend ein, dass sie wieder essen muss, fügt sich in das Sportverbot und versichert, dass sie nun zunehmen wolle. In die Klinik wolle sie auf keinen Fall. Alle atmen auf, Clara scheint einsichtig zu sein. Allerdings nimmt sie immer weiter ab. Wie so viele magersüchtige Patientinnen sagt sie »ja«, macht aber »nein«.

Neben dem Trotz, der Wut und der Verzweiflung über die nervenden Eltern und Therapeuten ist der Stolz auf die gelungene Gewichtsabnahme bisher noch gar kein Thema geworden, der Triumph, der »Kick der Kontrolle«, das Gefühl der Abgrenzung. In den Gesprächen, so könnte man es verstehen, lenkt die Tochter ein, um die vermisste Nähe und Verbundenheit wieder zu erleben. Tatsächlich schränkt sie jedoch weiterhin das Essen radikal ein und nimmt weiter ab.

Ein Klinikaufenthalt wird unausweichlich. Als die Entscheidung getroffen ist, tritt für alle neben der Beunruhigung über die anstehende Trennung und dem Eingeständnis, es ambulant nicht bewältigen zu können, vor allem eine große Erleichterung ein. Es wird vereinbart, dass die Familie sich wieder bei uns meldet, sobald die Entlassung geplant wird.

Nach der Klinik: »alles gut« (?)

Nach fast vier Monaten in einer Spezialklinik für Essstörungen wird in einem Familiengespräch vereinbart, dass die Behandlung im Einzelsetting, ergänzt um Familiensitzungen, weitergeführt wird. Clara ist froh, dass sie mit einem Gewicht, das einem BMI von 17,3 entspricht, entlassen wurde. Im Familiengespräch herrscht große Erleichterung über die Gewichtszunahme; alle drei sind überzeugt, dass Clara nun weiter zunehmen wird. Dies soll mit der Begleitung durch die Einzeltherapie gelingen. Diese wird bei uns in der Ambulanz durchgeführt, auf Claras Wunsch bei der Therapeutin. Die Eltern- bzw. Familiengespräche, die geplant werden, führt das Therapeutenpaar weiterhin gemeinsam durch, wobei der Therapeut die aktive Rolle übernimmt. Mit dieser Aufteilung erreichen wir eine Kontinuität in der Behandlung und gleichzeitig einen eigenen Raum für Clara.

Im zweiten Familiengespräch nach der Klinik wird deutlich, wie die Mutter die Zeit des Klinikaufenthalts besonders genossen hat. Neben der Sorge (und dem schlechten Gewissen der Tochter gegenüber) überwog die Erleichterung, für eine Weile nicht zuständig zu sein, nicht mehr jeden Tag bei jeder Mahlzeit mit der Krankheit konfrontiert zu sein. Bei der Schilderung der Unternehmungen zu zweit, die die Eltern offenbar vermisst hatten, gerät Clara erneut in die motorische Unruhe, die wir bereits vom Erstgespräch kannten. Clara ist mit der kränkenden Tatsache konfrontiert, dass ihre Eltern ihre Heimkehr weniger herbeigesehnt hatten als sie selbst.

Der eigene Weg: im Abnehmen wie im Zunehmen

Die erste Phase der Einzeltherapie

Wir verabreden regelmäßige Termine im wöchentlichen Abstand, darüber hinaus hausärztliche Kontrollen des Gewichts, des Blutbilds und kardiologische Untersuchungen. Das Sportverbot gilt, bis sie weiter bis zu einem BMI von 18,5 zugenommen hätte.

Die Einzelgespräche bleiben zunächst recht oberflächlich. Es schien »alles ok«. Zu Hause sei alles »normal«, mit den Eltern gehe es »gut«. In der Schule sei sie gut wieder aufgenommen worden. Ihre Befürchtung, dass sich ihre Freunde von ihr entfernen würden, bestätigte sich nicht, eher hat sie das Gefühl, dass sie »interessanter« geworden ist. Wegen der langen Zeit in der Klinik muss Clara ein Schuljahr wiederholen. Clara hatte immer herausragende Leistungen, nun muss sie sich damit abfinden, dass es rein schulrechtlich nicht möglich ist, das Schuljahr anerkannt zu bekommen, wenn sie derart viele Fehlwochen hat. Die Eltern hatten ihr dies während der Klinik nicht gesagt, weil sie Angst vor einem Rückfall hatten. Ebenfalls verschwiegen hatten sie, dass es die Möglichkeit geben könnte, während des Schuljahrs wieder in die höhere Klasse zu wechseln, wenn die Leistung gut genug wäre. Dies erfuhr Clara »zufällig« von einem Lehrer.

Es kam zu einem großen Streit zwischen Clara und ihren Eltern. Beide Seiten fühlten sich unverstanden: Clara fühlte sich hintergangen und klein gehalten, die Eltern nicht in ihrer Sorge wahrgenommen. Überraschenderweise fühlt sie sich in der neuen Klasse wohler als in der alten. Alles scheint sich gut zu finden. Therapie möchte sie machen, bis sie wieder »genug wiegt, dann reicht's auch mal«.

Reflexion der Klinikzeit

Clara erzählt von der Klinik, dass es »ok« war. Trotz großer Befürchtungen, dass sie großes Heimweh haben könnte, lebte sie sich dort gut ein und fand auch eine Freundin. Die ganz dünnen Mädchen, die in der Klinik im Rollstuhl herumgefahren werden, hätten sie »geschockt«, das hätte sie schon sehr ins Nachdenken gebracht. So dünn wollte sie auf jeden Fall nicht werden. Es schwingt aber auch Anerkennung mit, wenn sie darüber redet.

Über das Essen möchte sie schon reden, »muss ja sein, haben die in der Klinik auch gesagt«, kontrolliert werden möchte sie aber nicht. Das Angebot, mit Essprotokollen und der Planung strukturierter Esstage den Übergang von der Klinik leichter zu gestalten, lehnt sie ab, auch eine ambulante Ernährungsberatung möchte sie nicht wahrnehmen. »Ich bin ja froh, dass ich aus der Klinik raus bin, ich will endlich einfach essen, wozu ich Lust habe.« Pläne für strukturiertes Essen hat sie in der Klinik bekommen, die »nerven aber«.

An dieser Stelle beginnt etwas, was die ganze Behandlung hindurch Thema bleiben wird: Das eigene Tempo, der eigene Stil müssen unbedingt beachtet werden. Es ist oft eine Gratwanderung zwischen Anerkennung des Eigenen und der Klarheit, dass bestimmte Regeln gelten müssen bzw. dass es nicht geht, gegen »medizinische Vernunft« zu handeln. Hier wird die Therapeutin in der Übertragung wie die (neidische, beschränkende) Mutter erlebt, die den eigenen Weg nicht gönnt. Einschränkungen jeglicher Art (z. B. das Sportverbot bis zu einem BMI von 18,5) oder Ankündigung von Konsequenzen (erneute Klinikaufnahme bei erneuter gravierender Gewichtsabnahme) führen vorübergehend dazu, dass sich Clara überaus gekränkt, nicht ernst genommen fühlt, teilweise aus dem Kontakt geht und den Kontakt sogar abzubrechen droht. So verstummt sie beispielsweise, wenn es um klare Absprachen geht oder verlässt den Therapieraum oder kommt zwanzig Minuten zu spät mit der Entschuldigung, sie habe die Zeit vergessen. Angesprochen auf die Notwendigkeit der Einhaltung unserer Vereinbarungen, meidet sie Blickkontakt und lenkt auf andere Themen ab. Hier ist es die Aufgabe der Therapeutin, freundlich, aber beharrlich auf den Vereinbarungen zu bestehen und auf das Gespräch darüber. Als es zunehmend gelingt, die

Hilflosigkeit Claras (die sich auch in einer konkordanten Gegenübertragung bei der Therapeutin bemerkbar macht) zu benennen und ihr genauer auf die Spur zu kommen, benennt Clara ihr Dilemma: Die ambulante Therapie ist die Bedingung ihrer Eltern und der Vorbehandler für die Entlassung aus der Klinik. Nun fühlt sie sich durch die als streng empfundenen Regeln ähnlich kontrolliert und eingeschränkt wie durch die Mutter, aber auch durch die Klinik. Als sie erlebt, dass diese Themen besprechbar sind und die Übertragung auf die Therapeutin abgemildert werden kann, kann die Arbeit weitergehen. In der Gegenübertragung fühlt sich die Einzeltherapeutin oft dazu verführt, wie eine gewährende große Schwester zu sein, und geschmeichelt, wenn die Patientin sie als so »ganz anders als die Mutter« empfndet (»Sie kennen ja meine Mutter, Sie wissen ja, wie sie ist« … mit Augenrollen). Bei dieser ausgeprägten Idealisierung nicht mitzutun, ist eine der wichtigen Aufgaben in der Behandlung. Stattdessen gilt es, den positiven Aspekt dieser Übertragungs-Gegenübertragungs-Dynamik zu nutzen, um mit Clara zu erarbeiten, dass es sich nicht ausschließen muss, unterstützend zu sein, sich für die Individualität ihrer Person zu interessieren und auch dafür zu begeistern – und gleichzeitig auf Einhaltung bestimmter Regeln zu bestehen. Zunächst betrifft dies vor allem das zu niedrige Gewicht, verbunden mit dem Sportverbot. In der späteren Phase des Zunehmens geht es um das Tempo und die Gefahr, die von zu schnellem Zunehmen ausgeht (siehe weiter unten »Zweite Phase: Gewichtszunahme«).

Fokussierung auf Essen und Gewicht

Clara kommt gerne zur Therapie, so scheint es. Manchmal lässt sie Sitzungen durch ihre Mutter absagen. Darauf angesprochen, ist sie erstaunt: Auf die Idee, selbst anzurufen, war sie gar nicht gekommen.

Bezogen auf das Gewicht kommt es zu einer Wiederholung des Geschehens vor der Klinik: Clara beteuert, zunehmen zu wollen, nimmt aber kontinuierlich ab. Um die Essensmenge gibt es regelmäßig in den Sitzungen »Gerangel«, Clara möchte sich nicht reinreden lassen, sie möchte die Kontrolle haben. Andererseits, und da ist sie sich ganz sicher, möchte sie nicht wieder in die Klinik. Als sich abzeichnet, dass sie erneut abnimmt, formuliert die Einzeltherapeutin klar, dass für Clara bei Unterschreiten eines BMI von 16 eine Wiederaufnahme in die Klinik erfolgen wird. Zunächst schafft diese Verabredung sowohl eine klar markierte Grenze (und damit auch eine Abgrenzung der Therapeutin von der Magersucht/dem magersüchtigen Anteil der Patientin) als auch, überraschend, Entspannung. Denn die Grenze heißt auch, dass die Patientin nicht durchgehend zunehmen muss, obwohl das erklärte längerfristige Ziel ein gesundes Gewicht ist. Clara hat also, so kann man es auch verstehen, ein wenig Zeit gewonnen, anders als in der Klinik, in der die Kontrolle nicht bei ihr lag. Über das erneute Abnehmen, das genau bis zu einem BMI von 16 erfolgt, sagt Clara später: »Das musste ich mir nochmal beweisen, dass ich es noch kann. Dass mir niemand reinreden kann, wenn ich nicht will. Ohne dieses zweite krasse Abnehmen wäre ich da nicht rausgekommen.«

In den Sitzungen liegt nun immer die Gewichtskurve auf dem Tisch. Wir haben direkt vor Augen, was mit dem Gewicht geschieht. Clara spricht über das erneute Abnehmen mit einer Mischung aus Trotz, Verzweiflung und Stolz. Sie betont, dass sie sicher ist, es ohne weiteren Klinikaufenthalt zu schaffen. Ihr ist es wichtig, dass auch ich es für möglich halte. Ihre Mutter rede die ganze Zeit von der Klinik, dies erlebt Clara als Misstrauen. Die Realitätsprüfung bzw. das Anerkennen dessen, dass es anhand ihres Verhaltens nahe liegt, in Sorge zu sein, kann Clara schwer akzeptieren. Sie beruft sich auf ihre Entscheidung und ihre Absicht, nicht wieder so viel abzunehmen, dass sie erneut stationär aufgenommen werden muss. Das müsse die Mutter doch sehen. Die Verleugnung des realen Abnehmens ist enorm, die sichtbare Gewichtskurve, die Clara selbst in den Stunden weiter zeichnet durch Markieren des jeweils aktuellen Gewichts, soll hier korrigierend wirken.

Manchmal beklagt sich Clara in den Stunden, dass sie nicht immer über das Gewicht und das Essen reden möchte, sie möchte sich mit der Therapeutin lieber über andere Sachen austauschen. Natürlich geschieht dies, die Therapeutin besteht aber darauf, dass das Essen der Fokus bleibt. Es passt ihr nicht, dass die Therapeutin bei der Verknüpfung bleibt: Solange das Gewicht sinkt, steht das Essen im Mittelpunkt. Sobald sie bei einem gesünderen Gewicht sein wird, können andere, sicher »interessantere« Themen mehr Raum erhalten. Das beharrliche Frustrieren ihres nachvollziehbaren Wunsches ist nicht immer leicht.

Wendepunkt

Bei Erreichen der vereinbarten niedrigsten Gewichtsgrenze berichtet die immer sehr beherrscht auftretende Patientin von einem »Heulanfall«. Sie schämt sich dafür, aber zeigt sich auch interessiert und überrascht, dass »mir das passiert ist«. Bei genauerem Nachfragen stellt sich heraus, dass sie einen Tag allein zu Hause war und mehrere Stunden sehr verzweifelt geweint hatte. Auslöser war, dass sie sich nicht entscheiden konnte, was sie essen wollte. Das Weinen konnte sie in keiner Weise kontrollieren. Sie war froh, dass sie alleine war, weil es so ungewohnt und beschämend war. Schließlich stellte sich aber auch eine Erleichterung ein und Clara erlebt es auch als Bereicherung, als sie bemerkt, dass »nichts Schlimmes passiert« ist. Nach dem langen Weinen schreibt sie einen langen Brief an eine Freundin aus der Klinik, etwas, das sie einige Monate nicht mehr getan hatte.

Die Therapeuten verstehen den »Heulanfall« und die damit verbundene Wende in den folgenden Stunden als Ergebnis der Arbeit an der Verleugnung der Realität des Abnehmens. Clara hat sich, wie sie berichtet, mehrmals auf die Waage zu Hause gestellt. Dies hatte sie vorher stets vermieden, hatte sich immer beim Hausarzt wiegen lassen, das Gewichtsprotokoll mitgenommen, die Ergebnisse aber innerlich ignoriert. Durch das beharrliche Hinweisen in den Stunden mit der offen liegenden Gewichtskurve wird diese Form der Verleugnung zunehmend schwieriger, vor allem, weil eine erneute Klinikeinweisung »droht«. Auch der Auslöser, nicht entscheiden zu können, was sie essen möchte, stellt klar, dass Clara bisher der konkreten Veränderung des Essverhaltens aus dem Weg gegangen ist. Die bisher verleugnete Kluft zwischen dem Beteuern, alles sei »ok«, und der erschreckenden Tatsache, dass sie bei der Frage, was sie essen könne, völlig verzweifelt, wird von Clara an diesem Tag deutlich empfunden.

Mit dem Zulassen dieser Realität gibt Clara ihr Ignorieren auf und erlebt zunächst einen Kontrollverlust hinsichtlich ihrer Affekte. In dem starken Weinen löst sich eine enorme Anspannung, mit der sie den Frust über ihre Eltern, die Trauer über die schweren Monate in der Klinik, die Verzweiflung angesichts ihrer Auslieferungsgefühle bezogen auf ihr Erwachsenwerden, zu kontrollieren versucht hat. Es markiert den Anfang einer besseren Affektwahrnehmung und -toleranz. Sie beginnt zu fühlen, dass sie für sich selbst etwas ändern möchte, und erkennt an, dass ihr trotziger Vorwurf, die anderen wollten immer etwas von ihr, das sie selber nicht wolle, sie wieder in die Klinik bringen würde. Sie beginnt wieder zu essen, empfindet und beschreibt dies als aktiven Entschluss.

Zweite Phase: Gewichtszunahme

Ein moderates Tempo und eine moderate Vorgehensweise einzuhalten, kommen für Clara nicht infrage. Später kann sie sagen, dass sie sich wiederum zu sehr in ihrer Autonomie bedroht gefühlt hätte. Zwar hat sie sich aktiv entschieden, nun wieder zuzunehmen, aber die Form muss sie weiter ganz allein bestimmen.

Sobald sie sich z.B. auf einen strukturierten Esstag eingelassen hätte, hätte sie nicht mehr gewusst, wer möchte, dass sie gesund wird. Ihr eigener Entschluss dazu »kam mir dann vollkommen abhanden«. Die Angst, dass sie sich erneut dem Willen ihrer Eltern, besonders dem der Mutter unterwerfen würde, lässt sich zunächst lediglich eindämmen, indem sie das »Vernünftige« unterläuft. Auf diese Weise nimmt sie innerhalb kürzester Zeit zehn Kilo zu. In dieser Zeit isst sie beinahe gar nichts, was ihre Mutter zubereitet hat, das hätte sie wie eine Niederlage erlebt. So wie sie sich zuvor beim Abnehmen nicht hat reinreden lassen, so eigenwillig gestaltet sie nun auch das Zunehmen. Die Angst, die das Zunehmen zwangsläufig irgendwann auslöst, ignoriert sie standhaft; sie hat allein die erforderliche Kiloanzahl für »unteres Normalgewicht« im Sinn. Die Angst, wieder zu werden wie vorher (pars pro toto: vorher dicker = abhängig und unabgegrenzt von der Mutter, jetzt dünner = eigenwilliger, durch die Klinik länger getrennt von der Mutter, damit selbstständiger, mit neuen Freunden in der neuen Klasse, interessanter) wird verschoben: Plötzlich hat sie Verspannungen oder Befürchtungen, körperlich krank zu werden, oder auch ganz diffus, »dass mit mir was nicht stimmt«. Als diese Verschiebung infrage gestellt wird, gelingt es langsam, über »Mittelwege« nachzudenken, die Angst vor Zunahme ernst zu nehmen und auch zu würdigen.

Dritte Phase: Stabilisierung (nicht nur des Gewichts)

Das Thema des eigenen Wegs begleitet die Arbeit auch weiter durch die gesamte letzte Phase. Nun, da das Gewicht stabil bleibt, kommen weitere wichtige Themen zum Vorschein. Diese werden von der Therapeutin im Sinne unseres störungsspezifischen, fokalen Therapieansatzes inhaltlich mit der Magersucht verknüpft. Das Hungern kann mehr und mehr als (dysfunktionaler) Lösungsversuch innerer Konflikte und Spannungen verstanden werden. Es treten Phasen des sozialen Rückzugs auf. Clara sagt, dass es ihr eigentlich gut gehe, dass sie aber manchmal Ruhe und Zeit für sich brauche. Ihre Mutter mache sich dann immer sofort wieder große Sorgen, »dass alles von vorne los geht«. Nachdem Clara anfangs nicht klar ist, warum ihr Rückzugsbedürfnis in manchen Wochen so groß ist, wird es zunehmend verständlicher. Zum einen verstehen wir es als eine andere Art des »Hungerns«, des Asketischen, des Verweigerns. Zum anderen dient der Rückzug auch der Vermeidung von Situationen, in denen Clara mit dem steigenden Gewicht bzw. dem Vergleich mit anderen Jugendlichen konfrontiert wäre, z.B. im Schwimmbad oder beim Sport. Aber auch die Beziehung zur Mutter wird damit auf subtile Weise beeinflusst: Die Mutter sorgt sich in diesen Zeiten mehr um Clara. Dieses Sorgenbereiten »nervt« zwar, beruhigt aber auch und stellt eine Art Versicherung des Gesehen-Werdens dar. Zusätzlich wird eine Identifikation mit einem Teil der Mutter deutlich, denn auch diese hatte ja den sozialen Rückzug lange Zeit als Abwehrmanöver gewählt. Die ansonsten in dieser Phase aufblühende Patientin – sie beginnt z.B. altersgemäß mit Freunden auf Partys und in die Disco zu gehen – versichert sich vielleicht auf diese Weise der Beständigkeit der Nähe zur Mutter.

Zentrale Themen der Behandlung in der Stabilisierungsphase betreffen das Körpererleben der Patientin und die Sexualität, die soziale Entwicklung hinsichtlich ihrer Peergruppe und ihrer Eltern, Leistungsfähigkeit in der Schule und beim Sport verbunden mit ihrem Selbstbild sowie begleitend der Umgang mit Affekten, deren Wahrnehmung und Verarbeitung.

Körpererleben und Sexualität

Über ihren Körper spricht Clara vor allem, wenn es um Sport und Erfolge geht. Sie bezeichnet ihn als »Hochleistungsmaschine«, die sie gerade aufgrund des Sportverbots nicht »bedienen« darf. Als die Erfahrungen in der Klinik angesprochen werden, hebt Clara überraschend die Körpertherapie als besonders eindrücklich und hilfreich hervor. Sie habe eine Übung sehr schwer gefunden, die darin bestanden habe, ihren Körper im Spiegel anzusehen und positive Aspekte zu benennen. Sie habe aber dabei herausgefunden, dass sie gar nicht »alles schlimm« findet: Ihre muskulösen Arme findet sie »ok«, auch den Oberkörper könne sie »eigentlich« akzeptieren. Ihre Beine findet sie »schlimm« und ihren Hals mochte sie noch nie. Darüber möchte sie »eigentlich« nicht sprechen. Als sie sich in einer Sitzung an einen zurückliegenden Erfolg bei einer Schwimm-Meisterschaft erinnert und ausführlich davon erzählt, fragt die Therapeutin nach ihrem Körperempfinden dabei. Und Clara kann, für sie selbst überraschend, sehr genau Auskunft geben. Sie beschreibt, wie stark und gut sie sich fühlt, wenn sie durch das Wasser gleitet, wie »einfach alles perfekt läuft«, »mein Körper funktioniert einfach, ohne Nachdenken«, aber auch wie viele gute Gefühle durch die Bewegungen ausgelöst werden, wie sie die Abläufe des gesamten Körpers spürt, wie sich das kühle Wasser auf der Haut anfühlt. Sie gerät in eine regelrechte Begeisterung und lässt sich im Gespräch treiben, etwas, das nicht häufig geschieht. Am Ende der Sitzung kehrt sie zu mehr Affektabwehr zurück, schämt sich darüber, dass sie sich so hat gehen lassen und wirkt ziemlich erschöpft, aber doch zufrieden.

In den kommenden Sitzungen können sich Clara und die Therapeuten immer wieder auf dieses Erleben beziehen und es als Gegengewicht bzw. Gegenbild heranziehen zu dem ansonsten berichteten »partiellen bzw. geteilten Körpererleben«, in dem es akzeptierte und abgelehnte Körperteile gibt, die von Clara als »unverbunden« erlebt werden. So gelingt mit der Zeit eine Integration verschiedener Empfindungen und damit kann sich ein kohärenteres Körperbild entwickeln. Das vorher bestehende Isolieren der verschiedenen Körperteile bzw. deren Repräsentationen wird gemindert. Das Zulassen und Mitteilen der durchaus libidinösen Besetzung des eigenen Körpers und das freundliche Interesse mit genauer Nachfrage der Therapeutin scheinen dafür wichtig gewesen zu sein. Ebenfalls bedeutend erscheint die Wahrung einer gewissen (therapeutischen) Distanz, die einen deutlichen Unterschied zum Erleben in der Interaktion mit der Mutter darstellt: Während diese sich bei Mitteilungen der Tochter (im Erleben dieser) gleich »auf mich stürzte« und »viel zu nah dran« war, erlebt Clara die therapeutische Situation zunehmend weniger bedrohlich und ihre Abgrenzungsbedürfnisse respektierend.

Im engen Zusammenhang mit dem Körpererleben steht das Erleben von Sexualität. Clara erzählt dann und wann davon, dass sie einen Freund habe, bleibt aber stets sehr unbestimmt und weicht sexuellen Inhalten aus. Auf »Umwegen« kommt dieses »peinliche« Gebiet ins Gespräch. Einmal bricht aus ihr heraus, dass sie gerne einen Bruder hätte, viel lieber als einen Freund. Sie sei gern mit Jungs zusammen, wolle aber »meistens« keinen körperlichen Kontakt. Sie unternehme gern etwas mit ihnen, Ausflüge, Disco oder auch Cliquentreffen, aber zu »mehr« habe sie »eher keine Lust«. Nach und nach wird herausgearbeitet, dass sie in körperlich-sexuellen Begegnungen ebenfalls einen Kontrollverlust befürchtet. Dieser Kontrollverlust umfasst viele Bereiche: Clara fürchtet um ihre Eigenständigkeit und Abgegrenztheit, sie assoziiert mit körperlicher Intimität Abhängigkeit (wie sie etwa ihre Mutter als abhängig von ihrem Vater erlebt). Außerdem fühlt sie sich der teilweise drängenden Wünsche des Freundes wie »ausgeliefert«: »Jungs wollen ja immer.« Sie hat zunächst keine rechte Vorstellung davon, dass sie die körperliche Annäherung mitgestalten kann, dass es nicht um ein »ganz oder gar nicht« gehen muss. Sie fürchtet, als Zicke zu gelten, wenn sie »nicht mitmacht«. Bei näherer Betrachtung stellt sie fest, dass ihr Freund in vielen Bereichen auch noch nicht sicher und eher beruhigt darüber ist, alles »langsamer angehen zu lassen«. Nach einer plötzlichen Trennung hat sie einige weitere kurze Beziehungen, die sie immer dann beendet, wenn das Thema Sexualität drängender wird. Dann erlebt sie eine Phase, in der sie sich unsicher ist, ob sie sich zu Mädchen hingezogen fühle. Bevor sie darüber zögernd spricht, versichert sie sich, dass darüber nichts in den Elterngesprächen mitgeteilt würde. Auslöser für die Frage nach homosexuellen Empfindungen ist die enge Freundschaft mit einer ihrer Freundinnen, die zu dieser Zeit sehr intensiv gestaltet wird. Körperliche Nähe wie Kuscheln beim gemeinsamen Filmegucken oder beim Arm-in-Arm-Gehen beim Shoppen empfindet Clara als schön, beruhigend, zärtlich und manchmal auch als erotisch-aufregend. Die Vorstellung, mit einem Mädchen »ins Bett zu gehen«, erlebt sie als weniger ängstigend als mit einem Jungen.

Diese Überlegungen und Empfindungen verblassen jedoch schnell, als sie sich das erste Mal »so richtig« in einen Jungen, Björn, verliebt und erlebt, dass dieser sie nicht bedrängt, sondern dass sie selbst Neugier auf nähere körperliche Begegnungen entwickelt. Dies geht zeitlich einher mit der oben beschriebenen, sich entwickelnden Integration des Körpererlebens. Mit Björn fühle es sich erstmals »richtig« an, ganz anders als bei den oben beschriebenen, kurzen Beziehungen mit den »Jungs«.

In einer Sitzung, zu der sie deutlich zu spät kommt, berichtet sie kurz und schnell, dass es am Wochenende mit Björn »ganz schön war, also auch nachts«, »muss« aber die verbleibende Zeit der Sitzung mit einer drängenden Frage hinsichtlich einer Praktikumsbewerbung »nutzen«. Wiederum gilt es, ihre Grenze zu wahren, vonseiten der Therapeutin nicht zu bedrängen, gleichzeitig aber auch die wichtige Mitteilung nicht zu übergehen. In der Schlussintervention sagt die Therapeutin: »Jetzt haben wir die Zeit doch gut genutzt, die Frage nach dem Praktikum genau anzusehen. Ich möchte aber auch sagen, dass ich Ihre Mitteilung am Beginn der Stunde, dass es am Wochenende mit Björn so schön war, gehört habe und mich mit Ihnen darüber freue. Vielleicht mögen Sie mir in einer anderen Stunde einmal mehr darüber erzählen, heute fehlt die Zeit …« Die Patientin nickt, strahlt, verabschiedet sich mit festem Händedruck und stürmt aus dem Behandlungszimmer.

Beste Freundin, Freundeskreis

Clara ist sehr beschäftigt mit ihren Freundschaften. Während der Kontakt zu ihrer besten Freundin über die Klinikmonate gehalten hat, sind andere Freundschaften »eingeschlafen«. Clara fühlt sich durch die Klinikzeit sehr verändert und beschreibt sich als auf der Suche nach »neuen Freunden, die besser zu mir passen«. Zunächst ist sie davon überzeugt, dass ihr Dünnsein sich günstig auf soziale Kontakte auswirkt, sie als attraktiver wahrgenommen wird. Zugleich erlebt sie, dass sich frühere Freundinnen von ihr abwenden, weil sie magersüchtig ist und deswegen in der Klinik war. »Die wollen mit so 'nem Psycho nichts zu tun haben.« Nun kommt ihre ausgeprägte Ambivalenz in die Bearbeitung: Dünnsein ist für Clara zunächst noch mit Attraktivität, Erfolg, Disziplin und Gemocht-Werden assoziiert. Es gefällt ihr, dass sie mit ihrer Magersucht Aufmerksamkeit erregen kann, sich aus der Masse abhebt und als »besonders« wahrgenommen wird. Andererseits möchte sie »normal« sein, ist genervt und gekränkt, wenn sie den Eindruck hat, vor allem wegen ihres Äußeren gemocht und »ausgesucht« zu werden. Wieder erscheint das Thema: Für wen nimmt sie zu, für wen ab? Wer bestimmt, wie sie zu sein hat? Welche Auswirkungen hat sie zu erwarten, wenn sie sich für einen eigenen Weg entscheidet? Diese Themen sind zunächst schwer zu besprechen, da eine kräftige Übertragungsdynamik besteht. Clara spürt natürlich die Beruhigung und Entspannung der Therapeutin, seitdem sie an Gewicht zunimmt. Sie selbst ist froh, das Thema der stationären Behandlung »los zu sein«, die Gewichtszunahme löst aber – erwartungsgemäß – höchst widersprüchliche Gefühle in ihr aus. Immer wieder muss sie für sich klären, ob sie das nun wirklich selber will oder ob sie sich nur ihren Eltern und ihrer Therapeutin unterwirft, um einigermaßen Ruhe zu haben. Einerseits fühlt sie sich selbst beruhigt, dass die akute Gefahr des Untergewichts behoben ist, andererseits befürchtet sie, der Therapeutin nichts von der »anderen Seite«, dem Gewinn durch die Magersucht und die immer wiederkehrende Lust am Hungern und Abnehmen erzählen zu können, da diese »natürlich möchte, dass sie ein gesundes Gewicht hat«. In der Gegenübertragung erlebt die Therapeutin ein intensives Schwanken zwischen der Identifikation mit der mütterlichen Sorge, die es auch aus medizinischen wie psychotherapeutischen Gesichtspunkten ernst zu nehmen gilt – und der oben beschriebenen »schwesterlichen« Gefühlslage, die eher unvernünftig, impulsiv und »jugendlich« gewährend daherkommt. Sehr hilfreich ist hier für die Therapeutin die Zusammenarbeit mit dem männlichen Therapeuten, sowohl in der Supervision wie in den Elterngesprächen. Die Supervision wie auch das ergänzende Setting wirkt für die Einzeltherapie/das therapeutische Paar Clara – Therapeutin triangulierend, weil der Supervisor und Familientherapeut eine Außenposition einnehmen kann und den Widerspruch zwischen »Vernunft« und »Jugend« entschärft, indem er zum Beispiel bei wachsender Sorge der Einzeltherapeutin über eine erneute (vorübergehende!) Gewichtsabnahme der Patientin gelassen auf den Gesamtverlauf verweisen kann, der positiv ist.

Gefühlswahrnehmung

Gefühle wahrzunehmen und auszudrücken, ist über lange Phasen der Behandlung schwierig. Häufig beginnen die Stunden mit der Aussage Claras, es sei »alles ok«. Es braucht Zeit, diese »Formel« zu füllen und zu verstehen. Unter anderem drückt sich darin die Abwehr der ständig besorgten und aufgeregten, ängstlichen Verarbeitungsform der Mutter aus. Clara äußert dann lieber gar keine Gefühle als sich in der Nähe der Mutter zu fühlen. Wenn die Therapeutin also auf den Widerspruch zwischen »alles ok« und der schweren anorektischen Erkrankung hinweist, bedeutet dies immer eine Gratwanderung: Einerseits ist es Clara wichtig, unter Beweis zu stellen, dass sie sich aus der Anorexie herausbewegt (in die Richtung »ok«), andererseits gilt es anzuerkennen, dass derzeit vieles »gar nicht ok« ist und die Beschäftigung mit den schwierigen Prozessen der Genesung nicht gleichbedeutend mit der als anstrengend und abschreckend wirkenden Aufregung der Mutter ist.

Im »alles ok« zeigt sich auch die Identifikation mit dem Vater, »der die Ruhe weg hat«. Als Clara seine implizite Forderung, ebenso entspannt zu sein wie er und dadurch keine Probleme zu bereiten, spürt und Zorn darüber entwickelt, wird die Polarisierung zwischen »nur emotionaler« Mutter und »immer entspanntem« Vater gemildert.

Mit der Mutter gibt es immer wieder heftige Auseinandersetzungen, von denen Clara trotzig berichtet, anschließend aber schnell wieder rationalisierend und bagatellisierend »begradigt«. Hier gilt es für die Therapeutin zum einen, die mit dem Streit verbundenen Gefühle zu explorieren und nicht gemeinsam mit der Patientin zu vermeiden – und zum anderen auch immer wieder die »erwachsene« Position zu vertreten, die eben nicht ausschließend begrenzend und einengend, sondern auch schützend wirkt. Dies bezieht sich auf Themen des Essens und des Gewichts, aber auch auf alterstypische Fragen wie abendliches Ausgehen oder Erledigungen von beispielsweise schulischen Verpflichtungen.

Die Besorgtheit der Mutter kann mit einigem zeitlichen wie inneren Abstand zu der Hungerphase von Clara etwas mehr nachvollzogen werden. Das Entspannte des Vaters wird nun von ihr nicht mehr nur als ideal empfunden, sondern auch kritisch hinterfragt: Schließlich hat er von ihrer inneren Verfasstheit, die zur Magersucht führte, auch nichts mitbekommen. Auch hier spielt die Dynamik zwischen Patientin und Therapeutin eine Rolle: Einerseits wird die Therapeutin als der Mutter ähnlich empfunden, da sie immer wieder auf die schwere Erkrankung hinweist, andererseits scheint die solidarisch-empathische, eher schwesterliche Position der Therapeutin auch ausreichend spürbar zu sein, um eine Veränderung zu ermöglichen.

Geschlechtsidentität

An verschiedenen Stellen berichtet Clara, dass sie sich, als sie so dünn war, manchmal »wie ein Junge« gefühlt habe. Dies erinnere sie an Zeiten vor der Schule, in denen sie sich vehement gegen Kleidchen und »Mädchenfrisuren« gewehrt habe. Die Wut und Enttäuschung, kein Junge zu sein und damit ohnehin nicht werden zu können wie der Vater (und damit der weiblichen Welt der Mutter »ausgeliefert« zu sein) verändert sich langsam, wie in folgender Sequenz deutlich wird:

Clara: »Also, gestern ist mir was aufgefallen, was ich noch gar nicht so richtig verstehe ... ich hab ja erzählt, dass ich es so schön fand, als ich noch so dünn war, dass das ganze Mädchenhafte wegfiel ... naja, und nun gerade, da ess ich ja genug, ich hab dauernd Hunger. Und gestern, als ich mir so die Stullen geschmiert habe, dachte ich: wie 'n Kerl, oder eher: wie ein Junge in der Pubertät! Die essen doch auch dauernd so viel« (lacht).

Therapeutin: »Sie haben sich wie ein Junge in der Pubertät gefühlt?«

Clara: »Ja, genau!«

Therapeutin: »Aber offensichtlich anders als in dem mageren Zustand.«

Clara: »Ja, anders ... es ist auch insgesamt ja anders, ich fühle mich ok, wenn ich esse und kann das eher amüsiert sehen, wenn ich so einen Hunger habe. Und das Komische ist, dass ich gerade viel weiblicher werde, genau durch das Essen. Aber irgendwie hab ich das Gefühl, dass ich ... das ist jetzt komisch ... also, anders werde als meine Mutter. Wenn ich ehrlich bin, wollte ich einfach nicht meiner Mutter zuliebe ein Mädchen sein, das war alles so kitschig. Und jetzt kann ich mich wie ein Junge fühlen und trotzdem 'ne Frau werden ...«

Sie berichtete dies mit einigem Vergnügen; die Angst, weiblichere Formen zu entwickeln, scheint deutlich weniger übermächtig zu sein, was sich auch in der Auswahl ihrer femininer werdenden Kleidung zeigte.

Abschluss

Während der Einzeltherapie mit Clara finden parallel Elterngespräche statt. Zunächst war eine kombinierte Einzel- und Familientherapie geplant, Clara wünschte sich aber, nicht mehr an den gemeinsamen Sitzungen teilnehmen zu müssen. Die Therapeuten verstanden dies nicht als »restriktive« Verweigerung, sondern als eine Möglichkeit der Individuation und der Abgrenzung. Der Preis, den Clara dafür zu zahlen bereit ist, ist die Unsicherheit, »was dort geredet wird«, auszuhalten. Dies geht mit einem gewissen Kontrollverlust einher.

In den Elterngesprächen ist entscheidend, die Anorexie weiterhin als familiäre Angelegenheit zu verstehen und die wichtigen Themen des Umgangs mit der zunehmenden Verselbstständigung Claras, der weiterhin bestehenden Verunsicherung v. a. der Mutter sowie der »Rollenverteilung: ängstliche, kontrollierende Mutter/entspannter, abwesender Vater« zu bearbeiten. Ebenso werden die schweren Schuldgefühle, die die Erkrankung bei den Eltern ausgelöst hatte, besprochen. Zum Ende hin rückt auch die Paarbeziehung zunehmend in den Mittelpunkt, wie es mit dem Ehepaar weitergehe, wenn Clara einmal ausziehen werde. Dies mobilisiert erneut Ängste um Claras Gesundheit, aber auch eine Vorfreude auf den neuen Lebensabschnitt. Als sich Claras Gewicht und ihre Entwicklung insgesamt auf einem guten Niveau stabilisieren, tritt eine große Beruhigung ein.

In der Arbeit als Therapeutenteam/-»paar«, von dem die Therapeutin die Einzeltherapie durchführt, gibt es verschiedene Schwierigkeiten zu meistern: Die Eltern erhoffen sich von der Anwesenheit der Einzeltherapeutin möglichst viele Mitteilungen über die Entwicklung Claras. Der Wunsch nach Beruhigung ist für beide Therapeuten sehr nachvollziehbar, gleichzeitig legen sie Wert darauf, die Vereinbarungen einzuhalten und – auch hier – Claras Grenze zu schützen.

Im letzten Familiengespräch kommen noch einmal alle zusammen. Alle sind aufgeregt, können die Zeit jedoch gut nutzen, um auf die vergangenen Jahre zurückzublicken. Die Therapeuten empfinden die drei Familienmitglieder als deutlich konturierter und die Beziehungen zwischen ihnen als klarer abgegrenzt. Auch wenn Clara auf das Gespräch hätte »verzichten« können, kann sie sich darauf einlassen. Die Anstrengungen, Sorgen und Ängste im Zusammenhang mit der Anorexie können noch einmal gemeinsam gewürdigt werden, dabei wird Clara ganz still. Sie nimmt aber deutlich wahr, dass sie sich gegen keinen Angriff wehren muss. Alle Familienmitglieder empfinden die Veränderungen seit Behandlungsbeginn.

Clara kann sich nach zwei Jahren Einzeltherapie gut verabschieden. Sie fühlt sich ausreichend gewappnet für das anstehende Abitur und schmiedet Pläne für die Zeit danach, wolle vielleicht reisen, aber wahrscheinlich auch bald zu studieren beginnen. Ihre Gefühlswahrnehmung und -toleranz konnte sie deutlich erweitern, wenn sie auch weiterhin »eher der rationale Typ« bleibt. Mit ihrem Gewicht im unteren Normalbereich kann sie sich arrangieren, auch wenn es immer mal verlockend erscheint, wieder abzunehmen.

9 Familientherapie bei Anorexie

9.1 Unterschiedliche Modelle der Familientherapie

Familientherapie hat sich als das bisher effektivste Verfahren zur Behandlung der Anorexie erwiesen (vgl. Cierpka u. Reich, 2010; Reich, 2015; Reich, 2003b; Reich, 2005 u. die jeweils dort zitierte Literatur). Dies gilt sogar für erwachsene Patientinnen. Erfolgt keine angemessene Loslösung von der Familie, hat die Behandlung der Anorexie eine schlechte Prognose (Cierpka u. Reich, 2010).

Derzeit am einflussreichsten und am besten untersucht ist hier das sogenannte Maudsley-Modell (Lock u. Le Grange, 2013). Zum guten Teil folgt dieses dem Vorgehen von Minuchin und Mitarbeiterinnen (1983), die in der Therapie zunächst versuchten, die Eltern dazu zu bringen, in einer gemeinsamen kooperativen Anstrengung die Tochter dazu zu bringen, die Nahrungsaufnahme zu steigern. Dies geschah u. a. mithilfe des »Familien-Lunchs«, einer gemeinsamen Sitzung von Familie und Therapeuten, in der gegessen wurde. Hier reinszenieren sich rasch die familiären Konflikte wie in einem Brennglas. Durch die Aufgabe, die Tochter in einer gemeinsamen Anstrengung zum Essen zu bewegen, werden die Eltern gleichsam gezwungen, ihren oft chronischen Konflikt beiseite zu legen, die Spaltung zeitweise zu überwinden. Zudem werden die Generationengrenzen gefestigt, die Eltern- und die Kinderrolle wieder kenntlich gemacht. Der Tochter wird die Machtausübung durch die Magersucht genommen. Dieses Vorgehen verändert also die Familieninteraktion dramatisch, hat zugleich einen engen Symptombezug und ist – vermutlich deshalb – erwiesenermaßen sehr wirkungsvoll (Minuchin et. al., 1983).

Das Vorgehen nach dem Maudsley-Modell hat dies übernommen. Aber auch Familientherapien, die das Symptom nicht in den Mittelpunkt stellen, sondern an der Interaktion arbeiten, sind bei der Behandlung der Anorexie wirkungsvoll (Agras et al., 2014). Das zeigt, dass die Interaktion in der Familie und deren Veränderung einen großen Einfluss auf die Symptomatik hat.

Im Gegensatz zu der Gruppe um Minuchin, die ein differenziertes Modell der »Psychosomatischen Familie« vorgelegt hat (siehe Kap. 5.3), wird über das Maudsley-Modell behauptet, es sei »atheoretisch« und enthalte keinerlei Aussage über eine mögliche familiäre Beteiligung an der Entwicklung der Anorexie. Die Anorexie wird als eine anders, neurobiologisch oder sogar genetisch bedingte, in ihrer Entstehung nicht wirklich erklärbare Erkrankung aufgefasst. Als wesentliches Argument wird der Mangel an prospektiven Studien zur Entstehung der Magersucht genannt. In der Tat sind diese, die ja über mindestens eineinhalb Jahrzehnte gehen müssten, bei einer nach wie vor seltenen Erkrankung wie der Anorexie schwer durchzuführen. Man müsste es vermutlich ähnlich machen, wie bei der Schizophrenie-Studie von Tienari und Wynne (siehe hierzu Reich u. Klütsch, 2013). Aber auch methodisch gut durchgeführte retrospektive Studien haben einen Aussagewert. Zudem ist es unwahrscheinlich, dass ein so entscheidendes und prägendes Beziehungssystem wie die Familie keinen Einfluss auf das Essverhalten sowie die Einstellung zu Körper, Gewicht und Aussehen haben sollte. Diese Einflüsse nun sind mittlerweile auch in einigen prospektiven Studien nachgewiesen (vgl. Kap. 4.4). Ein weiteres Argument, der Familie keine mögliche kausale Rolle bei der Entstehung der Anorexie zuzuschreiben, ist die Befürchtung, die Familie könnte zum »Sündenbock« gemacht werden und Familienmitglieder könnten Schuldgefühle entwickeln.

9.2 Schuldgefühle und Schuld

Eine anklagende oder abwertende Haltung gegenüber Eltern, Geschwistern und Großeltern ist sicherlich nicht hilfreich. Zudem bringt dies die Patientin in der Regel in Loyalitätsprobleme. Da die Familienloyalität in der Regel stärker ist als die Therapie (Reich et al., 2007), kann dies zu Stagnation oder Abbrüchen in der Behandlung führen.

Als Psychoanalytiker gehen wir allerdings davon aus, dass Schuldgefühle zur menschlichen Existenz gehören, dass wir es bei Familien, in denen sich eine Anorexie entwickelt, zudem oft mit einer ausgeprägten Schulddynamik zu tun haben und dass allein die Tatsache, dass die Familie zum Gespräch gebeten wird, schon die Schuldfrage aufwerfen kann. Aus welchem Grund müssen wir alle dahin kommen? Haben wir etwas mit der Magersucht zu tun? Sind wir etwa schuldig?

So meldete eine Mutter ihre Tochter in unserer Ambulanz mit den Worten »Ich bin aber keine typische Magersuchtmutter« an. Sie hatte sich bereits durch Hilde Bruch und Mara Selvini Palazzoli durchgearbeitet und war zu dem Schluss gekommen, dass sie so, wie sie die Mutter dort beschrieben erlebte, wohl nicht sei.

Unseres Erachtens ist die Schuldfrage offensiv anzugehen, ein Vermeiden wenig hilfreich. Auch die Erklärung, in den Familiengesprächen gehe es »nicht um Schuld, sondern um Klärung«, überzeugt in der Regel und aus gutem Grund nicht. Wenn ein Kind eine schwere, ja lebensbedrohliche psychosomatische Erkrankung entwickelt, ist es zunächst natürlich, wenn sich die Eltern oder auch Geschwister oder Großeltern fragen, ob sie damit etwas zu tun haben, und wenn sie Schuldgefühle entwickeln. Wäre dies nicht der Fall, müsste man sich fragen, ob in der Über-Ich-Entwicklung »Lücken« entstanden sind, oder ob Schuldgefühle massiv abgewehrt werden, etwa durch Projektion oder Externalisierung. Entscheidend ist, wie mit den Schuldgefühlen umgegangen wird, ob sie zu unproduktiven Grübeleien, überzogenen Selbstbeschuldigungen oder Schuldvorwürfen an andere Familienmitglieder, Konfliktvermeidung, Bagatellisieren, Trennungsängsten und Ähnlichem führen oder ob sie zu Klärungen genutzt werden. Wir empfehlen, Schuldgefühle in ihrer Form, ihren Begründungen und Auswirkungen im Familiengespräch zu explorieren und die Patientin zu eventuellen Schuldgefühlen der Eltern Stellung nehmen zu lassen, »ob und inwieweit sie sich durch die genannten Verhaltensweisen beeinträchtigt oder geschädigt fühlen« (Cierpka u. Reich, 2010, S. 185). Immer wieder stellt sich heraus, dass es andere Sachverhalte sind, als die vermuteten, die die Patientin belastet haben oder belasten.

Als mehrgenerational orientierte psychoanalytische Familientherapeuten gehen wir zudem davon aus, dass die Eltern selbst mit ihren Stärken und Schwächen, ihren Möglichkeiten und Grenzen, »Produkte« der Prägungen und Verarbeitungen sind, die sich im Verlauf ihres Lebens entwickelten. Diese haben sie sich nicht ausgesucht. Zudem sind alle »Kinder ihrer Zeit«, das heißt dem »Mainstream« sowie anderen Einflüssen, Erkenntnissen oder Pseudo-Erkenntnissen und Ideologien ausgesetzt bzw. übernehmen diese mehr oder weniger unkritisch. Diesen Prägungen kann sich niemand entziehen und jede Person gibt sie unwillkürlich weiter. Dies geschieht in der Regel in den täglichen Verhaltensweisen und Abläufen. Wie sich das auswirkt, ist oft nicht absehbar. Von daher ist eine verurteilende Haltung fehl am Platze. »Exploring instead of judging« (Wurmser, 1987) ist die Grundhaltung der »vielgerichteten Parteilichkeit« in Familiengesprächen (Boszormenyi-Nagy u. Krasner, 1986; Reich et al., 2007).

Problematisch wird es, wenn trotz anderer Einsicht und Möglichkeiten schwierige oder destruktive Verhaltensweisen von Eltern oder anderen Angehörigen beibehalten werden, z. B. gegen eine eigene Essstörung, andere psychische Erkrankung oder gegen Neigung zu Gewalttätigkeit oder sexuellen Grenzüberschreitungen nichts unternommen wird. In Deutschland leben wir in der privilegierten Situation, dass sich jede(r) in eine umfangreiche von der Krankenkasse finanzierte Psychotherapie begeben kann. Wenn jemand trotz besseren Wissens diese Möglichkeit nicht nutzt, macht sie oder er sich tatsächlich schuldig.

Auch Familien- und Paargespräche sind bei entsprechender Indikation und Begründung im Rahmen der tiefenpsychologisch fundierten und der Verhaltenstherapie in erheblichem Umfang möglich (vgl. Rüger et al., 2015; Reich u. Cierpka, 2009).

9.3 Die Indikation zur Familien- und Paartherapie

> »Eine Indikation zur Familien- und Paartherapie besteht immer dann, wenn familiäre oder in der Paarbeziehung wirksame Interaktionsmuster zur Entstehung und Aufrechterhaltung der Symptomatik und der ihr zugrunde liegenden Konflikte beitragen (Cierpka 2008)« (Cierpka u. Reich, 2010, S. 181).

Für die Indikation zur Familien- oder Paartherapie bei essgestörten Patientinnen und Patienten gelten folgende Gründe (Cierpka u. Reich, 2010; Reich, 2003a; Reich, 2015):

- Schwierigkeiten in der Verselbstständigungsphase und hiermit einhergehende Identitätsprobleme durch familiäre, oft mehrgenerationale Bindungs- und Loyalitätsmuster;
- eine hohe emotionale Besetzung von Essen, bestimmten Essritualen sowie Gewichts- und Aussehensfragen in der Familie, eventuell über mehrere Generationen tradiert;
- Verstrickung der Patientin und ihrer Angehörigen in konflikthafte festgefahrene Interaktionsmuster um das gestörte Essverhalten herum;
- zu durchlässige Grenzen zwischen den Generationen und/oder die Übernahme von Funktionen im familiären System, die eigentlich ihre Eltern ausfüllen müssten, z. B. als Eltern- oder Partnerersatz, durch die Patientinnen;
- eingefahrene Interaktionsmuster, z. B. materielle Verwöhnung bereits Erwachsener, die die Übernahme von Selbstverantwortung und Kompetenz behindern;
- Gefühle der Bedrohung in der Familie durch Veränderungen und Individuationsschritte der Patientin und entsprechendes »Gegensteuern«;

- Fehlen von relevanten Informationen zum Verständnis der Konflikte und Übertragungsmuster der Patientinnen, z. B. aufgrund von Familiengeheimnissen;
- Wunsch der Patientinnen, offene Fragen mit ihrer Ursprungsfamilie zu klären;
- Bevorstehen einer stationären Aufnahme oder Entlassung aus dieser.

Bei magersüchtigen Patientinnen sind deren in der Regel jugendliches Alter und das Zusammenleben mit der Familie mit entscheidend für eine positive Indikationsstellung. Zudem ist die Familie oft von vornherein »automatisch« dadurch in die Behandlung einbezogen, dass die Patientin von dieser in die Therapie gebracht wird.

9.4 Familientherapie in drei Phasen

Die Familienbehandlung der Anorexie verläuft idealiter in drei Phasen, die wir umschreiben mit

- Stabilisierung,
- Konfliktlösung und
- Reifung.

Damit ist keine strikte Trennung nach einem festen Schema gemeint, wohl aber eine Schwerpunktsetzung. In der gesamten Arbeit wird eine Symptomorientierung eingehalten, ähnlich wie vorher bezüglich der Einzeltherapie beschrieben. Von einer Reihe systemischer Therapeuten unterscheiden wir uns dadurch, dass wir Anorexie für eine schwere, in manchen Fällen lebensbedrohliche psychosomatische Erkrankung mit einer psychophysiologischen Eigendynamik halten und nicht nur für einen Abschnitt aus der »großen Erzählung« psychische Erkrankung. Von dem Maudsley-Ansatz unterscheiden wir uns dadurch, dass unserer durch empirische Untersuchungen gut gestützten klinischen Erfahrung nach die Familiendynamik oft einen erheblichen Anteil an der Entstehung und Aufrechterhaltung der Erkrankung hat, von daher auch die Interaktionsstrukturen verändert werden sollten und eben nicht »alles wieder gut ist, wenn die Patientin gut isst.«

Allerdings halten wir es für günstig, jede Familie »neu« zu sehen, sich »überraschen« zu lassen und sie nicht gleich in ein bestimmtes Schema einzuordnen. Die Muster ähneln sich zwar oft, aber nicht immer. Eine offene Haltung bewahrt vor Verurteilungen und vorschnellen, dadurch in der Regel nutzlosen Deutungen.

Wenn im Folgenden einzelne Schritte der Familienbehandlung anorektischer Patientinnen und Patienten skizziert werden, so würde es den Rahmen dieses Buches völlig sprengen, die Grundsatzfragen bezüglich des familien- bzw. paartherapeutischen Settings, der möglichen Settingwechsel und der Arbeit mit »Subsystemen«, der Einbeziehung der Großelterngeneration, der Co-Therapie, der Kombination von Einzel- und Familientherapie und des Umfangs der Sitzungen zu beschreiben. Hier verweisen wir auf die grundlegenden Darstellungen in Reich et al. (2007), Reich (2003b) und Cierpka und Reich (2010).

In diesem Rahmen ist festzuhalten, dass Familien- und Paartherapie von der Gestaltung her relativ offene Verfahren sind, die unterschiedliche Settings ermöglichen und erforderlich machen. Wir empfehlen eine schrittweise Vereinbarung des Sitzungsumfanges und der Zusammensetzung entsprechend der Entwicklung in den ersten ein bis drei Gesprächen und den folgenden.

Stabilisierung

Die Patientinnen und ihre Angehörigen kommen in der Regel in einer akuten Krise in die Therapie, wenn die Patientin sehr abgemagert ist und sich die familiäre Interaktion festgefahren hat. Die Angehörigen sind oft hilflos im Umgang mit der Erkrankung, schwanken zwischen sich endlos wiederholenden Streitereien um das Essen und resigniertem Rückzug. Sie haben versucht, die Tochter oder Schwester von ihrem »Irrweg« zu überzeugen, diese hat jedoch weiter abgenommen. Sie haben versucht, das Problem zu ignorieren. Sie sind eventuell in zwei Fraktionen gespalten; die eine meint, dass unbedingt sofort etwas geschehen müsse, die andere, dass es sich um eine »Pubertätsmacke« handelt, die hauptsächlich »von den Medien« kommt, die sich schon »auswachsen« und durch Aufmerksamkeit »noch schlimmer« wird. Manche Familien verleugnen das Problem ganz, kommen auf Druck des Hausarztes oder der Lehrerin. Die Patientin betont in der Regel, dass es keine Probleme gäbe, würden die Eltern (die Lehrer, der Arbeitgeber) sich »nicht so aufregen«.

Manche Familien kommen, wenn die Patientin kurz vor der stationären Aufnahme steht oder die Grenze hierzu bereits überschritten hat. Manche drängen entnervt auf stationäre Aufnahme, manche wollen »es selber schaffen«. Auch hier kann es Spaltungen geben.

Auch in der Familientherapie sind – in der Regel wiederholte – Erläuterungen über die Erkrankung, möglich Verläufe, die körperlichen und psychischen Folgen, eventuell wiederholte unterschiedliche Anläufe zur Behandlung notwendig.

Auch hier muss betont werden, dass es sich bei der Magersucht um die »Spitze des Eisbergs« handelt, die allerdings wegen der sich verstärkenden Mechanismen direkt angegangen werden muss. Auch hier müssen ein Mindestgewicht für die ambulante Behandlung und die Grenze zur stationären Behandlung sowie Schritte zur Gewichtszunahme festgelegt werden. Auch hier wird das Essverhalten der Patientin mit Essprotokollen erfasst. Eine Fragebogendiagnostik bei der Patientin wie in der Einzeltherapie, eine entsprechende Familiendiagnostik, z. B. mithilfe der Familienbögen (Cierpka u. Frevert, 1995) und eine Erfassung der psychischen Belastung der Familienmitglieder (z. B. mit der SCL-90-R oder dem BSI, siehe Franke, 2000) sind sinnvoll. In der Regel sind auch die Angehörigen psychisch belastet (Nimis, 2015). Sinnvoll ist immer auch eine Beratung zur Stabilisierung des Essverhaltens. Nicht selten finden sich auch bei anderen Familienmitgliedern ein gestörtes Essverhalten oder ein gestörter Körperbezug, die als solche benannt und in die weitere Behandlung einbezogen werden müssen. Auch bei einer Familienbehandlung muss eine angemessene ärztliche Kontrolle der Patientin mit freiem Austausch zwischen Arzt und Therapeuten möglich sein.

Hierbei ergeben sich immer wieder folgende Fragen: In welchem Rahmen soll das Essprotokoll besprochen werden? Mit der Patientin in Einzelgesprächen oder mit der Patientin und der Familie? Beides ist prinzipiell möglich. Die Entscheidung hängt vom Alter der Patientin ab, aber nicht nur. Manche Patientinnen möchten ihr Essverhalten tatsächlich lieber selbst in Hand nehmen. Dann tendieren wir dazu, hierüber in Einzelgesprächen mit der Patientin zu sprechen. Wenn es die »Personaldecke« erlaubt, sollte in diesem Fall in Co-Therapie gearbeitet werden. Eine Behandlerin/ein Behandler führt schwerpunktmäßig die Familien-, die/der andere die Einzelgespräche. Wer die Einzelgespräche führt, ist auch bei den Familiengesprächen dabei, allerdings in einer eher zuhörenden Rolle. Wer die Familiengespräche führt, ist in der Regel nicht bei den Einzelgesprächen anwesend.

Die »Verhandlung« über die »Settingfrage« kann sehr wichtig sein und das therapeutische Bündnis sowie die Realitätsprüfung fördern. Der Bagatellisierung und Vermeidung werden durch den Rahmen Grenzen gesetzt, aber auch die »Autonomiefrage« wird implizit oder explizit mitverhandelt. Manche Patientinnen, wie Clara in dem Fallbeispiel im vorhergehenden Kapitel, möchten nicht bei Familiengesprächen dabei sein. Auch hieraufkann man sich in Einzelfällen einlassen, wenn dies gut durchgearbeitet ist, die »Individuation-Separation« wirklich fördert und nicht der Vermeidung von Konflikten dient. In diesen Fällen ist es besonders wichtig, genau zu klären, welche Inhalte aus den Einzelsitzungen den Eltern mitgeteilt werden und bei welchen Themen selbstverständlich eine Schweigepflicht besteht, z. B. wenn es um das Körperbild oder die Sexualität geht. Allerdings darf es bezüglich des Essverhaltens keine Geheimnisse geben, weder zwischen den Behandlern noch in der Familie. Diese Bedingung muss klar sein. Manchmal wünscht die Patientin auch, dass die Eltern ihr Essverhalten mitbekommen und mit ihr gemeinsam zu steuern versuchen. Manchmal macht die Familie die Rationalisierungen oder das Vermeidungsverhalten der Patientin mit. Dann sind entsprechende Konfrontationen notwendig.

Ähnlich ist es mit dem Wiegen. In manchen Fällen ist die, in der Regel jüngere, Patientin durchaus damit einverstanden, dass die Eltern sie wiegen, in anderen nicht, dann sollte der Arzt dies tun, auch mit der Regel, dass es hier keine Geheimnisse geben darf.

Psychodynamisch orientierte Therapeuten fürchten oft, dass die Patientin »zu abhängig« bleibt oder in Abhängigkeit gehalten wird, wenn das Essverhalten mit ihr und den Eltern besprochen oder sie gar von diesen gewogen wird. Hier vertrauen wir auf den Verlauf der Therapie. Es ist in der Regel zwecklos, die Patientin aus ihrem Kontext »herausbrechen« zu wollen, sich also einseitig auf die Seite der Individuation gegen die familiäre Bindung zu stellen. Auch Patientinnen, die in der Anfangsphase von ihren Eltern gewogen wurden oder mit diesen intensiv das Essverhalten besprachen, haben sich mit der Zeit angemessen aus ihrer Familie heraus entwickelt. Gegen die skizzierte Befürchtung spricht auch, dass das oben erwähnte Vorgehen von Minuchin et al. (1983) oder nach dem Maudsley-Modell durchaus nachhaltige Interaktionsveränderungen und nicht nur Gewichtsveränderungen bei der Patientin mit sich bringt.

Wichtig ist in dieser Phase, immer wieder zu diskutieren, was der Patientin hilft und was nicht, z. B. Abwertungen (»Hungerhaken«, »Magerquark«) oder »Endlosschleifen« in den Interaktionen konsequent anzusprechen.

In einer Familie meinten die Eltern und der Bruder, die Patientin immer wieder zum Essen animieren zu müssen, indem sie selbst mehr und längere Zeit aßen, als sie eigentlich wollten. Sie bestellten sich im Café zwei Stücke Torte statt eines oder verzehrten abends drei Käsebrote statt zwei aus Angst, die Patientin könnte sonst auf die Idee kommen, weiter abzunehmen. Daher war das Essen immer mit schlechter Laune verbunden, zumal die drei kräftig »zulegten«, die Patientin aber nicht. Diese bemerkte natürlich das »künstliche Verhalten« und die miese Stimmung, sprach es ihrerseits aber nicht an. Sie bekam selbstverständlich auch mit, dass sich die anderen wegen der Gewichtszunahme plagten; die Mutter hatte sich in der Folge im Fitnessstudio angemeldet, der Vater fuhr statt wie vorher nur am Wochenende nun fast täglich 40 Kilometer mit den Rennrad. Die anderen Familienmitglieder litten also genau unter dem, was die Patientin fürchtete, wenn sie selbst zunähme. Ihr half dieses gut gemeinte Verhalten nicht. Im Gegenteil: Das Gefühl schuldhafter Verstrickung intensivierte sich. Die drei anderen schafften es nicht, die Patientin durch »gutes Vorbild« von der Magersucht abzubringen. Diese fühlte sich schuldig, dass die anderen »ihretwegen dicker wurden«. In den Familiengesprächen war es ein wichtiger Schritt, dass alle so viel aßen, wie sie für sich für gut befanden. Erst jetzt konnte offen konkret über die Mangelernährung der Patientin gesprochen werden.

Ein wichtiges Thema vor allem in der Anfangsphase ist der Umgang mit Informationsfragen und der Bitte um Ratschläge. Angehörige sind durch die Entwicklung oft sehr verunsichert. Diese Unsicherheit muss man aufnehmen. Eine neutrale pseudo-analytische Haltung (»Ich gebe grundsätzlich keine Informationen oder Ratschläge«) ist hier fehl am Platze. Patientin und Angehörige sind noch nicht in einem therapeutischen Prozess, sondern auf der Schwelle dazu. Auch wenn sie es sind, können Informationen und Beratung sinnvoll sein:

- Sollen wir weiterhin nur low-fat oder »Du darfst«-Produkte kaufen, damit unsere Tochter überhaupt etwas isst?
- Ab welchem Gewicht darf sie am Schulsport teilnehmen?
- Sollen wir etwas sagen, wenn wir den Eindruck haben, sie isst wieder zu wenig?
- Soll sie bei ihrer Freundin übernachten, die auch magersüchtig ist?

Keine Antworten zu geben und derlei Fragen zu übergehen, sich einfach dem »Eigentlichen« zuzuwenden, vielleicht noch mit dem Hinweis, »hier geht es um die Psyche und um Ihre Beziehungen, nicht um Symptome«, kann schnell als überheblich, distanziert oder desinteressiert erlebt werden. Soweit wir eine Antwort auf die genannten und andere Fragen haben, beantworten wir diese direkt. Bei manchen Fragen geht es tatsächlich um Expertenwissen oder um klare Einschätzungen, die dann auch, eventuell mit der nötigen Vorsicht, gegeben werden sollten. Angehörige sollten sich durch Informationen weder belehrt noch herabgesetzt fühlen. Bei anderen, z. B. der zuletzt genannten Frage, regen wir die Familienmitglieder zu einer Diskussion an. Wir bemühen uns hier vor allem darum, dass sie zunächst einander mehr zuhören.

Ein wesentlicher Aspekt ist hierbei immer, wer welche Information wie aufnimmt. So kann die Patientin z. B. die Konfrontation mit ihren Verleugnungstendenzen und die Skizzierung von Verläufen bei chronisch magersüchtigen Patientinnen als Parteinahme für die Eltern, als Versuch der Manipulation, erleben, die zu den Ausführungen des Therapeuten eventuell mit andächtiger Zustimmung nicken.

> »Sie erleben das, was ich jetzt gesagt habe, vermutlich als Parteinahme für Ihre Eltern und Sie als Eltern sind vielleicht froh, dass endlich mal jemand von außen Ihrer Tochter sagt, auf welch gefährlichem Weg sie sich befindet. Ich kann dazu nur sagen, mir geht es nicht um Parteinahme, auch wenn Sie es mir nicht so recht glauben wollen. Ich bin sehr besorgt. Das möchte ich zum Ausdruck bringen. Zugleich möchte ich betonen, dass Magersucht die Spitze des Eisbergs ist. Hier geht es um den ganzen Eisberg. Magersucht ist Ausdruck von seelischen und zwischenmenschlichen Konflikten. Die müssen wir hier gemeinsam verstehen und, wenn möglich, verändern. Dazu müssen wir uns Zeit nehmen …«

Hierdurch findet auch eine Konfrontation der Eltern und Geschwister statt; alle sind aufgefordert, an der Lösung der Probleme mitzuarbeiten. Schon in den ersten Stunden ist auf diese hinzuführen.

Nach den ersten ein bis zwei Gesprächen werden in der Regel weitere drei bis vier Sitzungen ausgemacht, um zu sehen, ob hierdurch Fortschritte bezüglich des Essverhaltens bzw. der Konflikte erreicht werden können.

Konfliktbearbeitung und Konfliktlösung – »Auftauchen« aus der restriktiv-einmischenden Dynamik

Hier treten wir dann intensiver in die Konfliktbearbeitungsphase ein, in der es darum geht, die Funktionen des Symptoms in der familiären Interaktion zu verstehen und diese zu verändern. In Familien anorektischer Patientinnen finden wir in der Regel eine verstrickte, restriktiv-einmischende Dynamik. Mithilfe der Familiengespräche soll es allen Beteiligten ermöglicht werden, aus dieser Dynamik »aufzutauchen«, sich selbst stärker als abgegrenzte Individuen zu entwickeln. Die Interaktion um das Essen herum zeigt, wie im oben zitierten Beispiel ausgeführt, die Dynamik wie im Brennglas.

Hierzu stellen wir regelhaft folgende Fragen:

- Wann hat sich die Patientin entschlossen zu hungern?

  Nach unserem Verständnis liegt der Magersucht ein Entschluss zugrunde. Die Patientin entschließt sich, dem Hungergefühl nicht nachzugeben und die Nahrungsaufnahme zu reduzieren. Ob dieser Entschluss bewusst oder »unbewusst« ist, ist weniger entscheidend. Meistens wird er bewusst getroffen und die Patientin kämpft bewusst gegen das Hungergefühl an. Egal, wie der weitere Verlauf ist, am Anfang steht der Entschluss. Dass später aufgrund der Eigendynamik die »Magersucht das Ruder übernimmt«, stimmt zwar, aber in der Regel nur partiell. Es gibt immer auch die andere Seite. Der Patientin darf die Verantwortung für ihr Tun nicht genommen werden. Diese Auffassung steht im Gegensatz zu anderen, die Anorexie als unerklärte neurophysiologische Erkrankung ansehen (siehe oben), die zu einer Art »Behinderung« führt, der man durch Coaching begegnen muss. Die Frage nach dem Entschluss gefällt oft weder der Patientin noch den Angehörigen. Auf eine Weise »würdigen« wir durch diese Haltung auch die »Entschlusskraft« der Patientin. Dies macht manche Patientinnen »neugierig«. Sie fühlen sich ernst genommen, auch bei vordergründiger Abwehr. Manchmal benutzen Angehörige diese Frage, um die Patientin zu be- und sich selbst zu entschuldigen. Dabei ist zu sagen: »Für uns Therapeuten ist immer noch offen, was jemand zu so einem Entschluss bewegt, wie es dazu kommt. Das ist die eigentlich entscheidende Frage, der wir uns hier widmen müssen Aber erst mal geht es um die zeitliche Reihenfolge.«

➢ Wer hat die Anorexie zuerst bemerkt? Wer dann? Wem wurde die Beobachtung zuerst mitgeteilt, wem dann? Wie reagierten die einzelnen darauf, wenn ihnen die Beobachtung mitgeteilt wurde?

Mit diesen aus der systemischen Therapie übernommenen Fragen werden die Kommunikationsmuster der Familie deutlicher. Hat z. B. die Schwester die Anorexie zuerst bemerkt und dann die Patientin angesprochen, blieb also das Problem zunächst auf der Ebene der Kindergeneration? Hat die Mutter es zuerst bemerkt und dann die andere Tochter, aber nicht die Patientin oder der Vater? Wurde der Bruder mit einbezogen? Wichtig ist dabei auch die Frage, was bemerkt wurde? Wurden nur die Veränderung des Essverhaltens bemerkt oder auch andere Probleme, z. B. Traurigkeit, sozialer Rückzug, Konflikte mit Gleichaltrigen? Wurden diese angesprochen? Wie und mit wem?

➢ Wie wurde bisher mit der Anorexie umgegangen?

Hierüber wurde in der Regel schon einiges in der Stabilisierungsphase gesagt. Welche Verhaltensweisen haben eventuell dazu beigetragen, dass sich das Problem verschärft, welche eventuell dazu, dass der Patientin das Essen leichter fiel?

➢ Welche Hypothesen hat die Familie über mögliche Beweggründe der Patientin für die Entwicklung der Magersucht? Was meint die Patientin selbst zu den geäußerten Vermutungen?

»Hier geht es uns darum, was Ihnen wegen der Essstörung und der möglichen Gründe hierfür durch den Kopf gegangen ist oder geht, nicht darum, was vielleicht medizinisch oder psychologisch »richtig« ist. Einfach, was Sie gedacht und gefühlt haben und denken, und was Sie jeweils zu dem meinen, was die anderen gedacht und gefühlt haben oder denken. Dabei ist uns natürlich auch wichtig, was Sie (die Patientin) denken und gedacht haben. Bitte tauschen Sie sich hierüber miteinander aus.«

Auf diese Weise wird deutlich, wo die Familienmitglieder bezüglich der Anorexie stehen. Haben sie Hypothesen, die körperliche oder genetische Aspekte in den Vordergrund rücken? Machen sie den »Charakter« der Patientin für die Entwicklung verantwortlich? Den Leistungsdruck in den Medien? Germany's Next Topmodel? Oder Aspekte der familiären Interaktion? Hierüber erfahren wir auch etwas über vermutete Auslöser der Erkrankung und vor allem, von welchem Punkt aus wir mit der Familie beginnen können zu arbeiten. Dies ist relevant für das weitere Arbeitsbündnis. Gelingt es, allmählich Fragen der Interaktion in den Mittelpunkt zu rücken?

- In diesem Zusammenhang ist auch zu klären, welche Rolle Essen, Diät, Gewicht und Aussehen in der Familie spielen. Gibt es andere Familienmitglieder, die eine Essstörung oder ein gestörtes Essverhalten aufweisen?

  Hierunter fassen wir auch Übergewicht, das durch chronisches Zuvielessen und/oder Bewegungsmangel entstanden ist. Gibt es Familienmitglieder, die ein besonderes Essverhalten haben oder diesbezüglichen Ideologien (»Orthorexie«) anhängen? Spielen besondere Betonung des Aussehens oder ausgeprägtes Modebewusstsein eine Rolle? Werden Körperkontrolle und Disziplin beim Essen »hochgehalten«, nicht nur verbal, sondern auch durch das Verhalten? Welchen Einfluss hat das auf die Familienatmosphäre?

Wichtig ist es, zu diesen Themen alle Familienmitglieder in das Gespräch zu holen. Da die Motivation zur Teilnahme an den Gesprächen sehr unterschiedlich ist, ist eine aktive Beziehungsaufnahme der Therapeuten zu allen Familienmitgliedern wesentlich. Oft sind Geschwister, auch die, die eigentlich keine Lust haben, wegen der Anorexie der Schwester zu den Gesprächen kommen zu müssen und »nolens volens« da sind, recht hilfreich zum Verstehen der anorektischen Dynamik.

Bezüglich des Settings ist es immer günstig, eine oder mehrere Sitzungen mit allen, die zusammenleben, zu haben und auch nicht mehr in der Familie wohnende Geschwister einzubeziehen. Es ist leichter, mit »Subsystemen« zu arbeiten, wenn man vorher einen Eindruck vom »Gesamtsystem« bekommen hat.

Die mehrgenerationalen Beziehungen können in der Familie gut mithilfe des Genogramms erarbeitet werden (Cierpka u. Reich, 2010; Reich et al., 2007, 2008).

In den weiteren Gesprächen geht es dann in der Regel um ein oder zwei zentrale Themen, die sich in Bezug auf die Anorexie herauskristallisieren und die in den Familiengesprächen, manchmal auch in Paargesprächen mit den Eltern zentral bearbeitet werden. Oft kommen hier die Schuldthematik, die Konfliktvermeidung und die Kontroll- bzw. Trennungsproblematik in den Fokus. Auch hier vereinbaren wir familientherapeutische Gespräche meistens in Schritten von jeweils fünf Sitzungen, nach denen dann Bilanz gezogen wird. Dabei ist immer wieder zu beobachten, wie die Familie oder auch die Patientin, z. B. durch neuerliche Gewichtsabnahme, das Essen wieder als Verschiebungsersatz in den Mittelpunkt rücken.

> Die 16-jährige Leonie kommt nach einem Klinikaufenthalt, aus dem sie mit einem BMI von 15,5 entlassen wurde, in die Familientherapie. An den meisten Gesprächen nimmt neben ihrer Mutter, einer Büroleiterin in einer größeren Anwaltskanzlei, und ihrem Vater, einem leitenden Angestellten in einem Energieversorgungsunternehmen, auch ihr sechs Jahre älterer Bruder Manuel teil, der bereits in einer anderen Stadt studiert. Nachdem die Rahmenvereinbarungen mit wöchentlichem Wiegen beim Hausarzt und weiteren Schritten der Gewichtszunahme besprochen sind, die Leonie nur sehr widerwillig annimmt, rückt die Familiendynamik ab dem dritten Gespräch stärker in das Zentrum. Mit der Arbeit am Genogramm stellt sich heraus, dass die Mutter zwei Jahre nach der Geburt von Manuel eine Fehlgeburt in der 15. Schwangerschaftswoche erlitten hatte. Dies bedrückte die junge Familie längere Zeit. Vor einer weiteren Schwangerschaft hatten sie und ihr Mann Angst. Sie entschieden sich dennoch dafür. Die letzten drei Monate musste Frau V. praktisch liegend verbringen. Leonie war ein »Speikind«. Zeitweise erbrach sie alles wieder.
>
> Frau V.: »Das machte mich unsicher. Meine Schwiegermutter gab mir immer wieder gute Ratschläge, die konnte ich prima gebrauchen. Als ob sie die bessere Mutter wäre. Mein Mann hat dazu nichts gesagt, das fand ich auch schlimm.«
>
> Der Paarkonflikt wird hier deutlich. Herr V. pflegt nach wie vor eine recht enge Beziehung zu seiner Mutter, deren Besuche und Kommentare er über sich ergehen lässt, ohne ein Wort dagegen zu sagen. »Hat ja sowieso keinen Zweck. Die alten Leute kann man eh nicht mehr ändern.«

In der nächsten, der vierten Sitzung kommt die auslösende Situation für die Anorexie noch einmal ins Gespräch. Herr V. war dadurch sehr absorbiert, dass er sich gerade in einen neuen Aufgabenbereich einarbeiten musste. Frau V. war mit einem Umzug ihrer Eltern aus deren Haus in eine kleinere Eigentumswohnung in der Nähe beschäftigt. »Das blieb mal wieder an mir hängen. Meine Geschwister lassen sich bei so etwas nicht gern blicken. Als es nach dem Umzug darum ging, welche Möbel noch zu haben sind, die in die kleinere Wohnung nicht mehr reinpassen, da waren sie wieder da.« Ärger verspüre sie dabei aber nicht. Manuel hätte eigentlich für ein paar Wochen nach Hause kommen sollen, war aber durch eine Klausur durchgefallen, und musste für die Wiederholung lernen. Leonie wollte eigentlich eine Sprachreise nach Wales machen, konnte dann aber nicht, weil sich die Mutter von Herrn V. einen Oberschenkelhalsbruch zugezogen hatte und nun in der Rekonvaleszenz zu Hause Unterstützung brauchte.

Herr V.: »Einen Pflegedienst hat sie abgelehnt. Ist eben ein Dickkopf.«

Therapeut: »Immer wenn es um Ihre Mutter geht, Herr V., dann haben Sie immer eine Erklärung dafür parat, dass man es so machen muss, wie sie es möchte. Wie war das denn für Dich, Leonie? Hat Dich das nicht geärgert? In der Zeit hast Du ja auch angefangen zu hungern.«

Leonie: »Ja, meine Oma hatte vorher fast nichts gegessen. Die hat auch immer Angst, sie könnte zu dick werden. Da konnte sie sich ja auch weniger bewegen.«

Es stellt sich dann heraus, dass Leonie nicht nur wegen der Absage der Sprachreise, dem erzwungenen Verzicht, verärgert war, sondern sich auch überfordert und alleingelassen fühlte, deswegen auch sehr zornig war. Dies verarbeitete sie, quasi in Identifizierung mit dem Aggressor, durch ihr Hungern. Statt zu fordern, verzichtete sie. »Die anderen in der Familie hatten es ja auch schwer.«

Therapeut: »Das scheint so ein allgemeines Muster zu sein. Man darf für sich nichts fordern, weil die anderen es auch schwer haben. Sie alle, vielleicht noch am wenigsten Manuel, neigen ja sehr stark dazu, zu verzichten bzw. mit Ihrer Meinung zurückzustehen. So als ob man sich seinem Schicksal ergeben müsste. Das Schicksal heißt in Ihrem Fall Großmutter und Geschwister der Mutter.«

Daraufhin Frau V. etwas indigniert: »Was hat denn die Magersucht von Leonie mit meinen Geschwistern zu tun? Das sind doch völlig getrennte Dinge.«

Therapeut: »Vielleicht ja nicht. Beide Male geht es um Verzicht und um Schuld. Sie lassen sich die Arbeit zuschieben und überlassen Ihren Geschwistern auch noch die übrigen Möbel, ohne zu schauen, was Sie eventuell gebrauchen könnten. Sie haben den Eindruck, dass eigentlich Ihre Geschwister in Ihrer Schuld sind, sagen es aber nicht. Im Grunde verurteilen Sie Ihre Geschwister oder sehen sie zumindest kritisch, sagen es aber nicht. Sie zeigen Ihren Ärger indirekt.«

Hier setzt Manuel ein: »Ja, es fallen schon öfter mal abwertende Bemerkungen über Tante Klara und Onkel Willi. Und Papa verzieht immer das Gesicht, wenn Oma etwas sagt, am Telefon, aber auch sonst, und die ihn nicht sehen kann, aber wir.«

Therapeutin: »Ja, das ist so die indirekte Art. Wer verzichtet, ist der bessere Mensch? ... Und Leonie ist nun das letzte Glied in der Kette. Durch ihren Verzicht zeigt sie, dass jetzt Schluss ist. Dass man von ihr nichts mehr fordern kann.«

In der Folge wird die enge Bindung von Herrn V. an seine Mutter deutlicher. Deren Ehe verlief unglücklich. Der Großvater verstarb im dritten Lebensjahr von Herrn V., wohl an den Folgen einer Herzmuskelerkrankung.

Herr V.: »Er hat sich wohl überarbeitet, bei jedem Wetter auf dem Bau und dann noch das Haus für die Familie gebaut. Als das fertig war, war er auch fertig. Drei Wochen nach dem Einzug kam die Nachricht. Meine Schwester hat Epilepsie und eine Behinderung, keine Berufsausbildung, ist im Betreuten Wohnen. Meine Mutter musste uns allein durchbringen, mit Putzjobs und der kleinen Witwenrente und dem was übrig blieb, als sie das Haus verkaufte.«

Leonie: »Und Du machst es wohl so ähnlich wie Dein Vater, mit der Überarbeitung.«

Therapeutin: »Auch wenn Ihre Mutter viel für Ihre Schwester und Sie getan hat, dabei hart kämpfen musste, muss das nicht automatisch bedeuten, dass Sie sich ganz nach ihr richten und die Aufgaben auf Leonie abwälzen.«

Herr V. reagiert hierauf betroffen.

In ihrem Schlusskommentar betonen die Therapeuten, dass sich alle Familienmitglieder überlegen müssen, ob sie den Weg des Verzichts und der Zurückhaltung von Ärger weiter gehen und sich opfern oder ob sie riskieren wollen, ihre Interessen zu vertreten, sich dabei auch Ärger sowie ein schlechtes Gewissen einhandeln und das Gefühl der moralischen Überlegenheit aufgeben müssen.

In den nächsten Stunden geht es um den ausgeprägten Leistungsehrgeiz, vor allem von Herrn V., der aus »kleinen Verhältnissen« aufgestiegen ist, das Eigenheim nicht verlieren möchte, wie er es in seiner Kindheit als demütigend erlebte. Alle Familienmitglieder erleben einen permanenten Druck »im Hintergrund«, möglichst »gut« zu sein, und eine »Angst, es nicht zu schaffen.« Der offenere Austausch in der Familie wird als ängstigend, aber auch als befreiend erlebt. Der Widerstand gegen die Bearbeitung der Familienkonflikte tritt immer wieder in den Vordergrund. »Eigentlich sind wir doch wegen der Magersucht von Leonie hier und nicht wegen Tante Klara …«

»Reifung«

Die wesentlichen Themen dieser Phase werden durch die Skizzierung des weiteren Verlaufs der Behandlung von Familie V. und Leonie beschrieben.

Die parallel zur Familientherapie stattfindenden Einzelgespräche mit Leonie sind zunächst um das Essverhalten und das Körpergefühl zentriert, dann auch um ihre Beziehungen zu Gleichaltrigen. Diese Themen sind in aller Regel keine Themen für die Familiengespräche. Hier sind die Generationengrenzen klar einzuhalten bzw. zu ziehen. In der Schlussphase werden die Einzelgespräche in der Frequenz in der Regel intensiviert. Dies war auch bei Leonie der Fall. In der Zeit finden auch einige Paargespräche mit den Eltern statt, wobei die sehr tiefgehende Angst vor »sozialem Abstieg« bei Herrn V., die mit dem frühen Verlust des Vaters verbunden ist und der indirekte Druck, den er auch auf seine Frau ausübt, deutlicher werden. Die Einschränkungen durch eine rheumatische Erkrankung von Frau V., auch in der Sexualität, werden deutlicher. Zugleich signalisiert das Paar, dass es hier nicht »ran« möchte. Beide entschließen sich allerdings zu einem Anfängerkurs bei einer Tanzschule.

Mit Leonie werden deren Probleme mit Gleichaltrigen und ihr Körpererleben besprochen. Die sehr nachdenkliche Patientin beneidet oft die Unbekümmertheit ihrer Mitschülerinnen und Mitschüler, ärgert sich zugleich oft über deren »Oberflächlichkeit«. Ihr Interesse für englische Literatur wird von den allermeisten anderen nicht geteilt, ebenso ihr ökologisches Bewusstsein. Hier sucht sie sich nun Anschluss an eine Literaturgruppe im Internet, in der sich auch Gleichaltrige befinden und mit denen sie sich ab und an trifft, und entsprechende »grün« orientierte Gruppen. Zugleich wird deutlich, dass sie als recht intelligente und kreative Schülerin auch dem Neid anderer ausgesetzt ist. Neid und Konkurrenz als Tatsachen zu akzeptieren, bei denen man sich gegebenenfalls auch wehren muss, fällt ihr schwer, entsprechend dem familiären Muster noch schwerer, zu eigenem Neid und eigener Aggression zu stehen. Vorsichtig nähert sie sich ihrem Körper an. Die Angst, ihre Oberschenkel könnten überproportional »dick« werden, verliert sich mit der Gewichtszunahme allmählich. Eine ängstliche Körperbeobachtung bleibt eine ganze Weile bestehen. Ihre sexuellen Gefühle erwachen allmählich, so wie sie Gefühle insgesamt, Trauer, Enttäuschung, Zorn, Lustigkeit und Lust allmächlich zulassen kann. Erste Masturbationserfahrungen erschrecken sie. Ihr BMI stagniert eine Weile bei ca. 17. Sie macht dann einen halbjährigen Auslandsaufenthalt in England und kommt in dem Internat gut zurecht. Hieraus kommt sie gestärkt und mit unterem Normalgewicht (BMI 19) zurück. Sie hat sich dort sozial gut eingefunden. Auch hier kann sie gut wieder an alte Kontakte anknüpfen. Das letzte Schuljahr steht bevor, mit Abitur und anschließend einem Au-pair-Jahr in England. Die Therapie wird beendet.

In den letzten zwei Sitzungen, hier wieder mit der Gesamtfamilie, geht es um die Zukunft. Wie wird die Familie mit anstehenden Veränderungsschritten umgehen? Wie kommen die Eltern mit dem leerer werdenden Haus zurecht? Eine »Probezeit« haben sie ja hinter sich. Leonie freut sich auf den Aufbruch. Die Eltern haben »gemischte Gefühle«. Werden sie daran gehen, ihre Beziehungen zu den Ursprungsfamilien zu verändern oder lieber alles so lassen? Leonie: »Das müssen sie selbst regeln. Ich fühle mich da weniger zuständig.«

Die Paarbeziehung erscheint als insgesamt stabil. Dass eine Anorexie »die Beziehung der Eltern zusammenhält«, kommt zwar manchmal vor, sollte aber nicht verallgemeinert werden. Zudem ist dies angesichts der Vielschichtigkeit der Erkrankung oft zu monokausal gedacht. In den Familien entwickeln sich immer wieder »perverse Dreiecke«, hauptsächlich durch Konfliktvermeidung und indirekte Kommunikation; die Paarbeziehungen der Eltern überstehen diesbezügliche Veränderungen in Therapien aber in der Regel.

Manchmal findet in der »Reifungsphase« eine Paartherapie der Eltern statt. Manchmal empfehlen wir für die Patientin und/oder andere Familienmitglieder eine intensivere Einzeltherapie; manchmal ist eine Gruppentherapie für die Patientin in einer Gruppe von essgestörten Patientinnen indiziert. Insgesamt sollten in dieser Phase die Familie bzw. die einzelnen Beteiligten ihre Entwicklung selbst in die Hand nehmen.

Von daher bewegt sich Familientherapie in der Regel im Rahmen einer Kurzzeittherapie (entsprechend den Psychotherapie-Richtlinien) und zielt darauf, die salutogenetischen Kräfte der Beteiligten zu fördern. Das Ziel ist, eine neue Form von Autonomie und Bindung zu entwickeln, den immer gegebenen Gegensatz Familienloyalität und Individuation abzumildern, die Konfliktfähigkeit insgesamt zu stärken und das auf Perfektion orientierte Über-Ich so abzumildern, dass Konflikte nicht mehr über das Hungern »gelöst« werden und die Patientin einen positiveren Körperbezug entwickelt.

10 Paardynamik und Paartherapie bei Anorexie

10.1 Anorexie und Paarbeziehungen

Wegen des extrem gestörten Bezuges zum eigenen Körper, des starken Kontrollbedürfnisses sowie der ausgeprägten zwischenmenschlichen Schwierigkeiten von Anorektikerinnen sind Schwierigkeiten, Partnerschaften einzugehen, und Schwierigkeiten in Partnerschaften zu erwarten. Dennoch hat eine Reihe von erwachsenen Anorektikerinnen Partnerbeziehungen. So fanden Dally et al. (1979) bei über 19 Jahre alten Magersüchtigen bereits vor fast vier Jahrzehnten einen Anteil von Verheirateten von 40%. Die Wahrscheinlichkeit, dass eine restriktive Anorektikerin einen Partner hat, ist allerdings weitaus niedriger als z. B. bei Bulimikerinnen und bulimisch-anorektischen Patientinnen. In einem Vergleich bulimischer mit restriktiven Anorektikerinnen fanden Garfinkel und Garner (1982) in der ersten Gruppe ca. 23% und in der zweiten Gruppe ca. 12% Verheiratete.

Ob sich Patientinnen mit Essstörungen, die in einer Partnerschaft leben, von solchen, die dies nicht tun, in der Ausprägung und der Schwere der Störung unterscheiden, bedarf weiterer Klärung. Van den Broucke et al. (1997) vermuteten, dass es keine Unterschiede gibt. Bussolotti et al. (2002) fanden in einer Untersuchung von Bulimie- und Anorexie-Patientinnen, dass die in einer Partnerschaft lebende Gruppe nicht nur älter war und eine höhere Veränderungsmotivation hatte, sondern auch mehr Perfektionismus und sogenanntes »Purging-Verhalten« (Erbrechen, Abusus von Laxanzien und ähnlichen Medikamenten) zeigte als die nicht in einer Partnerschaft lebende.

10.2 Sexuelle Beziehungen von Anorektikerinnen

Anorektikerinnen erscheinen insgesamt als sexuell gehemmt (Bemporad et al., 1992; Reich, 2003a u. die dort zitierte Literatur; Reich u. Rutz, 2007; Rutz, 2005). Viele Patientinnen entwickeln eine Abneigung gegen jedweden körperlichen Kontakt (Dally et al., 1979). Andererseits berichten anorektische Patientinnen bei intensiver Exploration durchaus von sexuellen Fantasien und Träumen in der Kindheit (Bemporad et al., 1992). In der Studie von Dally et al. (1979) hatten ca. 50% der jüngeren anorektischen Patientinnen (15 bis 18 Jahre) heterosexuelles Interesse. 13% hatten vor dem Einsetzen des Gewichtsverlustes Sexualverkehr gehabt. In der Gruppe mit einem Beginn der Anorexie im Alter von 19 Jahren und darüber waren es mindestens 50%. 15% der Patientinnen in beiden genannten Gruppen hatten Masturbationserfahrungen, wobei diese Aktivitäten einige Monate vor Beginn des restriktiven Essverhaltens eingestellt wurden. Einige verheiratete Patientinnen der älteren Gruppe hatten auch nach dem Einsetzen der Anorexie Sexualverkehr. Ohne diesen fühlten sie sich zurückgewiesen. Sie waren hin- und hergerissen zwischen dem Wunsch, begehrt zu sein, und dem Streben nach Autonomie und Kontrolle über Sexualität und Schwangerschaft. Nach der Geburt von Kindern einsetzende Anorexien erschienen als Mittel, zukünftige Schwangerschaften zu verhindern, und waren auf das Gefühl zurückzuführen, dass das Kind »etwas weggenommen« habe (Dally et al., 1979).

Gegenüber den restriktiven Anorektikerinnen zeigten solche mit Erbrechen und anderem Purging-Verhalten sowohl in der Studie von Dally et al. (1979) als auch in einer vorhergehenden von Beumont et al. (1976) einen deutlich höheren Anteil an sexuellen Beziehungen und Partnerschaften.

In einem Vergleich von Anorektikerinnen und Bulimikerinnen fanden Wiederman, Pryor und Morgan (1996) heraus, dass Anorektikerinnen weniger Sexualverkehr hatten. Erfahrung mit der Masturbation und die eingeschätzte sexuelle Zufriedenheit standen im umgekehrten Verhältnis zum Ausmaß des restriktiven Essverhaltens. Bulimikerinnen äußerten ein stärkeres sexuelles Interesse und hatten ein früheres Alter beim ersten Koitus als Anorektikerinnen. Auch in anderen Studien zeigten Anorektikerinnen ein negativeres Verhältnis zur Sexualität als Bulimikerinnen, z. B. weniger Verabredungen und Interesse hieran. Eine Anorexie kann im Vergleich zu einer Bulimie und einem normalen Essverhalten am besten durch eine ablehnende Einstellung zur Sexualität und das Nichtvorhandensein von Verabredungen vorhergesagt werden (Ruuska et al., 2003). In einer skandinavischen Untersuchung an erwachsenen Frauen mit Anorexie fanden sich bei der großen Mehrheit Störungen des sexuellen Erlebens (Raboch u. Faltus, 1991).

Die Aufnahme einer Paarbeziehung und/oder von sexuellen Beziehungen gilt bei Anorektikerinnen als ein wesentliches Kriterium der Heilung auf der psychosozialen Ebene. Die Einstellung zur Sexualität und die sexuelle Erlebnisfähigkeit werden als wesentlicher Indikator für die Überwindung der Anorexie in psychischer Hinsicht angesehen So haben ca. die Hälfte der behandelten Patientinnen im Langzeitverlauf Partnerbeziehungen (z.B. Deter u. Herzog, 1995; Sullivan, 1996, zit. n. van den Broucke et al., 1997). Allerdings bleiben bei einer großen Gruppe sexuelle Ängste und sexuelles Desinteresse bestehen (Deter u. Herzog, 1995).

10.3 Die These der Homogamie

Die Partnerwahl bei Anorektikerinnen wird vielfach, wie bei anderen Störungen oder auch generell, mit dem Prinzip der Homogamie erklärt (Dally et al., 1979; Foster, 1986; Woodside et al., 1993). Beide Partner bewegen sich demnach auf einem ähnlichen Niveau der seelischen Entwicklung und haben Konflikte um Selbstwert und Identität, die mit der Paarbeziehung und durch das Symptom »gelöst« bzw. in einer prekären Balance gehalten werden. Insbesondere Separations-Individuationskonflikte werden in die Paarbeziehung hinein verschoben und hier reinszeniert (Dally et al., 1979). Die Paarbeziehung ist in die neurotischen Bedürfnisse beider Partner im Sinne einer Kollusion (Dicks, 1967; Willi, 1975) eingebettet. Nach diesem Modell empfinden die Partner der essgestörten Patientinnen ein tiefes Gefühl von Unzulänglichkeit und Selbstunwirksamkeit. Sie erscheinen auf der Verhaltensebene als kontrollierend, sind aber unaufmerksam, rigide und verleugnend gegenüber ihren eigenen Bedürfnissen wie gegenüber denen ihrer Partnerinnen. Oft sind sie ehrgeizig, arbeiten viel und ziehen hieraus ihre primäre Befriedigung. Die Ehe ist durch die Unfähigkeit zu einer zielgerichteten Metakommunikation über Beziehungsfragen gekennzeichnet (Foster, 1986).

Die Motive der Partner für das Eingehen der Beziehung werden in unrealistischen Rettungsfantasien oder in Identitätsproblemen gesehen. Sie wählen in der essgestörten Frau eine Partnerin mit dem Ausmaß an Identitätskonfusion, das sie selbst charakterisiert. Die essgestörte Frau wählt einen Partner, den sie nicht wählen würde, wenn sie nicht essgestört wäre, wobei sie das Gefühl hat, »sie würde niemanden besseren bekommen« (Andersen, 1985, S. 142). Unzufriedenheit mit der Paarbeziehung kann dann entstehen, wenn die Rettungsbemühungen des Mannes nichts fruchten. Auch wenn die Essstörung erst nach der Bildung der Paarbeziehung entsteht, wird eine starke kollusive Bindung zwischen zwei unreifen Partnern angenommen, in der die Partner die komplementären Rollen der »kranken« Patientin und des »Pflegers« entwickeln (Dally et al., 1979). Das Symptom kann in beiden Fällen dazu dienen, etwas aus der Paarbeziehung herauszuhalten, was die Partner als bedrohlich für diese oder für ihre Person betrachten. Andersen (1985) und Foster (1986) sehen insbesondere die durch die Partner wechselseitig gestützte Unfähigkeit zum Gefühlsausdruck als Problem in der Paarbeziehung essgestörter Patientinnen an.

In Bezug auf andere seelische Erkrankungen, z. B. Depressionen, ist bekannt (Reich, 2003c), dass die Tendenz zur Homogamie, was die manifesten Symptome und den Grad der offen sichtbaren seelischen Gestörtheit angeht, nur bei einem Teil der Fälle zu finden ist. Allerdings wurden Fragen der biografisch bedingten Entwicklungskonflikte beider Partner und deren möglicher Manifestation in der Paarbeziehung bisher nur wenig untersucht. Dies gilt auch für den Zusammenhang zwischen der Paarbeziehung und der Anorexie. Welche Paarbeziehungen fördern deren Entstehung und Aufrechterhaltung, welche Aspekte der Paarbeziehung wirken salutogenetisch? Mit hoher Wahrscheinlichkeit ist die Homogamie nur bei einer Teilgruppe anorektischer Patientinnen mit Partnerbeziehungen zu finden.

10.4 Muster und Konflikte in den Paarbeziehungen anorektischer Patientinnen

Dally (1984) fand in einer klinischen Studie an Patientinnen, die zur Zeit der Heirat oder im Verlauf der Ehe eine Anorexie entwickelten, und ihren Ehepartnern, dass die meisten Männer in der Entwicklung unreif waren und ihre Fähigkeit bezweifelten, ihre Partnerinnen befriedigen und sich deren Zuneigung erhalten zu können. Ihre Erwartungen an die Ehe waren unrealistisch. Sie sahen ihre Frauen mit idealisierendem Blick: süß, freundlich, verstehend und verzeihend. Dabei differenzierte Dally drei Muster:

1. Partner, die emotional und sexuell passiv waren, offene Konflikte mit ihren Partnerinnen vermieden, ihnen nahe, von ihnen akzeptiert und geliebt sein wollten. Dies aber wurde in der Beziehung zunehmend unmöglich, weil die Partner damit fortfuhren, von ihren Frauen zu erwarten, jemand zu sein, die sie nicht waren. Ein Teil der Person der Partner hieß den Rückzug in die Anorexie willkommen. Die Partner hatten dann Verständnis dafür, dass die Frau »krank« war. Nun konnten sie sich um diese kümmern, und sie waren von ihnen abhängig. So konnten sie das Gefühl der Sicherheit in der

Beziehung aufrechterhalten. Auf diese Weise entwickelte sich eine wechselseitige Kollusion und Abhängigkeit.

2. Die zweite Gruppe der Partner war stärker zu Wachstum und Veränderung fähig. Sie akzeptierten die Anorexie der Frau nicht passiv und wurden zunehmend wütend über deren Weigerung, normal zu essen. Entsprechend übten die Partner Druck in Richtung Veränderung aus, drohten mit einer Aufgabe der Beziehung, zum Beispiel durch Eingehen einer anderen oder durch emotionalen Rückzug innerhalb der Beziehung, z. B. durch verstärktes berufliches Engagement.
3. Bei dem dritten Typus handelte es sich um ältere Männer, die ihre Frauen in eine kindliche Abhängigkeit brachten. Solange die Frau den Erwartungen entsprach, waren sie freundlich und liebevoll. Sie wurde gewissermaßen als Extension des Selbst des Mannes gesehen.

In den ersten beiden Gruppen war die Entwicklung der Anorexie von einer wachsenden Enttäuschung und Angst begleitet. Zu Beginn der Beziehung empfanden die Patientinnen eine kindliche Nähe zu ihren Ehemännern. Der Sexualverkehr erschien als eher unwichtig, obwohl die Patientinnen sich vorstellten, dass sich hierdurch Vertrauen und Nähe verstärken würden. Bei ihren Bemühungen hierum fühlten sie sich zunehmend zurückgewiesen, während die Männer ihr Verhalten als besitzergreifend und als übertrieben Aufmerksamkeit suchend empfanden. Die Frauen empfanden sich zunehmend als Versagerinnen, nicht liebenswert und gierig. Über die Anorexie sollten Selbstkontrolle und das Gefühl, »gut« zu sein wieder hergestellt werden.

Bei der dritten Gruppe entwickelte sich die Anorexie nach der Geburt von Kindern. Die Patientinnen empfanden einen Mangel an wechselseitigem Verständnis und Wärme, wurden nach der Geburt zunehmend unzufrieden, fühlten sich aber durch die Verpflichtung gegenüber dem Kind in einer Falle. Sie waren allerdings, wie in den anderen Konstellationen, unfähig, ihre Gefühle direkt auszudrücken und entwickelten eine Anorexie.

Es gab noch eine vierte Gruppe, in der sich die Anorexie nach lange bestehenden ehelichen Spannungen und Unzufriedenheit sowie als Antwort auf einen drohenden oder tatsächlichen Verlust, die schwere Krankheit oder den Tod des Ehemannes oder das Weggehen von Kindern entwickelte.

In einem Vergleich zwischen Paaren, bei denen die Frau an Anorexie oder Bulimie litt, mit Paaren, in denen ein Partner (Frau oder Mann) an einer depressiven oder Angststörung litt (van den Broucke und Vandereycken, 1989), zeigten die Partner der essgestörten Patientinnen neurotische Werte im entsprechenden Fragebogen. Ebenso wie ihre Frauen schätzten sie ihre Mütter als »überprotektiv« ein. Beide Partner waren unzufrieden mit ihrer Ehe, wobei deren affektive Qualität von den Partnern negativer beurteilter wurde als von den Patientinnen. Für eine ungleiche Machtverteilung in der Beziehung wurde keine Evidenz gefunden. Beide Partner schätzten die Haltung des anderen zu sich so ein, wie der andere es tat. Diese Einschätzungen erschienen also als »realistisch« bzw. kongruent. Die essgestörten Patientinnen und ihre Partner sahen die Ehebeziehung als ebenso belastet an wie die neurotischen Partner der Kontrollgruppe. Beide unterschieden sich von normalen Stichproben. Während die Partner der Essgestörten eher unzufrieden mit der Ehe selbst waren, lag der Fokus der Patientinnen mehr auf den Schwierigkeiten in der Arbeit und den sozialen Beziehungen.

Woodside et al. (1993) fanden die eheliche Initimität von essgestörten Patientinnen (Anorexie und Bulimie) gestört und ein hohes Ausmaß an Unzufriedenheit zwischen den Partnern, wenig Zuneigung der Partner und ein gestörtes Selbstwertgefühl der Patientinnen. In einer weiteren Studie (Woodside et al., 2000) zeigte sich, dass sich die Paarbeziehung aus Sicht der Patientin mit der Besserung der Essstörung ebenfalls verbesserte.

Van den Broucke et al. (1997) untersuchten die Partnerbeziehungen bei einer gemischten Gruppe von essgestörten Patientinnen (Anorexie, Bulimie, Mischbilder). Sie verglichen diese Paare mit solchen, die Störungen in der Ehebeziehung aufwiesen, und solchen, die hier keine Störungen beschrieben. Sie fanden die Partner ihrer Patientinnen nicht in stärkerem Ausmaß seelisch belastet als die Partner in den anderen Gruppen. Auch zwischen den seelischen Symptomen der Patientinnen und denen der Partner fanden sie keinen Zusammenhang. Die Persönlichkeit der Partner wurde allerdings weder durch Fragebögen noch durch Interviews eingehender untersucht. Von daher sprechen die gefundenen Ergebnisse nicht gegen die von Dally (1984), da die dort angesprochenen Ebenen nicht erfasst wurden.

Die Intimität in der Paarbeziehung der Essgestörten war allerdings erheblich gestört. Insbesondere zeigten die essgestörten Paare einen Mangel an Offenheit miteinander. In der Kommunikation waren sie im Vergleich zu Paaren ohne Eheprobleme in geringerem Maße zu Metakommunikation und neutraler Problembeschreibung in der Lage. Sie verlangten in stärkerem Maße einseitige Veränderung vom Partner. Ihre nonverbalen Signale waren weniger konstruktiv und belohnend als die von nicht-gestörten Paaren. Sie sandten weniger positive und mehr negative Signale aus. Auf der anderen Seite vermieden sie die destruktive Kommunikation von sehr konflikthaften Paarbeziehungen, die durch Kritik, Rechtfertigung, Nichtübereinstimmung und ein hohes Ausmaß an negativem nonverbalem Verhalten gekennzeichnet war. Die Paare der essgestörten Gruppe antworteten auf positive Signale des anderen nicht positiv, wie es bei nicht-gestörten Paaren der Fall war, und auch nicht mit negativen Signalen auf negative Äußerungen, wie es bei anderen gestörten Paaren der Fall war. Dies kann zu dem klinischen Eindruck führen, dass die Kommunikation in diesen Paarbeziehungen oft als distanziert, kalt oder affektarm bzw. affektiv flach erscheint.

So erschien es nur folgerichtig, dass Paare mit einer essgestörten Partnerin weniger als Paare ohne tiefergehende Störungen in der Lage waren, Konflikte zu lösen. Die Vermeidung von Konflikten schien hier die bevorzugte Strategie zu sein. Dabei erschienen die Positionen der Partner eher als symmetrisch denn als komplementär. Die Autoren führten dies darauf zurück, dass der zugrunde liegende Konflikt der Mangel an Intimität in der Beziehung war. Die Konflikte waren inhaltlich um emotional hoch besetzte Bereiche zentriert. An erster Stelle stand die Sexualität, dann die Gestaltung der Freizeit, das Ausmaß der Zuneigung in der Beziehung und das Temperament des Partners. In ungestörten Paarbeziehungen waren eher instrumentelle Aspekte der Beziehung wie z. B. Beruf und Haushalt konflikthaft. Stark gestörte Paarbeziehungen wiederum wiesen mehr Konflikte in den eher emotionalen *und* in den instrumentellen Bereichen auf. Bedauerlich ist, dass in dieser Untersuchung aufgrund der Stichprobengröße nicht zwischen den verschiedenen Gruppen Essgestörter differenziert werden konnte.

10.5 Paartherapie bei Anorexie

Wird der Zusammenhang zwischen Partnerbeziehung und Anorexie exploriert, muss aufgrund der skizzierten Befunde deutlich unterschieden werden, ob die Erkrankung bereits vor der Aufnahme der Beziehung bestand oder sich während dieser entwickelte (vgl. Cierpka u. Reich, 2010). Besteht die Anorexie bereits bei Aufnahme der Paarbeziehung, kann es sein, dass:

- der Partner die Erkrankung nicht bemerkt; vor allem eine Magersucht im für diese Erkrankung oberen BMI-Bereich kann übersehen werden, weil dies z. B. durch die vielen Bilder relativ abgemagerter Frauen als »normal« erscheint. Zudem ist Unkenntnis über Anorexie immer wieder anzutreffen. Wer die Krankheit nicht kennt, erkennt sie auch nicht.
- der Partner die Anorexie und deren Folgen für das Zusammenleben aus Unkenntnis unterschätzt (»das wächst sich aus«).
- unrealistische Vorstellungen bezüglich der Bewältigung der Anorexie und entsprechende Helfer- oder Heilervorstellungen bestehen (»das schaffen wir schon«, »die Liebe heilt alles«, »mit mir wirst Du gesund«).

- der Partner eine sehr schlanke Partnerin mit einer kritischen Einstellung zum eigenen Körper sucht, kritische oder herabsetzende Kommentare zu Aussehen, Figur, Gewicht und Essverhalten äußert und die Betroffene dadurch in ihrer Essstörung bestärkt bzw. diese in Kauf genommen wird.
- der Partner selbst eine gestörte Beziehung zum eigenen Körper, zu Aussehen, Figur und Gewicht hat.
- aufgrund einer solchen Störung sogar eine deutlich magersüchtige Partnerin bewusst gewählt wird. Die Beziehung wird dann eventuell »asexuell« gestaltet. Allerdings suchen einige Männer auch offensichtlich stark abgemagerte Frauen als Sexualpartnerinnen.

Entwickelt sich eine Anorexie im Verlauf der Paarbeziehung, kann erstere Ausdruck einer tiefgreifenden Beziehungsstörung sein, muss es aber nicht. So kann eine spät beginnende Anorexie einer Frau eine Reaktion auf ein zunehmend kontrollierendes Partnerverhalten sein, dem sie etwas entgegensetzen möchte. Die Krankheit kann den Partner dann ohnmächtig und einflusslos machen. In der Regel finden sich allerdings in der Vorgeschichte der betreffenden Frauen bereits anorektische Tendenzen. Die Anorexie kann sich aber auch relativ unabhängig von der Paarbeziehung entwickeln.

10.6 Besonderheiten bei der Paartherapie

Die Partner anorektischer Patientinnen sollten in der diagnostischen Phase regelhaft zu Gesprächen mit einbezogen werden, damit paardynamische Anteile an der Störung verständlicher sowie Ressourcen und Hilfsmöglichkeiten deutlicher werden. Eine Paartherapie bei Anorexie als alleinige Behandlung ist in der Regel bei erwachsenen Patientinnen nicht indiziert, wohl aber oft eine kombinierte oder sequenzielle Therapie zur Klärung von Paarkonflikten. Dabei müssen auch die Person und die Entwicklung des Partners in den Fokus kommen. Die Anorexie unterstützende oder verursachende Verhaltensweisen sind ebenso anzusprechen wie die Hilfsmöglichkeiten. Zudem sollten die Partner einen Raum bekommen, sich bezüglich ihrer Belastungen mitzuteilen. Die paartherapeutische Behandlung muss für sie Unterstützungsmöglichkeiten bieten.

Wenn eine Paarbeziehung besteht, kommen Anorektikerinnen oft auf Drängen des Partners in die Behandlung. Mit den erwachsenen Anorektikerinnen wird nach einer Eingangsdiagnostik in der Regel zunächst allein am Essverhalten und am Gewicht sowie den damit zusammenhängenden Konflikten gearbeitet. Die

Partner werden intensiver in die Konfliktlösungsphase und die Reifungsphase einbezogen (siehe Cierpka u. Reich, 2010; Reich u. Rutz, 2007).

10.7 Skizze einer Paartherapie

Die 37-jährige Frau Ilona D. kommt auf Drängen ihres Mannes Roger D. in unsere Sprechstunde. Sie hatte in den letzten zwei Jahren ca. 15 Kilo abgenommen und einen BMI von ca. 15,5. Sie sah darin »kein großes Problem«. »Ich hatte schon immer mal Phasen, in denen ich abgenommen hatte, sogar stark, das weiß mein Mann nicht. Wir waren damals noch nicht zusammen.« Das Paar streitet sich häufig über das Essen, was die Kinder, die 10-jährige Anna und den 12-jährigen Max, ebenfalls belastet. Auch sie machen sich, wie sich in einem Familiengespräch herausstellt, große Sorgen um die Mutter, fürchten zudem, dass die Eltern sich trennen könnten.

Nach einer ärztlichen Untersuchung wird bei Frau D. Kalium substituiert und ein regelmäßiges EKG verordnet, da es immer wieder zur Verlangsamung des Herzrhythmus kommt. Auf Essprotokoll und regelmäßige Gewichtskontrolle lässt sich Frau D. nur widerwillig ein. Das einzige, was sie stört, sind Konzentrationsstörungen bei ihrer Tätigkeit als Bankkauffrau, in der sie in der letzten Zeit häufig Überstunden macht, weil sie ihr Arbeitspensum in der regulären Zeit nicht mehr schafft. Sie hat große Angst, Fehler zu machen, zumal Kunden bereits sie und auch Kollegen auf ihre Abmagerung angesprochen haben. Allein dies scheint sie zu motivieren, die Gespräche wahrzunehmen.

Das Paar hatte sich in den letzten Jahren zunehmend voneinander distanziert. Gemeinsame Aktivitäten finden kaum noch statt. Frau D. ist müde und lustlos, die sexuelle Beziehung ist bereits vor Jahren »eingeschlafen«; Herr D. zieht sich in sein Homeoffice zurück oder begleitet die Kinder zu sportlichen Veranstaltungen. Einzige Themen sind das Essen und die Abmagerung geworden. Diese habe Herr D. zunächst gar nicht bemerkt. Bekannte haben ihn darauf angesprochen, »dass mit Ilona was nicht stimmt«. Einladungen nimmt er zum Schluss allein wahr, bis auch er kaum noch Kontakte pflegt, eigentlich nur noch zum Joggen geht und das Fitnessstudio besucht. Lange Zeit sagt er nichts, bis Frau D. beim Heckenstutzen einen »Schwindelanfall« bekommt, sich fast mit der elektrischen Schere schwer verletzt und er den Notarztwagen ruft. In der Klinik wird ihm eindringlich von der Konsiliarärztin geraten, »etwas zu machen«, was er nach wiederum längerem Zögern tut. »Ich bin viel unterwegs als Versicherungsmanager, manchmal auch über Nacht. Da bekomme ich vieles nicht so mit. Ist vielleicht ein Fehler.«

In den Einzel- wie in den Paar- und Familiengesprächen zeigtn sich beide Partner zunächst sehr passiv, affektarm und »sachlich«. Emotionale Regungen wie Angst, Besorgnis, Ärger oder Wut sind wenig zu spüren, oftmals eine leichte Gereiztheit und Ungeduld.

In den weiteren Gesprächen zeigt sich Folgendes: Frau D. hatte vor der Beziehung zu ihrem Mann eine längere Beziehung mit einem zum Schluss gewalttätigen Partner, der sie offensichtlich auch finanziell ausnutzte und Außenbeziehungen hatte. Sie versuchte, ihn durch Unterwürfigkeit zu besänftigen, entzog sich zunehmend seinem sexuellen Drängen, wobei sie betonte, »ich hatte eigentlich nie Lust dazu, machte es, weil es eben dazugehörte.« Sie trennte sich schließlich in einer »Nacht-und-Nebel-Aktion« mithilfe einer Freundin.

Frau D. ist die jüngere von drei Geschwistern, nach einem älteren Bruder und einer Schwester. Als Nachzüglerin und »Nesthäkchen« war sie eng an die Mutter gebunden. In der Familie, die ein Einzelhandelsgeschäft im Textilbereich führte, drehte sich vieles um die Arbeit. Als das Geschäft in der Adoleszenz der Patientin aufgegeben werden musste, wurde der Vater offensichtlich depressiv, sprach kaum noch, zog sich wochenlang ins Bett zurück. Als die Patientin 20 Jahre alt wurde, verstarb er mit 65 Jahren an einem Herzinfarkt. Die Patientin blieb bei der Mutter wohnen, bis sie ihren ersten Partner kennenlernte, mit dem sie dann zusammenzog.

In der Familie betonten die Mutter, der Vater, die Großmutter väterlicherseits, die das Textilgeschäft gegründet und lange Zeit geführt hatte, aber auch die Schwester sehr die schlanke Linie und das Aussehen insgesamt. Die Großmutter hatte immer wieder kritische Bemerkungen über die Patientin gemacht, ob sie wohl ihren »Babyspeck« loswürde; die Schwester nannte die Patientin immer wieder »Dicke« oder »Klößchen«, obwohl die Patientin, wie auch auf mitgebrachten Fotos zu sehen war, durchaus normalgewichtig war. Die Schwester war zudem anscheinend neidisch auf die Schulerfolge der Patientin, die das Gymnasium besuchte, während sie mit Mühe die Realschule schaffte. Der Bruder sei bei diesen Konflikten »außen vor« gewesen, »er war ja der Sohn«. Als der Vater depressiv erkrankte, hatte die Patientin einen Leistungseinbruch, ging nun ebenfalls auf die Realschule. Hier begann sie zu hungern, »was keiner bemerkte. Ich nahm stark ab, meine Regelblutung kam nicht mehr, die Klamotten schlabberten.« Eine Klassenfahrt musste sie wegen Schwindelanfällen abbrechen. Eigentlich war für die Patientin ein Auslandsjahr geplant gewesen. Nun musste sie zu Hause bleiben. Sie wurde von der Schule aus »zum Psychologen geschickt. Der stellte so komische Fragen. Das hab ich nicht verstanden. Ich bin dann nicht mehr hingegangen.« Die Schwester reagierte schadenfroh: »Wer hoch steigen will, fällt eben tief.« Später berichtete die Patientin, dass sie von der Schwester auch geschlagen worden sei; diese habe ihr gedroht: »Wenn Du was sagst, passiert noch mehr.« Sie habe nichts gesagt, nur abgenommen, worauf die Schwester anscheinend auch neidisch reagierte. Mutter und Schwester würden auch heute noch Diäten durchführen, seien extrem aussehensbewusst und lästerten gern über Figur und Kleidung anderer Personen. Die Patientin blieb sozial sehr zurückgezogen, unsicher und immer im Untergewichtsbereich, auch nach Überwindung der ersten anorektischen Phase. Der erste Partner sei »Biker« gewesen. Ihn habe sie über die Bank kennengelernt, als er einen Kredit aufnehmen wollte, den sie dann nach dem Scheitern der Beziehung ausglich. Die Mutter habe sie gewarnt. Die Schwester habe gesagt: »Mach ruhig. Wirst schon sehen, was Du davon hast.« Und später: »Hab ich doch gleich gewusst, dass das nichts wird.« In dieser Partnerschaft wiederholte sie zum guten Teil die Schwesterbeziehung. Statt sich zu wehren, verarbeitete sie auch hier den Konflikt durch Wendung ihrer aggressiven Impulse gegen das Selbst, indem sie hungerte. In der Beziehung fühlte sie sich ohnmächtig, ausgeliefert, das Gefühl der Kontrolle erlangte sie über ihren Körper.

Roger D. ist der ältere von drei Geschwistern, einer Schwester und einem Bruder. Sein Vater war als Mathematiker in einer Versicherung tätig, die Mutter, vom Studium her auch Mathematikerin, war Hausfrau. Herr D. hatte Mathematik und Betriebswirtschaft studiert, während seine Geschwister »im sozialen Bereich gelandet« waren. Er pflegte ein enges Verhältnis zu seiner Mutter, verbrachte bis zum Studienabschluss jedes Wochenende daheim, ließ sich dort die Wäsche waschen, wurde bekocht etc. Sein Bruder sei der »Rebell« gewesen, habe sich der Antifa-Szene angeschlossen, die Schwester in einer Band Saxofon gespielt. »Die waren immer unterwegs.« Herr D. schildert sich als »immer dünn, schmächtig, unsportlich«. Die Mutter hatte sich in ihrem Hausfrauendasein, das sie vermutlich aufgrund ihres Studiums unbefriedigt ließ, auf Ernährungsfragen spezialisiert, kaufte viel im Reformhaus, probierte immer wieder neue Diäten durch, legte auch immer mal Fastentage »zum Entschlacken« ein. Während die Geschwister dagegen opponierten, machte Roger D. brav mit, beobachtete seinen Körper ängstlich und entwickelte immer wieder hypochondrische Befürchtungen. Gemeinsam mit der Mutter suchte er dann »ihren Heilpraktiker« auf. In der Adoleszenz weiterhin sehr schüchtern, hatte er wenig Kontakt zu Gleichaltrigen, »außer im Schachclub. Da war ich immer vorn. Und in der Mathe-Olympiade. Da auch. Meine Mutter war sehr stolz. Mein Vater sagte eigentlich nie was. Bei uns war es eigentlich immer ruhig, bis auf, als meine Geschwister Wind machten. Meine Eltern unterhielten sich gern über mathematische Fragen, gaben uns beim Essen auch oft Aufgaben.« Zu seinem Körper hatte Herr D. weiterhin einen eher ängstlichen Bezug. Versuche, mit Kommilitoninnen in Kontakt zu kommen, »versandeten. Die meldeten sich dann nicht mehr. Ich wusste nicht, was ich falsch gemacht hatte. Ich sprach auch mit niemandem darüber.«

Das Paar lernte sich ebenfalls über die Bank kennen, als Herr D. seine erste Stelle antrat und ein Konto eröffnen wollte. »Wir kamen über Finanzfragen ins Gespräch, dann intensiver beim ›Tag der offenen Tür‹, als es um Immobilien ging. Danach gingen wir noch einen Wein trinken, also eine Schorle, genauer gesagt ... Ilona war damals schon dünn. Das fiel mir nicht auf. Irgendwie mochte ich Frauen nicht, die runder sind, worauf andere so abfahren, wie man so sagt. Meine Mutter ist auch sehr schlank, kontrolliert sich eben beim Essen. Meine Schwester ist üppig, wie man so sagt, die kommt mehr nach der Mutter von meinem Vater ... Na, jedenfalls ich war froh, als ich wusste, dass Ilona lange keine Beziehung gehabt hatte. Dass ich nicht der Erste war, machte mir nicht so viel. Wir waren wohl insgesamt sehr unbeholfen.«

Frau D. gefiel an ihrem Mann vor allem »die ruhige, solide Art. Er beschäftigte sich auch mit Ernährung. Das kam wohl von seiner Mutter. Meinem Mann wird auch oft übel, wenn er zu viel isst. Er fühlt sich schnell voll. Am Anfang haben wir immer nur Salat gegessen.«

Die Partnerwahl stand bereits im Zeichen der Essstörung. Aber auch andere Emotionen klingen in der insgesamt sehr sachlichen Schilderung an.

Frau D.: »Ich fand, Roger hatte auch Humor. Und einen Sinn für Farben. Beides mochte ich. Wir sind viel gewandert, in der Natur, waren oft auch an der See, bei jedem Wetter Ich mag die Farben in der Natur und wie sie sich verändern. Das mochten wir beide. Und schließlich will man irgendwann ja auch wissen, wohin man gehört. Das Alleinsein ist auch nichts. Roger konnte auch sehr aufmerksam sein, nahm mich mal in den Arm, kochte mal einen Tee. Er ist nicht so der Draufgänger, aber das ist auch nicht so mein Fall, eher vorsichtig sein ...«

Eine ähnliche Sehnsucht nach Zugehörigkeit und Versorgung äußert auch Herr D., bestätigt die ähnlichen Interessen: »Mit Ilona verstand ich mich spontan. Irgendwie mochten wir uns. Das war anders als bei den Kommilitoninnen, die sich einfach nicht mehr meldeten. Auch dass sie über meine Späße lachte. Wir Mathematiker sind ja eher dröge. Aber sie verstand mich. Und dann war mir auch das Alleinsein zu viel ... Wir näherten uns sehr vorsichtig an, auch körperlich ...«

Beide Partner hatten ein Bedürfnis nach Nähe und Zuwendung, nach Gemeinsamkeit, das sie miteinander verband. Die Beziehung hatte also auch »Ressourcen«.

Das Paar zog bald zusammen in ein »Eigenheim«, das sie mit viel Geschmack behutsam einrichteten. Zeugungsversuche scheiterten am Untergewicht der Patientin. Schließlich wurde zu einer Hormonbehandlung geraten, die einen Eisprung herbeiführen sollte. Die Zeugung des Sohnes gelang auf diese Weise. In der Schwangerschaft aß Frau D. dann mehr und nahm zu, sodass sie Max auch stillen konnte. Die zweite Schwangerschaft kam ohne Hormone zustande. Nach dem Abstillen von Anna fühlte sich Frau D. zu dick. Sie begann wieder abzunehmen, allerdings nicht so extrem wie in den letzten zwei Jahren. Allerdings reduzierte sich die Paarbeziehung immer stärker, beide konzentrierten sich fast völlig auf die Kinder, das Haus und den Beruf.

Die auslösende Situation für die gravierende anorektische Entwicklung wurde allmählich deutlicher: Frau D. hatte in ihrer Bank einen neuen Bereich zugewiesen bekommen, in den sie sich mit Energie einarbeitete. Hierbei allerdings wurden gleichzeitig einige Stellen gestrichen, sodass sie deutlich mehr Arbeit aufgebürdet bekam, als für den Bereich vorher vorgesehen war. Sie »biss die Zähne zusammen und sagte nichts. Schließlich gab es ja auch mehr Gehalt. Die neue Stelle war eine Art Auszeichnung. Andere bekamen das nicht.«

Sie spürte nicht, dass es zu viel wurde, kam »nicht mehr richtig hinterher. Dann gab es ständige Kontrollen von der Leiterin. Früher waren wir mal fast befreundet, duzten uns auch. Sie kontrollierte mich immer mehr, hatte ständig etwas zu kritisieren, schob mir auch eigene Fehler unter und schwärzte mich in der Direktion an.«

Enttäuschung und Wut äußert Frau D. nicht.

Herr D.: »Auch zu Hause sagte Ilona nichts mehr. Sie saß oft nur noch zusammengesunken und in Gedanken versunken am Tisch, auch am Wochenende, nahm immer mehr ab.«

Therapeut: »Hungern, statt sich zu wehren.«

Herr D.: »Ich bin auch nicht der Typ, der schnell was sagt, halte auch eher den Mund und fresse es in mich rein. Bei solchen Konflikten wird mir auch schneller übel.«

Therapeut: »Sie beide reagieren eher mit Hungern.«

Herr D.: »Und dann kam noch die Geschichte mit Ilonas Schwester … Da ist der Mann abgehauen, wenn ich das mal so ausdrücken darf, dann hat sie auch noch den Job verloren. Sie und Ilonas Mutter sagten dann immer: ›Euch geht es ja gut. Haus, Beruf und Kinder.‹ Ilonas Mutter sagte immer: ›Die arme Olga, um die müsst Ihr Euch jetzt kümmern.‹ Dann haben wir beide zu Weihnachten eingeladen.«

Therapeutin: »Und, wie war das?«
Herr D.: »Normal, eigentlich.«
Therapeutin: »Was heißt normal? Jeder von uns hat ja eine Normalität. Was an Weihnachten normal ist, ist ja völlig unterschiedlich.«

Jetzt platzt es aus Frau D. heraus, dass sie sich fürchterlich über Mutter und Schwester geärgert hatte, die sich bedienen ließen, am Christbaum und der Wohnungsdekoration herummäkelten und kritisierten, dass Max ein Computerspiel bekommen hatte, was pädagogisch nicht wertvoll sei.

Frau D.: »Zudem hatten sie immer Angst um ihre schlanke Linie. ›Du bist ja so schön dünn‹, sagten sie. Dass ich da schon magersüchtig war, übersahen sie. Dass mein Schwager weggegangen ist, kann ich eigentlich gut verstehen. Meine Schwester hat ihn auch immer rumkommandiert, und mit ihrem Job, das war auch absehbar. Sie lässt sich nichts sagen. Es ist schon die fünfte Stelle gewesen ...«
Therapeutin: »Also da haben Sie auch sehr heftige Gefühle. Sind sehr zornig. Darf das sein, Wut und Enttäuschung bei der Arbeit. Wut und Enttäuschung über die Schwester und die Mutter, Verständnis für den Schwager?«
Frau D.: »Irgendwie hab ich da schon ein schlechtes Gewissen. Ich hab ja auch nichts gesagt. Mir geht es ja gut ...«
Therapeutin: »Sagen Mutter und Schwester ... Im Beruf ist es nicht so rosig. Hungern, statt sich wehren, weil Sie so ein schlechtes Gewissen haben. Vielleicht fühlen Sie sich ja auch hilflos mit ihren Gefühlen.«

Es wird rasch deutlich, dass Frau D. sich tatsächlich sehr ohnmächtig fühlt, weil sie nicht weiß, wie sie ihrem Zorn angemessen Ausdruck verleihen kann. Dies wird in einigen Paargesprächen weiter thematisiert, wobei sich Herr D. manchmal als hilfreich und unterstützend, manchmal mit seinen Bagatellisierungen und seiner Affektabwehr als »Bremser« erweist.

Frau D. entschließt sich, an Mutter und Schwester einen Brief zu schreiben, in dem sie deren Verhalten an Weihnachten kritisiert. Nach längerem Zögern schickt sie ihn ab. Die beiden reagieren mit einer »Sendepause«. Das Ignorieren kennt Frau D. Als es nach mehreren Monaten doch zu einem Anruf der Schwester kommt, die etwas ausleihen will, bleibt Frau D. »hart«: »Erst möchte ich eine Reaktion auf meinen Brief.« Die Schwester weicht wieder aus. Frau D. ist ihre Stärke unheimlich. Ebenso ist es bei der Arbeit, wo sie wegen der Konflikte und der Überlastung nach mehreren Therapiegesprächen den Personalrat eingeschaltet. Als »Kompromiss« bekommt sie einen anderen Bereich und reduziert ihre Stunden.

An Gewicht nimmt sie allmählich zu, bis auf einen BMI von fast 18. »Sehr viel mehr hab ich seit meiner Pubertät sowieso nie gewogen.«

Das Paar kommt sich durch die gemeinsamen Gespräche emotional wieder etwas näher. Die Therapeuten erinnern an die Wünsche nach Gemeinsamkeit und die gemeinsamen Interessen und Gefühle der Anfangszeit. Tatsächlich kann sich das Paar wieder zu gemeinsamen Wanderungen entschließen, bei denen die Kinder, altersgemäß, zumeist nicht mehr dabei sein wollen.

11 Schlusswort

Keine Angst vor Anorexiebehandlungen

Die Anorexie ist, wie wir gezeigt haben, eine schwere, komplexe, oft lebensbedrohliche psychosomatische Erkrankung zumeist im Jugend- und jungen Erwachsenenalter. Durch die Eigendynamik, die diese Erkrankung entwickelt, ist sie besonders hartnäckig und erfordert eine Reihe von behandlungstechnischen Modifikationen. Wir erleben immer wieder, dass sich psychotherapeutische Kollegen vor der Behandlung scheuen und daher die Vermittlung in ambulante Therapien schwierig ist sowie auch psychosomatische Stationen teilweise auf »Spezialkliniken« verweisen. Dies ist sehr verständlich – für den ambulanten Bereich, weil die Erkrankung teilweise die Aussicht auf ein sicheres therapeutisches Arbeitsbündnis verunmöglicht und ambulante therapeutische Arbeit immer voraussetzt, dass die Patientinnen so weit für sich sorgen, dass sich der Behandler nicht unablässig Sorgen um die Gesundheit bzw. die Lebensbedrohung machen muss. Hier setzt unseres Erachtens der Einbezug von Haus- bzw. Fachärzten an. Im stationären Bereich ist es nach unserer Erfahrung für den Erfolg einer Behandlung maßgeblich, ob störungsbezogen gearbeitet wird und die Patientinnen explizit und aktiv beim Essen unterstützt, gefordert und konfrontiert werden. Dies ist in einer spezialisierten Einrichtung oft einfacher gewährleistet, weil die Konzepte selbstverständlich Therapiemodule wie Ökotrophologie und Lehrküche etc. beinhalten. Auf die Konzentration von Patientinnen mit Essstörungen reagieren magersüchtige Patientinnen höchst unterschiedlich: Einige profitieren sehr, weil sie z. B. Patientinnen sehen, die nur noch im Rollstuhl geschoben werden aufgrund ihres sehr niedrigen Gewichts und erleben einen »heilsamen Schrecken«. Andere wiederum profitieren mehr von einer gemischten Station, in der die eigene Erkrankung neben anderen psychischen Problemlagen bearbeitet wird und gerade das Nachfragen oder auch das Unverständnis anderer Patienten z. B. in der Gruppentherapie »anorektische Selbstverständlichkeiten« heilsam irritiert, manchmal auch relativiert. Zudem ist die Gefahr auf gemischten Stationen geringer, dass die Patientinnen mit mehr »anorektischem Wissen und Tricks« wieder entlassen werden als sie aufgenommen wurden und im Anschluss der Behandlung ein ausgefeilteres Magersuchtsverhalten aufbauen. Es ist günstig, im Vorfeld einer stationären Behandlung diese Fragen mit den Patientinnen genau zu besprechen und mit möglichen Vermeidungs- bzw. Abwehrstrategien zu konfrontieren. So möchten manche Patientinnen eine unspezifische »Kur«im Sinne einer Erholungsmaßnahme machen, »einfach mal zur Ruhe kommen und wieder beginnen zu essen, ohne dauernd auf das Essen angesprochen zu werden. Es muss doch auch mal wieder ein anderes Thema geben, ich bin doch mehr als meine Magersucht.« Werden uns solche Vorschläge unterbreitet, versuchen wir möglichst genau Fantasien und Ängste zu explorieren, halten uns aber mit unserem Expertenwissen nicht zurück und raten von einer unspezifischen Kur ab. Wir berichten von unseren Erfahrungen mit Patientinnen, die teilweise mit einem niedrigeren Gewicht aus der Klinik wiederkamen als dem, mit dem sie aufgenommen wurden, weil ihr Essen dort nicht Teil des Behandlungskonzepts war und sie z. B. durch ausgedehnte sportliche Tätigkeiten die Möglichkeit hatten, mehr Kalorien zu verbrauchen als sie zu sich nahmen. Da die Patientinnen mit Anorexie in der Regel intelligent und ehrgeizig sind und sich ohnehin schwer tun, aus dem Studium, der Schule oder dem häuslichen Umfeld herauszugehen, überzeugen diese Berichte viele Patientinnen von einer gezielten Behandlung. Es soll ja schließlich »etwas bringen, wenn es schon sein muss«. Gleichzeitig entstehen bzw. zeigen sich in diesen konfrontativen Gesprächen Ängste vor Einflussnahme und Veränderung noch einmal besonders.

In den ambulanten Behandlungen ist es oft hilfreich, nicht allein zu sein. Neben der Super- bzw. Intervision kann in vielen Fällen bei längeren Behandlungen eine ergänzende Komplementärtherapie wie Kunsttherapie, Musiktherapie und besonders die Körpertherapien (wie etwa Yoga für Essgestörte, das wir in unserer Spezialambulanz anbieten) äußerst hilfreich sein und nicht nur die Patientinnen, sondern auch die BehandlerInnen unterstützen. Ernährungsberatung ist eine weitere Möglichkeit, zu verschiedenen Zeitpunkten eingesetzt, den therapeutischen Prozess zu ergänzen. In Göttingen haben wir seit einigen Jahren ein »Netzwerk Essstörungen«, in dem wir uns regelmäßig über Themen rund um die Behandlung von Essstörungen austauschen.

Nicht zuletzt möchten wir betonen, dass bei allen Schwierigkeiten in der Behandlung die Freude nicht zu kurz kommt. Jede Patientin und jeder Patient mit dieser Diagnose ist natürlich, bei allem Ringen um Verständnis der

Psychodynamik dieser komplexen Erkrankung, einzigartig in ihrer bzw. seiner Lebensgeschichte, Konflikthaftigkeit, ihren Bewältigungsstrategien und Ressourcen – und nicht zuletzt auch in der Symptomatik. Dies alles gilt es wie immer in der Psychotherapie zu explorieren, im besten Falle zu verstehen und zu bearbeiten. Wir danken unseren Patientinnen dafür, dass wir so viel von ihnen lernen durften.

Literatur

Abelin E (1971). The role of the father in the separation-individuation process. In: McDevitt JB, Settlage CF (Hg.) (1975): Separation – Individuation. New York: IUP, 229–252

Abed RT (1998). The sexual competition hypothesis for eating disorders. Br J Med Psychol. 71, 525–547

Adambegan M, Wagner G, Nader I, Fernandez-Aranda F, Treasure J, Karwautz A (2012). 20 Internalizing and externalizing behaviour problems in childhood contribute to the development of anorexia nervosa and bulimia nervosa – a study comparing sister pairs. Eur Eat Disord Rev. 20, 116–120

Adam-Lauterbach D (2013). Geschwisterbeziehung und seelische Erkrankung: Entwicklungspsychologie, Psychodynamik, Therapie. Stuttgart: Klett-Cotta

Adam-Lauterbach D (2015). Geschwister in der Einzelpsychotherapie. Psychoanalytische Familientherapie 16, I (Nr. 30), 121–139

Agras S, Hammer L, McNicholas F (1999). A prospective study of the influence of eating-disordered mothers on their children. Int J Eat Disord. 25, 253–262

Agras SW, Lock J, Brandt H, Bryson SW, Dodge E, Halmi KA, Booil J, Johnson C, Kaye W, Wifley D, Woodside B (2014). Comparison of 2 family therapies for adolescent anorexia nervosa. A randomized parallel trial. JAMA Psychiatry 71 (11): 1279–1286

Amianto F, Daga GA, Bertello A, Fassino S (2013). Exploring personality clusters among parents of ED subjects. Relationship with parents' psychology, attachment and family dynamics. Comprehensive Psychiatry 54 (7): 797–811

Andersen AE (1985). Practical comprehensive treatment of anorexia nervosa and bulimia. Baltimore: John Hopkins University Press

Bachner-Melman R (2005). Siblings in the Context of Anorexia Nervosa. Isr J Psychiatry Relat Sci. 42, 3, 178–184

Barber N (1998). Secular changes in standards of bodily attractiveness in american women: Different masculine an feminine ideals. The Journal of Psychology 23, 449–453

Barlösius E (2011). Soziologie des Essens. Eine sozial- und kulturwissenschaftliche Einführung in die Ernährungsforschung. 2. völlig überarbeitete u. erweiterte Auflage. Weinheim u. München: Juventa

Bateman AW, Fonagy P (2008). Psychotherapie der Borderline-Persönlichkeitsstörung. Ein mentalisierungsgestütztes Behandlungskonzept. Gießen: Psychosozial-Verlag

Becker H (1980). Die Vater-Tocher-Beziehung in der Familiendynamik von Anorexia-nervosa-Patientinnen. Nervenarzt 51, 568–572

Bemporad JR, Beresin E, Ratey JJ, O'Driscoll G, Lindem K, Herzog DB (1992). A psychoanalytic study of eating disorders: I. A developmental profile of 67 index cases, Journal of The Academy of Psychoanalysis 20, 509–531

Benninghoven D, Tadić V, Kunzendorf S, Jantschek G (2007). Body images of male patients with eating disorders. Psychother Psychosom Med Psychol 57, 120–127

Benninghoven D (2010). Tagebuchtechniken in der Therapie der Essstörungen. In: Reich G, Cierpka M (2010): Psychotherapie der Essstörungen. Krankheitsmodelle und Therapiepraxis – störungsspezifisch und schulenübergreifend. 3. überarbeitete Auflage. Stuttgart: Thieme, 198–213

Beutel M, Doering S, Leichsenring F, Reich G (2010). Psychodynamische Psychotherapie. Störungsorientierung und Manualisierung in der therapeutischen Praxis. Göttingen: Hogrefe

Beumont PJV, George CWG, Smart DE (1976). Dieters, vomiters and purgers in anorexia nervosa. Psychol Med. 6, 617

Beumont PJ, Abraham SF, Simson KG (1981). The psychosexual histories of adolescent girls and young women with anorexia nervosa. Psychol Med. 11, 131–140

Blisset J, Haycraft E (2011). Parental eating disorder symptoms and observations of mealtime interactions with children. Journal of Psychosomatic Research 70, 368–371

Bonenberger R, Klosinski G (1988). Zur Elternpersönlichkeit, Familiensituation und Familiendynamik bei Anorexia-nervosa-Patientinnen unter besonderer Berücksichtigung der Vater-Tochter-Beziehung (eine Retrospektivstudie). Z. Kinder- und Jugendpsychiat. 16, 186–195

Boothe B, Becker-Fischer M, Fischer G (1993). Die »ewige Tochter«: Ein neuer Ansatz zur Konfliktpathologie der magersüchtigen Frau. In: Seidler H (Hg.): Magersucht – öffentliches Geheimnis. Göttingen: Vandenhoeck & Ruprecht, 87–133

Boszormenyi-Nagy I, Krasner BR (1986). Between Give and Take. A Clinical Guide to Contextual Therapy. New York: Brunner & Mazel

Bruch H (1980). Der goldene Käfig. Das Rätsel der Magersucht. Frankfurt/M.: Fischer

Bruch H (1985). Four decades of eating disorders. In: Garner DM, Garfinkel PE (Hg.): Handbook of psychotherapy for anorexia nervosa and bulimia. New York: Guilford Press, 7–18

Buchholz M, Dümpelmann M (2013). Väter und Anorexie. In: Seidler H (Hg.): Magersucht. Öffentliches Geheimnis. Gießen: Psychosozial-Verlag

Bussolotti D, Fernandez-Aranda F, Solano R, Jimenez-Murcia S, Turon V, Vallejo J (2002). Marital status and eating disorders: an analysis of its relevance. Journal of Psychosomatic Research. 53, 1139–1145

Cash TF, Deagle EA (1997). The nature and extent of body-image disturbances in anorexia nervosa and bulimia nervosa: A meta-analysis. Int J Eat Disord. 22, 107–125

Carlat DJ, Camargo CA, Herzog DB (1997). Eating disorders in males: A report on 135 patients. Am J Psychiatry 154, 1127–1132

Canetti L, Kanyas K, Lerer B (2008). Anorexia nervosa and parental bonding: The contribution of parent-grandparent relationships to eating disorder psychopathology. J. Clin. Psychol. 64, 703–716

Cella S, Iannccone M, Corufo P (2014). How perceived parental bonding affects self-concept and drive for thinness: a community based study. Eat Behav 15, 110–115

Cierpka M (2008). Ziele und Indikationsüberlegungen. In: Cierpka M (Hg.): Handbuch der Familiendiagnostik. 3. Auflage. Heidelberg: Springer, 67–91

Cierpka M (2015). Warum sind Geschwister so verschieden? Psychoanalytische Familientherapie 16, I (Nr. 30), 9–24

Cierpka M, Frevert G (1995). Die Familienbögen. Ein Inventar zur Einschätzung von Familienfunktionen. Göttingen: Hogrefe

Cierpka M, Reich G (2010). Familien- und paartherapeutische Behandlung von Anorexie und Bulimie. In: Reich G, Cierpka M (Hg.): Psychotherapie der Essstörungen. 3. völlig neu bearbeitete Auflage. Stuttgart: Thieme, 164–198

Cierpka M, Reich G, Kraul A (1998). Psychosomatic Illness and the Family. In: L'Abate L (Hg.): Handbook of Family Psychopathology. New York: Guilford Publications, 311–332

Cooper PJ, Whelan, E, Woolgar M, Morrell J, Murray L (2004). Association between childhood feeding problems and maternal eating disorder: role of the family environment. Brit. J. Psychiat. 184, 210–215

Coovert D, Kinder B, Thompson J (1989). The psychosexual aspects of anorexia and bulimia nervosa: A review of the literature. Clinical Psychology Review 9, 169–180

Crisp AH, Harding B, Mc Guiness B (1974). Anorexia nervosa. Psychoneurotic characteristics of parents: relationship to prognosis. J Psychosom Res. 18, 167–173

Dally P, Gomez J, Isaacs AJ (1979). Anorexia nervosa. London: Heinmann Medical Books

Dally P (1984). Anorexia tardive: late onset marital anorexia nervosa. J Psychosom Res. 18, 423–428

Dangarembga T (1991). Der Preis der Freiheit. Reinbek: Rowohlt

Deter H-C, Herzog W (1995). Langzeitverlauf der Anorexia Nervosa. Eine 12-Jahres-Katamnese. Göttingen: Vandenhoeck & Ruprecht

Dicks HV (1967). Marital Tensions. London: Routledge and Kegan Paul

Dickens C (1978). Die Silvesterglocken. In: Ders.: Weihnachtserzählungen. Frankfurt: Insel, 131–252

Dimitropoulos G, Freeman VE, Bellai K, Olmsted M (2013). Inpatients with Severe Anorexia Nervosa and Their Siblings: Non-shared Experiences and Family Functioning. Eur. Eat. Disorders Rev. 21, 284–293

Eissler I, Dare C, Hodes M, Russel G, Dodge E, leGrange D (2000). Family therapy for adolescent anorexia nervosa: The result of a controlled comparsison oft wo family interventions. J Child Psychol Psychiatry 41 (6): 727–736

Ehrlich S, Holtkamp K (2015). Periphere Peptidhormone, Neuropeptide und Neurotransmitter. In: Herpertz S, De Zwaan M, Zipfel S (Hg.): Handbuch der Essstörungen und Adipositas. 2. Auflage. Heidelberg: Springer, 183–190

Engel K (1991). Die familiären Interaktionen von Anorexie-Patientinnen. System Familie 4, 149–157

Evans J, Le Grange D (1995). Body size and parenting in eating disorders: A comparative study of the attitudes of mothers toward their children. Int J Eat Disord. 18, 39–48

Faer LM, Hendriks A, Bed RT, Figueredo AJ (2005). The evolutionary psychology of eating disorders: Female competition for mates or status? Psychology and Psychotherapy: Theory, Research and Practice 78, 397–417

Fenichel O (1938). Ich-Störungen und ihre Behandlung. In: Ders.: Aufsätze Bd. II. Hg. v. Klaus Laermann. Olten u. Freiburg: Walter, 1982, 122–145

Fenichel O (1945). Psychoanalytische Neurosenlehre Bd. II. Olten u. Freiburg: Walter, 1982

Fonagy P, Roth A, Higgitt A (2005). The outcome of psychodynamic psychotherapy for psychological disorders. Clinical Neuroscience Research 4, 367–377

Field AE, Camargo CA, Taylor CB, Berkey CS, Colditz GA (1999). Relation of peer and media influences to the development of purging behaviors among preadolsecent and adolescent girls. Arch Pediatr Adolesc Med. 153, 1184–1189

Field AE, Javaras KM, Aneja P, Kitos N, Camargo CA, Taylor CB, Lair NM (2008). Family, peer and media predictors of becoming eating disordered. Arch Pediatr Adolesc Med. 162, 574–579

Foster SW (1986). Marital treatment of eating disorders. In: Jacobson NS, Gurman AS (Hg.): Clinical handbook of marital therapy. New York, London: Guilford Press

Franke GH (1995). Die Symptom-Checkliste von Derogatis. Deutsche Version. Manual. Göttingen: Beltz Test GmbH

Franke GH (2000). Brief Symptome Inventory von L. R. Derogatis (Kurzform der SCL-90-R). Göttingen: Beltz Test GmbH

Franko DL, Thompson D, Bausermann R, Affenito SG, Striegel-Moore RH (2008). What's love got to do with it? Family cohesion and healthy eating behaviors in adolescent girls. Int J Eat Disord. 41, 360–367

Franzen S, Florin I (1995). Familiale Transmission von gezügeltem Essverhalten. Zeitschr. Klin. Psychologie 24, 65–69

Freud S (1895). Studien über Hysterie. GW I, 75–312

Freud S (1916/17). Vorlesungen zur Einführung in die Psychoanalyse. GW XI

Freud S (1919). Wege der psychoanalytischen Therapie. GW XII, 181–194

Freud S (1926). Hemmung, Symptom und Angst. GW XIV, 111–207

Friederich H-C, Herzog W, Wild B, Zipfel S, Schauenburg H (2014). Anorexia nervosa. Fokale psychodynamische Psychotherapie. Göttingen: Hogrefe

Gale CJ, Cluett ER, Laver-Bradbury C (2013). A review of the father-child relationship in the development and maintenance of adolescent anorexia and bulimia nervosa. Issues Compr Pediatr Nurs 36, 48–69

Gardner RM, Stark K, Friedman BN, Jackson NA (2000). Predictors of eating disorder scores in children ages 6 through 14: a londitudinal study. J Psychosom Res. 49, 199–205

Garfinkel PE, Garner DM (1982). Anorexia nervosa: A multidimensional perspective. New York: Brunner & Mazel

Goldstein HJ (1981). Family factors associated with schizophrenia and anorexia nervosa. J Youth Adolesc. 10, 385–405

Grigg M, Bowman J, Redman S (1996). Disordered eating and unhealthy weight reduction practices among adolescent females. Prev. Med 25, 748–756

Grolnick L (1972). Perspective on psychosomatic factors in illness: a review of the literature. Family Process 11, 457–486

Habermas T (1990). Heißhunger. Historische Entstehungsbedingungen der Bulimia nervosa. Frankfurt/M.: Fischer

Habermas T (1994). Zur Geschichte der Magersucht. Eine medizinpsychologische Rekonstruktion. Frankfurt/M.: Fischer

Habermas T (1996). In defence of weight phobia as the central organizing motive in anorexia nervosa: Historical and cultural arguments for a culture-sensitive psychological conception. Int J Eat Disord. 19, 317–334

Habermas T (2015). Klassifikation und Diagnose – eine historische Betrachtung. In: Herpertz S, De Zwaan M, Zipfel S (Hg.): Handbuch der Essstörungen und Adipositas. 2. Auflage. Heidelberg: Springer, 3–8

Halmi KA, Bellace D, Berthold S, Ghosh S, Berretini W, Brandt AH, Bulik CM, Crawford S, Fichter MM, Johnson CL, Kaplan A, Kaye WH, Thornton L, Treasure J, Woodside DB, Strober M (2012). An examination of early childhood perfectionism across anorexia nervosa subtypes. Int J Eat Disord 45, 800–807

Hilbert A, Tuschen-Caffier B, Ohms M (2004). Eating Disorder Examination: Deutschsprachige Version des strukturierten Essstörungsinterviews. Diagnostica 50, 98–106

Hogan CC (1985a). Psychodynamics. In: Wilson CP (Hg.): Fear of Being Fat. The Treatment of Anorexia Nervosa and Bulimia. Revised Edition. New York, London: Jason Aronson, 115–128

Hogan CC (1985b). Object Relations. In: Wilson CP (Hg.): Fear of Being Fat. The Treatment of Anorexia Nervosa and Bulimia. Revised Edition. New York, London: Jason Aronson, 129–152

Hogan CC (1985c). Transference. In: Wilson CP (Hg.): Fear of Being Fat. The Treatment of Anorexia Nervosa and Bulimia. Revised Edition. New York, London: Jason Aronson, 153–168

Hogan CC (1985d). Technical Problems in Psychoanalytic Treatment. In: Wilson CP (Hg.): Fear of Being Fat. The Treatment of Anorexia Nervosa and Bulimia. Revised Edition. New York, London: Jason Aronson, 197–216

Huemer J, Haidvogel M, Mattejat F, Wagner G, Nobis G, Fernandez-Aranda F, Collier DA, Treasure JL, Karwautz AFK (2012). Perception of autonomy and connectedness prior to the onset of anorexia nervosa and bulimia nervosa. Z Kinder- Jugendpsychiatr Psychother 40, 61–68

Huon G, Hayne A, Gunewardene A, Strong K, Lunn N, Piira T, Lim J (1999). Accounting for differences in dieting status: steps in refionement of a model. Int. J. Eat. Disord. 26, 420–433

Johnson J, Cohen P, Kasen, Brook JS (2002). Childhood adversities associated with risk for eating disorders or weight problems during adolescence or early childhood. Am J Psychiatry 159, 394–400

Kalucy RS (1983). Family psychopathology and anorexia nervosa. In: Krakowski AJ, Kimball CP (Hg.): Psychosomatic medicine. Theoretical, clinical and transcultural aspects. New York: Plenum, 125–141

Kernberg O (1999). Plädoyer für eine »Drei-Personen-Psychologie«. Psyche – Z Psychoanal 53, 878–893

Keys A, Brozek J, Henschel A Mickelsen O, Taylor HL (1950). The Biology of Human Starvation. Minneapolis: University of Minnesota Press

Klein M (1928). Frühstadien des Ödipuskonflikts. Int Z Psychoanal 14, 66–77

Kluck AS (2010). Family influence on disordered eating: the role of body image dissatisfaction. Body Image 7, 8–14

Kog E, Vandereycken W, Vertommen H (1989). Multimethod Investigation of Eating Disorder Families. In: Vandereycken W, Kog E, Vanderlinden J (Hg.): The Family Approach to Eating Disorders. Assessment and Treatment of Anorexia Nervosa and Bulimia. New York, Casta Mesa (CA): PMA Publishing Corp., 81–106

König K (2007). Transfer – von der Therapie in den Alltag. Stuttgart: Klett-Cotta

Kotler LA, Cohen P, Davies M, Pine DS, Walsh T (2001). Longitudinal relationships between childhood, adolescent, and adult eating disorders. J. Am. Acad. Child Adolesc. Psychiatry 40, 1434–1440

Kroke A, Strathmann S, Günther ALB (2006). Maternal perceptions of her child's body weight in infancy and early childhood and their relation to body weight status at age 7. European Journal of Pediatrics 165, 1212, 875–883

Lamb ME (Hg.) (2010). The role of the father in child development. 5. Auflage. New Jersey: Wiley

Lamm B (2015). Interkulturelle Aspekte von Geschwisterbeziehungen. Psychoanalytische Familientherapie 16, I, 73–88

Leichsenrin F, Beutel ME, Salzer S, Haselbacher A, Wiltink J (2015). Soziale Phobie. Psychodynamische Psychotherapie. Göttingen: Hogrefe

Lemma A (2010). Under the skin. A psychoanalytic study of body modification. London, New York: Routledge

Lemma-Wright A (1994). Starving to live. The paradox of anorexia nervosa. London: Central Book Publishing

Lilenfeld LR, Kaye WH, Greeno CG, Merikangas KR, Plotnicov K, Pollice C, Rao R, Stober M, Bulik CM, Nagy L (1998). A controlled family study of anorexia nervosa and bulimia nervosa. Psychiatric disorders in first-degree relatives and effects of proband comorbidity. Arch Gen Psychiat 55, 603–610

Lindblad F, Lindberg L, Hjern A (2006). Anorexia nervosa in young men: A cohort study. Int J Eat Disord 39, 662–666

Lock J, Le Grange D (2013). Treatment manual for bulimia nervosa. A family-based approach. 2. Auflage. New York: Guilford Press

Mangweth B, Hausmann A, Walch T, Hotter A, Rupp CI, Biebl W, Hudson JI, Pope HG (2003). Body fat perception in eating disordered men. Int J Eat Disord 35, 102–108

Marchi M, Cohen P (1990). Early childhood eating behaviors and adolescent eating disorders. J. Am. Acad. Child Adolesc. Psychiatry 29, 112–117

Massing A, Reich G, Sperling E (2006). Die Mehrgenerationen-Familientherapie. 5. überarbeitete Auflage. Göttingen: Vandenhoeck & Ruprecht

Mattejat F, Scholz M (1994). Das subjektive Familienbild (SFB). Leipzig-Marburger Familientest. Göttingen, Bern: Hogrefe

McCabe MP, Riciardell LA (2005). A prospective study of pressures from parents, peers and media. Behaviour Research and Therapy 43, 653–668

McDougall J (1987). Ein Körper für zwei. Forum Psychoanal 3, 265–287

Mealy I (2000). Anorexia: A »losing« strategy? Human Nature 11, 105–116

Mester H (1981). Die Anorexia nervosa. Berlin, Heidelberg, New York: Springer

Meyer C, Waller G (2001). Social convergence of disturbed eating attitudes in young adult women. J Nerv Ment Dis 189, 114–119

Micali N, Simonoff E, Treasure J (2009). Infant feeding and weight in the first year of life in babies of women with eating disorders. J. Pediatr. 154, 55–60

Minuchin S, Rosman B, Baker L (1983). Psychosomatische Krankheiten in der Familie. Stuttgart: Klett-Cotta

Morgan CD, Wiederman MW, Pryor TL (1995). Sexual functioning and attitudes of eating-disordered women: A follow-up study. J Sex Marital Ther 21, 67–77

Murphy F, Troop NA, Treasure JI (2000). Differential environmental factors in anorexia nervosa: A sibling pair study. British Journal of Clinical Psychology 39, 193–203

Neumark-Sztainer D, Wall M, Story M, Sherwood ME (2009). Five-year longitudinal predictive factors for disordered eating in a population-based sample of overweight adolescents: implications for prevention and treatment. Int J Eat Disord 42, 664–672

Nimis B (2015). Die Integration von Eltern in den stationären Therapieprozess essgestörter Patienten/-innen. Evaluation von »Eltern-Kind-Therapiewochen« in einer Klinik für Essstörungen. Dissertation, Universität Göttingen. Online-Publikation. http://hdl.handle.net/11858/00-1735-0000-0023-9653-9

O'Shaugnessy R, Dallos R (2009). Attachment research and eating disorders: a review of the literature. Clin. Child Psychol. Psychiat. 14, 559–574

Quiles Marcos Y, Sebastián MJ, Aubalat LP, Ausina JB, Treasure J (2013). Peer and family influence in eating disorders: a meta-analysis. European Psychiatry 28, 199–206

Park RJ, Senior R, Stein A (2003). The offspring of mothers with eating disorders. Eur. Child Adolesc. Psychiatry 12 (Suppl. 1), 110–119

Paul T, Thiel A (2005). EDI-2 – Eating Disorder Inventory. 2. Deutsche Version. Göttingen, Bern, Toronto: Hogrefe

Paxton SJ, Schulz HK, Wertheim EH, Muir SL (1999). Friendship clique and peer influences on body image concerns, dietary restraint, extreme weight-loss behaviors, and binge eating in adolescent girls. J Abnorm Psychol 108, 255–266

Petzold E (1979). Familien-Konfrontationstherapie bei Anorexia Nervosa. Göttingen: Vandenhoeck & Ruprecht

Plomin R, Daniels D (1987). Why are children in the same family so different from one another? Behavioral and Brain Sciences 10, 1–16

Pudel V (2010). Ernährung – Gewicht – Diät. Die Mythen und die Fakten. In: Reich G, Cierpka M (2010): Psychotherapie der Essstörungen. Krankheitsmodelle und Therapiepraxis – störungsspezifisch und schulenübergreifend. 3. überarbeitete Auflage. Stuttgart: Thieme, 1–26

Puy I (2011). Erhöhte Vulnerabilität für Essstörungen bei homosexuellen Männern – Mediationsanalyse. Masterarbeit im Studiengang Psychologie, Biologische Fakultät der Universität Göttingen

Raboch J, Faltus F (1991). Sexuality of women with anorexia nervosa. Acta Psychiatr Scand. 84, 9–11

Reich G (2003a). Familientherapie der Essstörungen. Göttingen: Hogrefe

Reich G (2003b). Familienbeziehungen bulimischer Patientinnen. Eine Vergleichs-Studie zu Patientinnen mit Anorexia nervosa und einer nicht-essgestörten Kontrollgruppe. Heidelberg: Asanger

Reich G (2003c): Depression und Paarbeziehung. Eine Übersicht. Psychotherapeut 48, 2–14

Reich G (2005). Familienbeziehungen und Familientherapie bei Essstörungen. Praxis Kinderpsychol Kinderpsychiatr 54, 318–336

Reich G (2008). Ess-Störungen – Einflüsse der Peergroup. In: Klein M (Hg.): Kinder und Suchtgefahren. Stuttgart: Schattauer, 200–205

Reich G (2010a). Psychodynamische Aspekte der Bulimie und Anorexie. In: Reich G, Cierpka M (Hg.): Psychotherapie der Essstörungen. 3. völlig neu bearbeitete Auflage. Stuttgart: Thieme, 72–92

Reich G (2010b). Ambulante psychodynamische Therapie der Bulimie und Anorexie. In: Reich G, Cierpka M (Hg.): Psychotherapie der Essstörungen. 3. völlig neu bearbeitete Auflage. Stuttgart: Thieme, 93–109

Reich G (2015). Familientherapie. In: Herpertz S, De Zwaan M, Zipfel S (Hg.): Handbuch der Essstörungen und Adipositas. 2. Auflage. Heidelberg: Springer, 255–262

Reich G, Cierpka M (2009). Psychoanalytische Paar- und Familientherapie und die Psychotherapie-Richtlinien. Kommentar zur Dokumentation der zur besseren Etablierung der Methode in den Psychotherapie-Richtlinien verfassten Schreiben. Psychoanalytische Familientherapie 10, 5–10

Reich G, Cierpka M (2010). Essstörungen und Adipositas: Epidemiologie – Diagnostik – Verläufe. In: Reich G, Cierpka M (Hg.): Psychotherapie der Essstörungen. 3. völlig neu bearbeitete Auflage. Stuttgart: Thieme, 27–61

Reich G, Klütsch V, Frost U, von Boetticher A (2013). Essstörungen und komplexe Traumafolgestörungen. In: Sack M, Sachsse U, Schellong J (Hg.): Komplexe Traumafolgestörungen. Diagnostik und Behandlung von Folgen schwerer Gewalt und Vernachlässigung. Stuttgart: Schattauer, 465–485

Reich G, Kröger S (2015). Ess-Störungen. Gemeinsam wieder entspannt essen. Stuttgart: Trias Verlag

Reich G, Massing A, Cierpka M (2007). Praxis der psychoanalytischen Familien- und Paartherapie. Stuttgart: Kohlhammer

Reich G, Massing A, Cierpka M (2008). Die Mehrgenerationenperspektive und das Genogramm. In: Cierpka M (Hg.): Handbuch der Familiendiagnostik. 3. aktualisierte u. ergänzte Auflage. Berlin, Heidelberg, New York: Springer, 259–292

Reich G, Rutz U (2007). Paarbeziehung und Sexualität bei Anorexie und Bulimie. Familiendynamik 32, 17–40

Richardson HB (1948). Patients have families. New York: The Commonwealth Fund

Richter HE (1965). Die dialogische Funktion der Magersucht. In: Meyer JE, Feldmann H (Hg.): Anorexia nervosa. Stuttgart: Thieme, 108–112. Nachdruck in: Psychoanalytische Familientherapie 12/13, II/I (Nr. 23/24), 2011/12, 9–16

Rutz U (2005). Psychosexuelle Entwicklung und Paarbeziehung essgestörter Patientinnen. Diplomarbeit, FB Sozialwesen, Universität Kassel

Ruuska J, Kaltiala-Heino R, Koivisto AM, Rantanen P (2003). Puberty, sexual development and eating disorders in adolescent outpatients. Eur. Child Adolesc. Psychiatry 12, 214–220

Rüger U, Dahm A, Dieckmann M, Neher M (2015). Faber/Haarstrick Kommentar Psychotherapie-Richtlinie. 10. Auflage. München: Urban u. Fischer

Schlote-Zimmermann CA (2010). Bindungsrepräsentationen bei essgestörten Frauen und ihren Schwestern. Diplomarbeit Göttingen 2010

Schulte-Rüther M, Konrad K (2015). Neuropsychologische Befunde bei Essstörungen. In: Herpertz S, De Zwaan M, Zipfel S (Hg.): Handbuch der Essstörungen und Adipositas. 2. Auflage. Heidelberg: Springer, 197–204

Selvini Palazzoli M (1984). Magersucht. Von der Behandlung einzelner zur Familientherapie. Stuttgart: Klett

Selvini Palazzoli M, Viario M (1988). The Anorectic Process in the Family: A Six-stage Model as a Guide for Individual Therapy. Fam. Proc. 27, 129–148

Sennett R (1986). Verfall und Ende des öffentlichen Lebens. Die Tyrannei der Intimität. Frankfurt/M.: Fischer

Siever MD (1994). Sexual orientation and gender as factors in socioculturally acquired vulnerability to body dissatisfaction and eating disorders. J Consult Clin Psychol 62, 252–260

Sohni H (1999). Die Bedeutung der Geschwisterbeziehung für die psychosexuelle Entwicklung. Geschwistermärchen als Modell. In: Sohni H (Hg.): Geschwisterlichkeit. Horizontale Beziehungen in Psychotherapie und Gesellschaft. Göttingen: Vandenhoeck & Ruprecht, 32–54

Sohni H (2011). Geschwisterdynamik. Gießen: Psychosozial-Verlag

Sohni H (2015a). Geschwisterbeziehungen im Lebenslauf. Psychoanalytische Familientherapie, 16, I (Nr. 30), 25–50

Sohni H (2015b). Vorwort. In: Brock I (Hg.): Bruderheld und Schwesterherz. Geschwister als Ressource. Gießen: Psychosozial-Verlag, 9–10

Sperling E (1965). Die »Magersuchtsfamilie« und ihre Behandlung. In: Meyer JE, Feldmann H (Hg.): Anorexia nervosa. Stuttgart: Thieme, 156–160

Sperling E, Massing A (1970). Der familiäre Hintergrund der Anorexia nervosa und die sich daraus ergebenden therapeutischen Schwierigkeiten. Ztschr. Psychosom. Med. 14, 130–141

Sperling E, Massing A (1972). Besonderheiten in der Behandlung der Magersuchtsfamilie. Psyche 26, 357–369

Stice E, Whitenton K (2002). Risk factors for body satisfaction in adolescent girls: a longitudinal investigation. Dev Psychol 38, 669–678

Stein A, Wooley H, Cooper SD, Fairburn CG (1994). An observational study of mothers with eating disorders and their infants. J. Child. Psychol. Psychiat. 35, 733–748

Steiner H, Kwan W, Shaffer TG, Walker S, Miller S, Sager A, Lock J (2003). Risk and protective factors for juvenile eating disorders. Eur. Child Adolesc. Psychiatry 12 (Suppl. 1), 38–46

Støving RK, Andris A, Brixren K, Bilenberg N, Hørder K (2010). Gender differences in outcome of eating disorders: a retrospective cohort study. Psychiatry Res Sept (Epub ahead of print)

Straumann T J, Vookles J, Berenstein V, Chaiken S, Higgins ET (1991). Self-discrepancies and vulnerability to body dissatisfaction and disordered eating. J Personality Social Psychol 61, 946–956

Streeck U, Leichsenring F (2014). Handbuch psychoanalytisch-interaktionelle Therapie: Behandlung von strukturellen Störungen und schweren Persönlichkeitsstörungen. Göttingen: Vandenhoeck & Ruprecht

Striegel-Moore RH, Dohm FA, Pike KM, Wifley DE, Fairburn CG (2002). Abuse, bullying, and discrimination as risk factors for binge eating disorder. Am J Psychiatry 159, 1902–1907

Suchan B, Busch M, Schulte D, Grönemeyer D, Herpertz S, Vocks S (2010). Reduction of gray matter density in the extrastriate body area in women with anorexia nervosa. Behavioural Brain Research 206(1): 63–67

Thomä H (1961). Anorexia Nervosa. Geschichte, Klinik und Theorie der Pubertätsmagersucht. Stuttgart: Huber-Klett

Thomä H, Kächele H (2006). Lehrbuch der psychoanalytischen Therapie. Band 1. 3. Auflage. Heidelberg: Springer

Thompson JK, Coovert MD, Richards KJ, Johnson S, Cattarin J (1995). Development of body image, eating disturbance, and general psychological functioning in female adolescents: covariance structure modeling and longitudinal investigations. Int J Eat Disord 18, 221–236

Tiggemann M, Martins Y, Kirkbride A (2007). Oh to be lean and muscular: Body image ideals in gay and heterosexual men. Psychology of Men and Masculinity 8, 15–24

Van Buren DJ, Williamson DA (1988). Marital relationships and conflict resolution skills of bulimics. Int J Eat Disord 7, 735–741

Van den Berg P, Thompson JK, Obremski-Brandon K, Coovert M (2002). The tripartite influence model of body image and eating disturbance: a covariance structure modeling investigation testing the mediational role of appearance comparison. J Psychosom Res. 53, 961–962

Van den Broucke S, Vandereycken W (1989). The marital relationship of patients with an eating disorder: A questionnaire study. Int J Eat Disord 8, 541–556

Van den Broucke S, Vandereycken W, Norré J (1997). Eating Disorders and marital relationships. London: Routledge

Vandereycken W, Kog E, Vanderlinden J (Hg.) (1989). The family approach to eating disorders. Assessment and treatment of anorexia nervosa and bulimia. New York: PMA Publishing

Vandereycken W, van Deth R, Meermann R (1992). Hungerkünstler, Fastenwunder, Magersucht. München: DTV

Vandereycken W, van Vreckem E (1992). Siblings of patients with an eating disorder. Int J Eat Disord 12, 273–280

Vocks S, Legenbauer T (2005). Körperbildtherapie bei Anorexia und Bulimia nervosa. Göttingen: Hogrefe

von Boetticher A, Strack M, Reich G (2014). Familiäre Triaden bei Patientinnen mit Essstörungen. Familiendynamik 1/2014, 50–59

von Klitzing K (2002). Frühe Entwicklung im Längsschnitt: Von der Beziehungswelt der Eltern zur Vorstellungswelt des Kindes. Psyche – Z Psychoanal 56, 863–887

Wallin U, Kronvall P (2002). Anorexia nervosa in teenagers: Change in family function after family therapy, at 2-year Follow-up. Nord J Psychiatry 56: 363–369

Watkins B, Cooper P J, Lask B (2012). History of eating disorder in mothers of children with early onset eating disorder or disturbance. Eur Eat Disord Rev. 20, 121–125

Weber G, Stierlin H (1989). In Liebe entzweit. Die Heidelberger Therapie der Magersucht. Reinbek b. Hamburg: Rowohlt

Webster JJ, Palmer RL (2000). The childhood and family background of women with clinical disorders: a comparison with women with major depression and women without psychiatric disorder. Psychological Medicine 30: 53–60

Wewetzer C, Deimel W, Herpertz-Dahlmann B, Mattjat F, Remschmidt H (1996). Follow-up investigatioln of family relations in patients with anorexia nervosa. Eur Child Adolesc Psychiat 5: 18–24

Whitehouse PJ, Harris G (1998). The inter-generational transmission of eating disorders. Eur Eat Disord Rev. 6, 238–254

Wiederman MW, Pryor T, Morgan CD (1996). The sexual experience of women diagnosed with anorexia nervosa or bulimia nervosa. Int J Eat Disord 19, 109–118

Willenberg H (1986). Die Bedeutung des Vaters für die Psychogenese der Magersucht. Materialien zur Psychoanalyse und analytisch orientierten Psychotherapie 7, 237–277

Willi J (1975). Die Zweierbeziehung. Hamburg: Rowohlt

Winnicott DW (1990). Der Anfang ist unsere Heimat: Essays zur gesellschaftlichen Entwicklung des Individuums. Stuttgart: Klett

Woodside DB, Lackstrom JB, Shekter-Wolfson L (2000). Marriage in eating disorders comparisons between patients and spouses and changes over the course of treatment. J Psychosom Res. 49, 3, 165–168

Woodside DB, Shekter-Wolfson LF, Brandes JS, Lackstrom JB (1993). Eating Disorders and Marriage. The couple in focus. New York: Brunner & Mazel

Woolf E (2013). The Ministry of Thin. How the pursuit of perfection got out of control. Chichester, UK: Summersdale Pubishers

Wurmser L (1987). Flucht vor dem Gewissen. Analyse von Über-Ich und Abwehr bei schweren Neurosen. 2. Auflage 1993. Berlin, Heidelberg, New York: Springer

Wurmser L (1993). Die Maske der Scham. Die Psychoanalyse von Schamaffekten und Schamkonflikten. 2. Auflage. Berlin, Heidelberg, New York: Springer

Wurmser L, Jarass H (2008) (Hg.). Jealousy and Envy: New Views about Two Powerful Emotions. New York, London: Taylor & Francis, Analytic Press